Management der Menopause

Petra Stute

Management der Menopause

Ein medizinisches Kochbuch
rund um die Wechseljahre

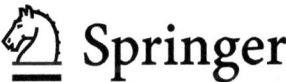

Petra Stute
Gynäkologische Endokrinologie und Reproduktionsmedizin
Frauenklinik Inselspital
Bern, Schweiz

ISBN 978-3-662-70493-6   ISBN 978-3-662-70494-3 (eBook)
https://doi.org/10.1007/978-3-662-70494-3

Die Deutsche Nationalbibliothek verzeichnet diese Publikation in der Deutschen Nationalbibliografie; detaillierte bibliografische Daten sind im Internet über https://portal.dnb.de abrufbar.

© Der/die Herausgeber bzw. der/die Autor(en), exklusiv lizenziert an Springer-Verlag GmbH, DE, ein Teil von Springer Nature 2025
Das Werk einschließlich aller seiner Teile ist urheberrechtlich geschützt. Jede Verwertung, die nicht ausdrücklich vom Urheberrechtsgesetz zugelassen ist, bedarf der vorherigen Zustimmung des Verlags. Das gilt insbesondere für Vervielfältigungen, Bearbeitungen, Übersetzungen, Mikroverfilmungen und die Einspeicherung und Verarbeitung in elektronischen Systemen.
Die Wiedergabe von allgemein beschreibenden Bezeichnungen, Marken, Unternehmensnamen etc. in diesem Werk bedeutet nicht, dass diese frei durch jede Person benutzt werden dürfen. Die Berechtigung zur Benutzung unterliegt, auch ohne gesonderten Hinweis hierzu, den Regeln des Markenrechts. Die Rechte des/der jeweiligen Zeicheninhaber*in sind zu beachten.
Der Verlag, die Autor*innen und die Herausgeber*innen gehen davon aus, dass die Angaben und Informationen in diesem Werk zum Zeitpunkt der Veröffentlichung vollständig und korrekt sind. Weder der Verlag noch die Autor*innen oder die Herausgeber*innen übernehmen, ausdrücklich oder implizit, Gewähr für den Inhalt des Werkes, etwaige Fehler oder Äußerungen. Der Verlag bleibt im Hinblick auf geografische Zuordnungen und Gebietsbezeichnungen in veröffentlichten Karten und Institutionsadressen neutral.

Springer ist ein Imprint der eingetragenen Gesellschaft Springer-Verlag GmbH, DE und ist ein Teil von Springer Nature.
Die Anschrift der Gesellschaft ist: Heidelberger Platz 3, 14197 Berlin, Germany

Wenn Sie dieses Produkt entsorgen, geben Sie das Papier bitte zum Recycling.

Widmung
Für meine Eltern und Michael.

Vorwort

Dies ist ein Kochbuch. Ein Kochbuch für das Management der Wechseljahre. Und die Tatsache, dass Sie, liebe Kollegin, lieber Kollege, ein Kochbuch erworben haben, zeigt, dass Sie Freude daran haben, ein(e) aufmerksame(r) Gastgeber(in) zu sein und gerne etwas Neues ausprobieren möchten. Sonst hätten Sie ja auch beim Pizzaservice bestellen können. Wieso mir im Kontext der Wechseljahre die Idee des Kochbuchs gekommen ist? Nun, wenn man ein Essen zubereiten möchte, benötigt man eine gewisse „Ausrüstung": einen speziellen Ort, die Küche (Herd, Backofen, Kühlschrank etc.), Küchenhelfer (Töpfe, Messbecher, Spezialmesser etc.), Lebensmittel (Brot, Butter, Gemüse etc.) und Gewürze (Salz, Pfeffer, Petersilie etc.). Einige der genannten Utensilien werden Sie immer nutzen, egal, was Sie kochen, andere braucht man dagegen je nach Gericht seltener. Jetzt stellen wir uns vor, Sie haben eine top eingerichtete Küche inklusive einer Auswahl an Kochbüchern. Was ist nun der nächste Schritt? Genau, Sie denken an Ihre Gäste, die Sie bewirten möchten. Es soll ja für alle ein schöner Anlass werden. Haben diese bestimmte Vorlieben? Oder etwas, was ihnen gar nicht schmeckt, egal, ob aus Überzeugung oder weil der Geruch schon Übelkeit auslöst? Oder vielleicht eine Nahrungsmittelunverträglichkeit oder Allergie? Diese Überlegungen werden die möglichen Menüideen schon eingrenzen. Und dann sind da ja noch Sie selbst. Ihnen soll es schließlich auch schmecken. Sie greifen intuitiv nach einem der Kochbücher, einige Rezepte ziehen sofort Ihre Aufmerksamkeit auf sich. Ihre Entscheidung wird das Ergebnis von Abwägungen sein (Gästezahl, Zeitrahmen, Verhältnis von Ihrem Können zu Ihrem Wunsch nach Experimentieren etc.).

Zurück zu den Wechseljahren. Die optimale Infrastruktur haben Sie bereits: Ihre Praxis (Küche) und kooperierende Dienstleister (Küchenhelfer) wie ein Einsendelabor und eine Apotheke Ihres Vertrauens (z. B. für Magistralrezepturen). Jetzt geht es noch darum, die Lebensmittel (Alternativ- und Pharmakotherapeutika), Gewürze (Mikronährstoffe) und Ihren Gast (Ihre Patientin) genauer kennenzulernen. Dann wählen Sie ein passendes Rezept (aus diesem Buch) und los geht's. Guten Appetit!

Bern, Schweiz   Petra Stute

Danksagung

Dieses Buch wäre ohne die Unterstützung und Ermutigung vieler wunderbarer Menschen nicht möglich gewesen.

Mein tiefster Dank geht an Professor Michael von Wolff, der mich stets mit unerschütterlicher Geduld und konstruktivem Feedback begleitet hat.

Ein großes Dankeschön geht außerdem an Professor Alfred O. Mueck und Professor Martin Birkhäuser, deren internistisch-endokrinologisches Know-how ich immer wieder in Anspruch nehmen darf. Euer Wissen war und ist von unschätzbarem Wert.

Ich möchte mich von Herzen bei Professor Kiesel für seine jahrelange Unterstützung bedanken. Auch nach meiner Tätigkeit am Uniklinikum Münster konnte ich stets auf seinen Rat und seine Expertise zählen. Für all das bin ich Dir äußerst dankbar.

Ein besonderer persönlicher Dank geht an Frau Dr. Renata Sgier, die mich über viele Jahre in meiner persönlichen und beruflichen Entfaltung unterstützt und ermutigt hat, und Frau PD Dr. Dagmar Pöthig †, die mir als Mentorin stets ein Vorbild bleibt.

Ich möchte auch meinen Lektoren danken, deren Expertise und Engagement wesentlich dazu beigetragen haben, dieses Manuskript in seine endgültige Form zu bringen. Eure professionelle Unterstützung hat dieses Buch auf ein höheres Niveau gehoben.

Für das Schreiben eines Buches ist eine inspirierende Umgebung äußerst hilfreich. Diese habe ich u. a. im Ayurveda Centrum Lawrence Hill Paradise auf Sri Lanka gefunden. Mein großer Dank gilt dem ganzen Team, das mich mit viel Aufmerksamkeit gehegt und gepflegt hat.

Schließlich danke ich meinen Leserinnen und Lesern, die dieses Buch in die Hand genommen haben. Ich hoffe, dass dieses Buch Euch inspiriert, unterhält und bereichert.

Mit tiefster Dankbarkeit,
Petra Stute

Inhaltsverzeichnis

1	**Ihr Gast**	1
1.1	Einleitung	1
1.2	Reproduktive Stadien	2
1.3	Endokrines Altern	4
1.4	Erfassen des Klimakterischen Syndroms	5
1.5	Beurteilung des individuellen Risikos für chronische nichtübertragbare Erkrankungen	7
1.6	Labordiagnostik	8
	1.6.1 Blut	8
	1.6.2 Speichel und Urin	9
	1.6.3 Besondere Situationen	11
1.7	Körperliche Untersuchung und Bildgebung	11
1.8	Definition der Therapieziele	12
	Literatur	14
2	**Die Kochzutaten**	17
2.1	Einleitung	17
2.2	Ein Ausflug in die Pharmakologie und Pharmazie	18
	2.2.1 Pharmakokinetik	18
	2.2.2 Pharmakodynamik	24
	2.2.3 Pharmakogenomik und -genetik	25
	2.2.4 Galenik	26
2.3	Steroidhormone	29
	2.3.1 Östrogene	31
	2.3.2 Progestagene	37
	2.3.3 Androgene	43
	2.3.4 Pregnenolon	44
	2.3.5 Exkurs: Bio-identische Hormone (BIH)	44
2.4	Nicht-hormonelle Pharmakotherapie	45
	2.4.1 Antidepressiva	45
	2.4.2 Sedativa und Hypnotika (Schlafmittel)	49
	2.4.3 Antikonvulsiva	50
	2.4.4 Anticholinergika und Sympathomimetika	50
	2.4.5 Neurokinin-(1)/3-Rezeptor-Antagonisten	51

	2.5	Mikronährstoffe	51
	2.6	Phytotherapie	53
	2.7	Nicht-medikamentöse Interventionen	55
	Literatur.		55
3	**Das Grundrezept**		59
	3.1	Einleitung	59
	3.2	Grundprinzipien der Hormonersatztherapie	60
		3.2.1 Reine Progestagentherapie (PT)	60
		3.2.2 Östrogen-Monotherapie (ET)	61
		3.2.3 Östrogen-Progestagen-Therapie (EPT)	61
		3.2.4 Androgentherapie	64
	3.3	Indikationen für eine Hormonersatztherapie	65
		3.3.1 Systemische Östrogen-(Progestagen-)Therapie	65
		3.3.2 Systemische Androgentherapie	65
		3.3.3 Vaginale Hormontherapie	66
	3.4	Kontraindikationen für eine Hormonersatztherapie	66
		3.4.1 Systemische Hormonersatztherapie	66
		3.4.2 Systemische Androgentherapie	67
		3.4.3 Vaginale Hormontherapie	67
	3.5	Nebenwirkungen einer Hormonersatztherapie	67
		3.5.1 Systemische Hormonersatztherapie	67
		3.5.2 Systemische Androgentherapie	68
		3.5.3 Vaginale Hormontherapie	68
	3.6	Risiken einer Hormonersatztherapie	68
		3.6.1 Systemische Hormonersatztherapie	68
		3.6.2 Systemische Androgentherapie	75
		3.6.3 Vaginale Hormontherapie	76
	3.7	Praktisches Vorgehen bei der Initiierung einer Hormonersatztherapie	77
		3.7.1 Kurze Rekapitulation des Bisherigen	77
		3.7.2 Wahl einer geeigneten HRT	78
		3.7.3 Festlegung des Therapiestarts	79
		3.7.4 Aufklärung vor Therapiestart und Frequenz der Wiedervorstellungen	80
	Literatur.		81
4	**Die Gourmetküche**		85
	4.1	Einleitung	85
	4.2	Vasomotorische Beschwerden	86
		4.2.1 Definition	86
		4.2.2 Epidemiologie	86
		4.2.3 Ätiologie	86
		4.2.4 Risikofaktoren	87
		4.2.5 Diagnostik	87
		4.2.6 Differenzialdiagnostik	87
		4.2.7 Therapie	92

4.3	Depressive Störung	97
	4.3.1 Definition	97
	4.3.2 Epidemiologie	98
	4.3.3 Ätiologie	99
	4.3.4 Risikofaktoren	100
	4.3.5 Diagnostik	100
	4.3.6 Differenzialdiagnostik	102
	4.3.7 Therapie	103
4.4	Angststörung	108
	4.4.1 Definition	108
	4.4.2 Epidemiologie	109
	4.4.3 Ätiologie und Risikofaktoren	109
	4.4.4 Diagnostik	110
	4.4.5 Differenzialdiagnostik	110
	4.4.6 Leitliniengerechte Therapie von Angststörungen	111
	4.4.7 Angstsymptome in den Wechseljahren	113
4.5	Schlafstörung	115
	4.5.1 Definition	115
	4.5.2 Epidemiologie	117
	4.5.3 Ätiologie und Risikofaktoren	117
	4.5.4 (Differenzial-)Diagnostik	118
	4.5.5 Therapie	120
4.6	Müdigkeit und Brain Fog	123
	4.6.1 Müdigkeit	124
	4.6.2 Brain Fog	131
4.7	Gelenk- und Muskelschmerzen	134
	4.7.1 Allgemeines	134
	4.7.2 Menopause und Gelenke	136
	4.7.3 Menopause und Muskulatur	136
	4.7.4 Exkurs: Orthomolekulare Medizin	137
4.8	Genitourinäres Menopausensyndrom	138
	4.8.1 Definition	138
	4.8.2 Epidemiologie	139
	4.8.3 Ätiologie	139
	4.8.4 (Differenzial-)Diagnostik	140
	4.8.5 Therapie	142
	4.8.6 Sondersituation: Mammakarzinom	146
4.9	Sexuelle Funktionsstörung	147
	4.9.1 Definition	147
	4.9.2 Epidemiologie	149
	4.9.3 Ätiologie und Risikofaktoren	149
	4.9.4 (Differenzial-)Diagnostik	149
	4.9.5 Therapie der „Störung des sexuellen Interesses/der sexuellen Erregung"	151

4.10 Übergewicht und Adipositas ... 156
    4.10.1 Veränderung des Körpergewichts und -zusammensetzung in den Wechseljahren ... 156
    4.10.2 Ätiologie und Risikofaktoren für eine Gewichtszunahme bzw. Adipositas ... 156
    4.10.3 Mögliche Gründe für einen Einfluss der Menopause auf Körpergewicht und -zusammensetzung ... 158
    4.10.4 Körpergewicht und HRT ... 158
    4.10.5 Diagnostik von und bei Übergewicht und Adipositas ... 159
    4.10.6 Therapie(ziel) von Übergewicht und Adipositas ... 160
    4.10.7 Follow-up ... 163
4.11 Abnorme uterine Blutung ... 164
    4.11.1 Definition ... 164
    4.11.2 Ätiologie ... 166
    4.11.3 (Differenzial-)Diagnostik ... 167
    4.11.4 Therapie ... 170
4.12 Ästhetik – Hyperandrogenismus ... 174
    4.12.1 Definition ... 174
    4.12.2 Epidemiologie ... 174
    4.12.3 Ätiologie ... 174
    4.12.4 Klinik ... 177
    4.12.5 Diagnostik ... 177
    4.12.6 Differenzialdiagnostik ... 182
    4.12.7 Therapie ... 185
Literatur ... 191

5 Der verfrühte Gast – Prämature Ovarialinsuffizienz und Frühe Menopause ... 203
  5.1 Definitionen und Häufigkeiten der POI ... 203
  5.2 Ätiologie der POI ... 204
  5.3 Klinik der POI ... 205
  5.4 Diagnostik der POI ... 205
  5.5 Konsequenzen einer POI und deren Management ... 207
  5.6 Therapie der POI ... 208
  5.7 Frühe Menopause ... 208
  Literatur ... 209

6 Unerwünschte Gäste – Kontrazeption ... 211
  6.1 Notwendigkeit einer Kontrazeption in den Wechseljahren ... 211
  6.2 Kontrazeptive Methoden ... 212
  6.3 Hormonale Kontrazeptiva ... 213
    6.3.1 Kombinierte hormonale Kontrazeptiva ... 213
    6.3.2 Reine Progestin-Kontrazeptiva ... 215
  6.4 Der Moment des Abschieds (oder: Wann ist endlich Schluss mit der Kontrazeption?) ... 218
  Literatur ... 220

7 Der hormonbefreite Gast – Gynäkologische Malignome ... 223
- 7.1 Epidemiologie ... 223
- 7.2 Prävention chronischer nichtübertragbarer Erkrankungen ... 224
  - 7.2.1 Knochengesundheit ... 224
  - 7.2.2 Herz-Kreislauf-Gesundheit ... 224
  - 7.2.3 Kognitive Gesundheit ... 224
- 7.3 Hormonersatztherapie nach gynäkologischen Malignomen ... 226
  - 7.3.1 Mammakarzinom ... 227
  - 7.3.2 Endometriumkarzinom und Adenokarzinom der Cervix ... 228
  - 7.3.3 Ovarialkarzinom ... 229
  - 7.3.4 Vulva- und Vaginalkarzinom sowie Plattenepithelkarzinom der Cervix ... 229
- 7.4 Sondersituationen beim Mammakarzinom: Das AI-assoziierte muskuloskelettale Syndrom (AIMSS) ... 230
- Literatur ... 230

8 Gerichte für besondere Gäste – HRT bei Komorbiditäten ... 233
- 8.1 Adipositas ... 234
  - 8.1.1 Definition ... 234
  - 8.1.2 Ätiologie und Risikofaktoren ... 234
  - 8.1.3 Klinik und Komplikationen ... 235
  - 8.1.4 HRT bei Adipositas ... 235
- 8.2 Aortenaneurysma ... 236
  - 8.2.1 Definition ... 236
  - 8.2.2 Ätiologie und Risikofaktoren ... 236
  - 8.2.3 Klinik und Komplikationen ... 236
  - 8.2.4 HRT bei Aortenaneurysma ... 236
- 8.3 Apoplex ... 237
  - 8.3.1 Definition ... 237
  - 8.3.2 Ätiologie und Risikofaktoren ... 237
  - 8.3.3 Klinik und Komplikationen ... 237
  - 8.3.4 HRT nach Apoplex ... 237
- 8.4 Arterielle Hypertonie ... 238
  - 8.4.1 Definition ... 238
  - 8.4.2 Ätiologie und Risikofaktoren (Tab. 8.4) ... 238
  - 8.4.3 Klinik und Komplikationen ... 239
  - 8.4.4 HRT bei arterieller Hypertonie ... 239
- 8.5 Asthma bronchiale ... 240
  - 8.5.1 Definition ... 240
  - 8.5.2 Ätiologie und Risikofaktoren ... 241
  - 8.5.3 Klinik und Komplikationen ... 241
  - 8.5.4 HRT bei Asthma bronchiale ... 241
- 8.6 Bronchialkarzinom ... 242
  - 8.6.1 Definition ... 242
  - 8.6.2 Ätiologie und Risikofaktoren ... 242

	8.6.3 Klinik und Komplikationen	242
	8.6.4 HRT nach Bronchialkarzinom	243
8.7	Chronisch-entzündliche Darmerkrankung	243
	8.7.1 Übersicht der Charakteristika der chronisch-entzündlichen Darmerkrankungen M. Crohn und Colitis ulcerosa (Tab. 8.7)	243
	8.7.2 HRT bei chronisch-entzündlichen Darmerkrankungen	244
8.8	Chronische Nierenerkrankung	245
	8.8.1 Definition	245
	8.8.2 Ätiologie und Risikofaktoren	245
	8.8.3 Klinik und Komplikationen	246
	8.8.4 HRT bei chronischer Nierenerkrankung	246
8.9	Cholelithiasis	247
	8.9.1 Definition	247
	8.9.2 Ätiologie und Risikofaktoren	247
	8.9.3 Klinik und Komplikationen	247
	8.9.4 HRT bei Cholelithiasis	248
8.10	Diabetes mellitus	248
	8.10.1 Definition	248
	8.10.2 Ätiologie und Risikofaktoren	248
	8.10.3 Klinik und Komplikationen	249
	8.10.4 Diagnostik	249
	8.10.5 HRT bei Diabetes mellitus	250
8.11	Dyslipidämie (*Syn.* Hyperlipoproteinämie)	251
	8.11.1 Definition	251
	8.11.2 Ätiologie und Risikofaktoren	251
	8.11.3 Klinik und Komplikationen	252
	8.11.4 HRT bei Dyslipidämie	253
8.12	Fibromyalgie-Syndrom	254
	8.12.1 Definition	254
	8.12.2 Klinik und Komplikationen	254
	8.12.3 HRT beim Fibromyalgie-Syndrom	254
8.13	Hepatitis (chronisch)	255
	8.13.1 Definition	255
	8.13.2 Ätiologie und Risikofaktoren	255
	8.13.3 Klinik und Komplikationen	255
	8.13.4 HRT bei chronischer Hepatitis B und/oder C	256
8.14	Kolorektales Karzinom	257
	8.14.1 Definition	257
	8.14.2 Ätiologie und Risikofaktoren	257
	8.14.3 Klinik und Komplikationen	257
	8.14.4 HRT nach kolorektalem Karzinom	257
8.15	Koronare Herzkrankheit und Herzinfarkt	258
	8.15.1 Definition	258
	8.15.2 Ätiologie und Risikofaktoren	259
	8.15.3 HRT bei Koronarer Herzkrankheit und nach Herzinfarkt	259

- 8.16 Lebertumoren (gutartig). 260
  - 8.16.1 Definition. 260
  - 8.16.2 Ätiologie und Risikofaktoren. 260
  - 8.16.3 Klinik und Komplikationen 261
  - 8.16.4 HRT bei gutartigen Lebertumoren. 261
- 8.17 Meningeom 261
  - 8.17.1 Definition. 261
  - 8.17.2 Ätiologie und Risikofaktoren. 262
  - 8.17.3 Klinik und Komplikationen 262
  - 8.17.4 HRT nach behandeltem Meningeom 262
- 8.18 Migräne und Kopfschmerzen. 262
  - 8.18.1 Definition. 262
  - 8.18.2 Klinik und Komplikationen 262
  - 8.18.3 HRT bei Migräne und Kopfschmerzen 263
- 8.19 Nichtalkoholische Fettlebererkrankung. 264
  - 8.19.1 Definition. 264
  - 8.19.2 Ätiologie und Risikofaktoren. 264
  - 8.19.3 Klinik und Komplikationen 265
  - 8.19.4 HRT bei nichtalkoholischer Fettlebererkrankung 265
- 8.20 Obstruktives Schlafapnoesyndrom. 265
  - 8.20.1 Definition. 265
  - 8.20.2 Risikofaktoren, Klinik und Komplikationen 266
  - 8.20.3 HRT beim obstruktiven Schlafapnoesyndrom 266
- 8.21 Rheumatoide Arthritis 266
  - 8.21.1 Definition. 266
  - 8.21.2 Klinik und Komplikationen 266
  - 8.21.3 HRT bei Rheumatoider Arthritis 267
- 8.22 Systemischer Lupus Erythematodes 267
  - 8.22.1 Definition. 267
  - 8.22.2 Klinik und Komplikationen 268
  - 8.22.3 HRT bei Systemischen Lupus Erythematodes 268
- 8.23 Tiefe Venenthrombose 269
  - 8.23.1 Definition. 269
  - 8.23.2 Ätiologie und Risikofaktoren. 269
  - 8.23.3 Klinik und Komplikationen 270
  - 8.23.4 HRT nach venöser Thromboembolie 270
- Literatur. 271

Nachwort 277

Supplement 1 279

Supplement 2 285

Supplement 3 287

Stichwortverzeichnis. 289

Abkürzungen

ACTH	Adrenocorticotropes Hormon
AFC	Antraler Follikelcount
AGS	Adrenogenitales Syndrom
AI	Aromataseinhibitor
ALAT	Alanin-Aminotransferase
AMH	Anti-Müller-Hormon
ANA	Antinukleäre Antikörper
ANS	Autonomes Nervensystem
ASAT	Aspartat-Aminotransferase
ASCVD	Atherosclerotic cardiovascular disease
AUB	Abnorme uterine Blutung
BIH	Bio-identische Hormone
BMI	Body-Mass-Index
BOT	Borderline-Ovarialtumor
CEE	Konjugierte equine Östrogene
CH	Cholesterin
CMA	Chlormadinonacetat
COC	Kombinierte orale Kontarzeptiva
COPD	Chronisch obstruktive Atemwegserkrankung
CPA	Cyproteronacetat
CT	Computertomografie
CVD	Kardiovaskuläre Erkrankung
DHEA(S)	Dehydroepiandrosteron(sulfat)
DHT	Dihydrotestosteron
(T2)DM	(Typ 2) Diabetes mellitus
DNG	Dienogest
DRSP	Drospirenon
DSG	Desogestrel
DSM	Diagnostic and Statistical Manual of Mental Disorders
DYD	Dydrogesteron
DXA	Dual-energy X-ray absorptiometry
E1	Östron
E2	17beta-Östradiol
E3	Östriol

E4	Estetrol
EE	Ethinylöstradiol
ELITE	Early versus Late Intervention Trial with Estradiol
EMA	European Medicines Agency
EPT	Östrogen-Progestagen-Therapie
ER	Östrogenrezeptor
ESHRE	European Society of Human Reproduction and Embryology
ET	Östrogen-Monotherapie
EU	Europa
FDA	Food and Drug Administration
FIGO	International Federation of Gynaecology and Obstetrics
FOBT	Fecal occult blood test
FPHL	Female Pattern Hair Loss
FRAX	Fracture Risk Assessment Tool
FSH	Follikel-stimulierendes Hormon
fT3	Freies Trijodthyronin
fT4	Freies Thyroxin
GABA	γ-Aminobutyric acid
GH	Growth Hormone (Wachstumshormon)
GHRH	Growth Hormone-Releasing Hormone
GLP-1	Glucagon-like Peptide 1
GnRH	Gonadotropin-Releasing Hormone
GSB	Ganglion-Stellatum-Blockade
GSM	Genitourinäres Menopausensyndrom
5-HIAA	5-Hydroxyindol-Essigsäure
5HTP	5-Hydroxy-Tryptophan
HbA1c	Hämoglobin A1c
HDL	High-density Lipoprotein
HHN	Hypothalamus-Hypophyse-Nebennierenrinde-Achse
HHO	Hypothalamus-Hypophyse-Ovar-Achse
HIK	Harninkontinenz
HIV	Human immunodeficiency virus
HOMA-IR	Homeostatic Model Assessment for Insulin Resistance
HR	Hormonrezeptor
HoloTC	Holotranscobalamin
HRT	Hormonersatztherapie
HSD	Hydroxysteroid-Dehydrogenase
HWI	Harnwegsinfektion
HWZ	Halbwertzeit
GI-Trakt	Gastrointestinaltrakt
GnRH	Gonadotropin-Releasing-Hormon
ICF	International Classification of Functioning, Disability and Health
IGF1	Insulin-like-growth-factor-1
IS	Ischämischer Schlaganfall
i. S.	im Serum

IUD	Intrauterine device (Spirale)
KHK	Koronare Herzkrankheit
KI	Kontraindikation
KK	Kontinuierlich-kombinierte EPT
KND	Kisspeptin, Neurokinin B und Dynorphin
KVT(-I)	Kognitive Verhaltenstherapie (für Insomnie)
LDL	Low-density Lipoprotein
LE	Lungenembolie
LH	Luteinisierendes Hormon
LNG	Levonorgestrel
Lp(a)	Lipoprotein a
MI	Myokardinfarkt (Herzinfarkt)
MP	Mikronisiertes Progesteron
MPA	Medroxyprogesteronacetat
MRS	Menopause Rating Scale
MRT	Magnetresonanztomografie
MT	Menopausale Transition
NCD	Chronic non-communicable disease
NET(A)	Norethisteron(acetat)
NGM	Norgestimat
NK3R	Neurokinin-3-Rezeptor
NNR	Nebennierenrinde
NOMAC	Nomegestrolacetat
25OHD3	25-Hydroxyvitamin D3
OA	Arthrose (*engl.* osteoarthritis)
OAB	Overactive Bladder (Überaktive Blase)
OHD	Ovulationshemmdosis
17OHP	17-Hydroxy-Progesteron
P4	Progesteron
PCOS	Polycystisches Ovarialsyndrom
PC-RCT	Plazebo-kontrollierte randomisierte Studie
PGR	Progesteronrezeptor
pIR	Periphere Insulinresistenz
PMS	Prämenstruelles Syndrom
POI	Prämature Ovarialinsuffizienz
POP	Progestin only pill
PSG	Polysomnografie
PT	Reine Progestagen-Therapie
rT3	Reverse Triiodothyronin
REM	Rapid Eye Movement
SAMe	S-Adenosyl Methionin
s.c.	Subkutan
SERM	Selektiver Östrogenrezeptormodulator
SEQ	Sequenziell-kombinierte EPT
SHBG	Sexualhormonbindendes Globulin

SNRI	Selektiver Serotonin-Noradrenalin Reuptake-Inhibitor
SSRI	Selektiver Serotonin Reuptake-Inhibitor
STRAW	Stages of Reproductive Aging Workshop
SWAN	Study of Women's Health Across the Nation
TAM	Tamoxifen
TCA	Trizyklische Antidepressiva
TFD	Transformationsdosis
TG	Triglyceride
Tg-AK	Thyreoglobulin-Antikörper
TPO-AK	Thyreoperoxidase-Antikörper
TRAK	TSH-Rezeptor-Antikörper
TSH	Thyreoidea-stimulierendes Hormon
TTS	Transdermales therapeutisches System
TVT	Tiefe Venenthrombose
TVUS	Transvaginaler Ultraschall
VMS	Vasomotorische Beschwerden
VTE	Venöse Thromboembolie
WHI	Women's Health Initiative
WHO	World Health Organization
ZNS	Zentrales Nervensystem
ZT	Zyklustag

Ihr Gast

Inhaltsverzeichnis

1.1 Einleitung.. 1
1.2 Reproduktive Stadien.. 2
1.3 Endokrines Altern... 4
1.4 Erfassen des Klimakterischen Syndroms................................. 5
1.5 Beurteilung des individuellen Risikos für chronische nichtübertragbare Erkrankungen... 7
1.6 Labordiagnostik.. 8
1.7 Körperliche Untersuchung und Bildgebung............................. 11
1.8 Definition der Therapieziele... 12
Literatur... 14

1.1 Einleitung

Im Mittelpunkt des geplanten Essens steht Ihr Gast. Als Sie die Einladung zum Essen aussprachen, hatten Sie wahrscheinlich ein oder mehrere Motive. Vielleicht sind Sie am Aufbau einer längerfristigen persönlichen Bekanntschaft interessiert, vielleicht verfolgen Sie ein bestimmtes berufliches Ziel (Networking). Ihr Gegenüber verfolgt ebenfalls bestimmte Ziele, sonst hätte er/sie die Einladung nicht angenommen.

In unserem Kontext ist der Gast meistens eine Frau 40+. Sie hat konkrete Motive, Ihre Einladung anzunehmen, nämlich körperliche und/oder psychische Beschwerden und/oder gesundheitsbezogene Sorgen.

Damit Sie ein passendes Rezept finden, müssen Sie sich zunächst ein möglichst gutes und vollständiges Bild von Ihrem Gast – Ihrer Patientin – machen. Dies geschieht auf mehreren Ebenen: Erheben der Eigen- und Familienanamnese

© Der/die Autor(en), exklusiv lizenziert an Springer-Verlag GmbH, DE, ein Teil von Springer Nature 2025
P. Stute, *Management der Menopause*, https://doi.org/10.1007/978-3-662-70494-3_1

(Supplement 1, siehe Anhang) inklusive Zuordnung des reproduktiven Stadiums (siehe Abschn. 1.2), Erfassen aktueller klimakterischer Beschwerden (siehe Abschn. 1.4) und gesundheitsbezogener Sorgen und deren Einfluss auf die Lebensqualität (siehe Abschn. 1.5), Labordiagnostik (siehe Abschn. 1.6), körperliche Untersuchung (siehe Abschn. 1.7), ggf. Bildgebung sowie gemeinsame Definition der kurz-, mittel- und langfristigen Therapieziele (Shared-Decision-Making) (siehe Abschn. 1.8).

1.2 Reproduktive Stadien

Es werden verschiedene Stadien des reproduktiven Alterns unterschieden, die auf folgenden Kriterien beruhen: Menstruationszyklus, endokrine Laborparameter (Follikel-stimulierendes Hormon [FSH], Inhibin B, Anti-Müller-Hormon [AMH]), transvaginaler Ultraschall (TVUS) zur Bestimmung des Antralen Follikelcounts (AFC) und klimakterische Beschwerden (STRAW+10, Abb. 1.1) [1]. Menarche und Menopause stellen die Meilensteine dar.

Reproduktive Stadien
Späte reproduktive Phase: Inhibin B i. S. beginnt zu sinken [2], FSH i. S. steigt leicht an, Östradiol (E2) i. S. bleibt erhalten, Progesteron (P4) i. S. in der Lutealphase nimmt ab. Die Menstruationszyklen sind ovulatorisch, aber die Follikelphase beginnt sich zu verkürzen (z. B. 10 gegenüber 14 Tagen) [3]. Frauen sind in der Regel über 40 Jahre alt, wenn sich die Zyklen zu verkürzen beginnen.
   Menopausale Transition (MT): Zeitraum zwischen Ende der reproduktiven Phase und der Menopause.
   Frühe MT: FSH i. S. in der frühen Follikelphase ist variabel von niedrig/normal bis erhöht. Das intermenstruelle Intervall kann sich auf 40–50 Tage erhöhen. Frauen sind in der Regel 47 Jahre alt, wenn die Zyklen länger werden [4].
   Späte MT (Dauer 1–3 Jahre): Es treten starke Schwankungen von FSH i. S. und E2 i. S. auf [5]. Ein zufällig gemessenes FSH i.S. über 25 IU/l ist für die späte MT charakteristisch [6]. Der Menstruationszyklus ist mit „übersprungenen Zyklen", Amenorrhoe-Episoden und einer zunehmenden Häufigkeit anovulatorischer Zyklen stark verändert. Auch wenn im Allgemeinen die MT durch eine allmähliche Abnahme der Menstruationsblutung gekennzeichnet ist [7], so treten doch bei einigen Frauen starke oder anhaltende Blutungen auf. Dabei ist ein übermäßiger Menstruationsblutverlust (über 250 ml) signifikant häufiger mit ovulatorischen Zyklen und mit einem hohem E2 i. S. als mit anovulatorischen Zyklen verbunden [8]. Frauen sind in dieser Phase etwa 49 Jahre alt.
   Menopause: Permanentes Ausbleiben der Ovulation und Menstruation. Die Menopause ist eingetreten, wenn während eines Zeitraumes von 12 Monaten keine Regelblutung mehr aufgetreten ist und es dafür keinen anderen

1.2 Reproduktive Stadien

Stadium	-5	-4	-3b	-3a	-2	-1	+1a	+1b	+1c	+2
	◀ Menarche						◀ Menopause			
Terminologie	Reproduktive Phase				Menopausaler Übergang		Postmenopause			
	früh	maximal	spät		früh	spät	früh			spät
					Perimenopause					
Dauer	variabel				variabel	1–3 Jahre	2 Jahre (1+1)		3–6 Jahre	bis zum Tod
Primäres Kriterium										
Menstruationszyklus	variabel bis regelmäßig	regelmäßig		minimale Veränderung der Zykluslänge /Blutvolumen	variable Zykluslänge; persistieren d ≥ 7 Tage Differenz von „normal" während 10 Folgezyklen	Amenorrhoe Intervalle ≥ 60 Tage	Amenorrhoe			
Sekundäres Kriterium										
Endokrin										
FSH			niedrig*	variabel*	↑variabel*	↑ > 25 IU/l	↑variabel	niedrig	stabil	
AMH			niedrig	niedrig	niedrig	niedrig	niedrig		sehr niedrig	
Inhibin B				niedrig	niedrig	niedrig	niedrig		sehr niedrig	
AFC			niedrig				sehr niedrig			
Klinische Charakteristika										
Symptome						oft VMS	sehr oft VMS			urogenitale Atrophie

Abb. 1.1 Reproduktive Stadien gemäß STRAW+10-Workshop. Abkürzungen: AFC = Antraler Follikelcount, AMH = Anti-Müller-Hormon, FSH = Follikelstimulierendes Hormon, STRAW = Stages of Reproductive Aging Workshop, VMS = Vasomotorische Beschwerden

offensichtlichen (pathologischen oder physiologischen) Grund gibt. Das durchschnittliche Menopause-Alter beträgt 51,4 Jahre [9]. Bei 5 % der Frauen tritt die Menopause nach dem 55. Lebensjahr (späte Menopause) und bei weiteren 5–10% zwischen dem 40. und 45. Lebensjahr (frühe Menopause) ein [9, 10]. Bei 3.5% der Frauen tritt die Menopause vor dem 40. Lebensjahr ein (prämature Ovarialinsuffizienz, POI) (siehe Kap. 5).
Perimenopause: MT plus 1. Jahr nach der Menopause.
Postmenopause: Zeitraum nach der Menopause bis zum Tod. Der Anstieg von FSH i. S. hält in der Nähe der Menopause an und bleibt dann über mehrere Jahre bei Werten im Bereich von 70–100 IU/l, gefolgt von einem Rückgang mit zunehmendem Alter [11, 12].

▶ Aufgrund der schwankenden ovariellen Hormonproduktion während der MT können Frauen Symptome eines relativen Östrogenüberschusses („Östrogendominanz") aufweisen. Zu den typischen Symptomen einer Östrogendominanz gehören Brustspannen, Migräne, Übelkeit, kürzere Zyklusdauer und eine kürzere Follikelphase.

1.3 Endokrines Altern

Der hormonelle Alterungsprozess betrifft nicht nur die Hypothalamus-Hypophyse-Ovar-Achse (HHO-Achse), sondern auch die anderen Hormonregelkreise. Da hierdurch ebenfalls Symptome auftreten bzw. menopausale Beschwerden verstärkt werden können, soll im Folgenden kurz darauf eingegangen werden [13].

Die beiden wichtigsten klinischen Veränderungen der endokrinen Aktivität während des Alterns betreffen das Pankreas und die Schilddrüse. Ungefähr 40 % der Personen im Alter von 65 bis 74 Jahren und 50 % der Personen über 80 Jahre haben eine beeinträchtigte Glukosetoleranz oder einen Diabetes mellitus (DM). Dies ist unter anderem auf eine mit dem Altern verbundene Veränderung des Pankreas, des Insulinrezeptors und nachgeordneter Prozesse zurückzuführen. Neben der verminderten (relativen) Insulinsekretion durch die Beta-Zellen begünstigt eine periphere Insulinresistenz (pIR) durch schlechte Ernährung, körperliche Inaktivität, erhöhter Bauchfettmasse und verminderter Mager(muskel)masse die Verschlechterung des Glukosestoffwechsels. Die Schilddrüse verändert sich mit zunehmendem Alter sowohl strukturell als auch funktionell. Bei etwa 5–10 % der älteren Frauen ist Thyroxin (T4) i. S. erniedrigt und Thyreoidea-stimulierendes Hormon (TSH) i. S. erhöht, was jedoch häufiger die Folge einer altersassoziierten Autoimmunität und weniger Folge des Alterungsprozesses per se ist. Normales Altern geht mit einem Anstieg des TSH i. S. einher; der genaue Grund ist jedoch unklar. Die fT4-Serumkonzentrationen bleiben während des Alterns weitgehend unbeeinflusst, aber ein verringerter peripherer Abbau von T4 führt zu einem allmählichen, altersabhängigen Abfall der Trijodthyronin (T3)-Serumkonzentration. Diese leichte

Abnahme der T3-Serumkonzentration tritt jedoch weitgehend im Normalbereich der gesunden älteren Bevölkerung auf. Ein eindeutiger Zusammenhang mit funktionellen Veränderungen während des Alterungsprozesses konnte bisher nicht gezeigt werden. Die klinische Relevanz milder Formen von Hypo- und Hyperthyreose im Alter ist umstritten.

Altern beeinflusst zudem die Hypothalamus-Hypophyse-Nebennierenrinde-Achse (HHN-Achse), insbesondere die zirkadiane Rhythmik der Cortisol-Sekretion. Normalerweise ist das Maximum der Cortisol-Sekretion am Morgen und fällt dann über den weiteren Tagesverlauf ab, um nachts ein Minimum zu erreichen. Altern ist z. B. mit 1) einem Anstieg der Cortisol-Konzentration am späten Nachmittag und am Abend, 2) einem Cortisol-Maximum am frühen Morgen (Phasenvorschub) – z. B. um 6:30 Uhr (ältere Person) gegenüber 9:00 Uhr (jüngere Person), 3) einer niedrigeren zirkadianen Amplitude (24-Stunden-Reduktion der Differenz zwischen Maximum und Minimum) und 4) unregelmäßigeren (weniger geordneten) Cortisol-Sekretionsmustern verbunden. Es ist noch unklar, inwieweit diese Veränderungen altersbedingte Veränderungen der Funktionsfähigkeit, der Kognition und möglicherweise der Depression widerspiegeln oder verursachen. Ein weiteres adrenales (Pro-)Hormon ist Dehydroepiandrosteron (DHEA). Sein Sulfat DHEAS ist ein universeller Vorläufer für die periphere Produktion von Östrogenen und Androgenen in Zielgeweben wie Gehirn, Knochen, Haut und Fettgewebe. Bei gesunden Menschen ist die DHEA(S)-Serumkonzentration im dritten Lebensjahrzehnt am höchsten, wonach die Konzentrationen von DHEA und DHEAS allmählich abnehmen. Daher liegen die Werte im Alter von 70 bis 80 Jahren bei etwa 20 % der Spitzenwerte bei Männern und 30 % der Spitzenwerte bei Frauen. Nicht überraschend hat Altern auch einen Einfluss auf die Growth-Hormone-Releasing-Hormone (GHRH) (Hypothalamus)-Wachstumshormon (GH) (Hypophyse)-Insulin-like-growth-factor-1 (IGF1) (Leber)-Achse. Ältere Männer und Frauen sezernieren GH seltener und mit geringerer Amplitude als junge Menschen. Die GH-Sekretion sinkt bei gesunden Menschen um etwa 14 % pro Dekade. Parallel dazu sinken die Serumkonzentrationen von IGF1. Sie sind bei gesunden älteren Menschen um 20 bis 80 % niedriger als bei gesunden jungen Erwachsenen. Es ist jedoch unklar, ob Veränderungen in der Körperzusammensetzung und der Funktionsfähigkeit in direktem Zusammenhang hierzu stehen. Zwar führt die Gabe von GH zu einer Zunahme der Muskelmasse und einer Abnahme der Fettmasse; die Muskelkraft und Funktionsfähigkeit älterer Menschen werden aber nicht beeinflusst. Auch ist unklar, ob sich eine GH-Therapie ungünstig auf eine Tumorentwicklung und -progression auswirkt. Somit wird derzeit die Gabe von GH nur bei Patienten mit GH-Mangel aufgrund einer organischen Erkrankung empfohlen.

1.4 Erfassen des Klimakterischen Syndroms

In den letzten Jahrzehnten wurden verschiedene Instrumente zur Beurteilung des Schweregrads des klimakterischen Syndroms entwickelt. Hierzu zählen der Kupperman-Index, der Menopause Rating Scale (MRS), der Menopause Specific Quality of Life Questionnaire und der Greene Climacteric Scale [14]. Ich bevorzuge den MRS-II. Der klassische, validierte MRS-II erfasst elf Symptome (Hitzewallungen/Schwitzen, Herzbeschwerden, Schlafstörungen, depressive Verstimmung, Reizbarkeit, Ängstlichkeit, körperliche und geistige Erschöpfung, sexuelle Störung, Harnwegsbeschwerden, Scheidentrockenheit, Gelenk- und Muskelbeschwerden) (https://meno-pause.ch/fileupload/MRSdeutsch_01.pdf) [15]. Jedes Symptom wird von der Patientin auf einer 5-Punkte-Likert-Skala beurteilt: keine (0 Punkte), leicht (1 Punkt), mittel (2 Punkte), stark (3 Punkte) und sehr stark (4 Punkte). Daraus ergibt sich eine Spannweite des Gesamt-MRS-Scores von 0 bis 44 Punkten. Der Gesamt-MRS-Score kann in drei Subdomänen unterteilt werden: 1) somato-vegetative Domäne (Fragen 1, 2, 3 und 11, Sub-Summenscore 0–16 Punkte), 2) psychologische Domäne (Fragen 4, 5, 6 und 7, Sub-Summenscore 0–16 Punkte) und 3) urogenitale Domäne (Fragen 8, 9 und 10, Sub-Summenscore 0–12 Punkte) (Tab. 1.1) (http://www.menopause-rating-scale.info/evaluation.htm).

Tab. 1.1 Auswertung der Menopause Rating Scale (MRS)-II

Symptomgruppe	Frage	Symptom	Intensität (Score)					Sub-Summenscore	Gesamt MRS-Score
			Keine (0)	Leicht (1)	Mittel (2)	Stark (3)	Sehr stark (4)		
Somato-vegetative Domäne	1	Hitzewallungen/Schwitzen							
	2	Herzbeschwerden							
	3	Schlafstörungen							
	11	Gelenk-/Muskelbeschwerden							
								Maximum 16 Pkt.	
Psychologische Domäne	4	Depressive Verstimmung							
	5	Reizbarkeit							
	6	Ängstlichkeit							
	7	Körperliche und geistige Erschöpfung							
								Maximum 16 Pkt.	
Urogenitale Domäne	10	Scheidentrockenheit							
	9	Harninkontinenz							
	8	Sexuelle Störung							
								Maximum 12 Pkt.	Maximum 44 Pkt.

Abkürzungen: Pkt = Punkt

Tab. 1.2 Schwergrad des Klimakterischen Syndroms. (http://www.menopause-rating-scale.info/documents/MRS_Evaluation.pdf)

Gesamt-MRS-Score	Sub-Summenscore der somato-vegetativen Domäne
Keine, minimal (0–4)	Keine, minimal (0–2)
Leicht (5–8)	Leicht (3–4)
Mittel (9–16)	Mittel (5–8)
Stark (17+)	Stark (9+)
Sub-Summenscore der psychologischen Domäne	Sub-Summenscore der urogenitalen Domäne
Keine, minimal (0–1)	Keine, minimal (0)
Leicht (2–3)	Leicht (1)
Mittel (4–6)	Mittel (2–3)
Stark (7+)	Stark (4+)

Der Gesamt-MRS-Score und die drei Sub-Summenscores können in jeweils vier Schweregrade unterteilt werden (Tab. 1.2).

Der klassische MRS-II wurde 2020 um drei Symptome erweitert: „Veränderungen des Gewichts", „Kopfschmerzen" und „Hautveränderungen" [16]. Zudem wurde er gemäß den Forderungen der WHO in die International Classification of Functioning, Disability and Health (ICF) angepasst (Supplement 2, siehe Anhang © Petra Stute) [17]. Mithilfe der ICF kann/soll die aktuelle Funktionsfähigkeit jedes Menschen beschrieben und klassifiziert werden. Dieser Aspekt wird in Abschn. 1.8 mit der Definition der Therapieziele aufgegriffen.

1.5 Beurteilung des individuellen Risikos für chronische nichtübertragbare Erkrankungen

Sehr wahrscheinlich wird Ihr Gast – Ihre Patientin – nicht nur von akuten klimakterischen Symptomen geplagt werden, sondern sich auch Sorgen um ihre zukünftige Gesundheit machen. Diese Sorgen richten sich meist auf die sogenannten Zivilisationskrankheiten oder, in der Fachsprache, auf chronische nichtübertragbare Erkrankungen (chronic non-communicable disease, NCD). Ein Östrogenmangel kann das Risiko für einige NCD erhöhen. Zu den häufigsten NCD zählen kardiovaskuläre und muskuloskelettale Erkrankungen, chronische Atemwegserkrankungen, Diabetes mellitus Typ II (T2DM), Malignome und Demenz. Das individuelle Risiko für NCD kann mithilfe von kostenfreien online verfügbaren Risikokalkulatoren bestimmt werden [18, 19]. An dieser Stelle soll auf die drei wichtigsten NCD-Risikokalkulatoren für die Beratung in den Wechseljahren eingegangen werden (Tab. 1.3). Die genannten Internetadressen sind Beispiele; Sie werden im Internet weitere Links zu den Kalkulatoren finden.

Tab. 1.3 Berechnung des individuellen Erkrankungsrisiko für Brustkrebs, Herzkreislauferkrankungen und osteoporotische Frakturen

Chronische nichtübertragbare Erkrankung (NCD)	Name	Internetadresse (Bsp.)	Aussage
Brustkrebs	IBIS Risk Assessment Tool	https://ibis.ikonopedia.com/	10-Jahres-Risiko bzw. Lebenszeitrisiko für Brustkrebs
Herz-Kreislauf-Erkrankung	SCORE2 (Europa)	https://www.agla.ch/de/rechner-und-tools/esc-score2-rechner	10-Jahres-Risiko für tödliche und nichttödliche kardiovaskuläre Ereignisse
Herz-Kreislauf-Erkrankung	ASCVD Risk Calculator (USA)	https://tools.acc.org/ldl/ascvd_risk_estimator/#!/calulate/estimator/	10-Jahres- und Lebenszeitrisiko Risiko für kardiovaskuläre Ereignisse
Frakturrisiko	FRAX	https://frax.shef.ac.uk/FRAX/tool.aspx?country=9	10-Jahres-Risiko für eine osteoporotische Fraktur

Abkürzungen: ASCVD = Atherosclerotic Cardiovascular Disease, FRAX = Fracture Risk Assessment Tool, IBIS = International Breast Cancer Intervention Study

1.6 Labordiagnostik

Bei der Labordiagnostik steht die klassische Messung im Blut klar im Vordergrund. Die Diagnostik im Speichel und Urin spielt eine untergeordnete bzw. keine Rolle.

1.6.1 Blut

Gemäß der aktuellen S3-Leitlinie „Peri- und Postmenopause – Diagnostik und Interventionen" (AWMF Registernummer 015-062) wird keine generelle Bestimmung des „Hormonstatus" empfohlen [20]. Die Beurteilung des reproduktiven Stadiums (Prä-, Peri- und Postmenopause) soll vielmehr klinisch, also ohne Laborbestimmung, erfolgen: „Die Peri- und Postmenopause bei über 45-jährigen Frauen soll aufgrund klinischer Parameter diagnostiziert werden." (Empfehlungsgrad A). Eine Ausnahme sind Frauen, die jünger als 45 Jahre alt sind: „Eine Bestimmung des FSH i. S. zur Diagnose der Peri- und Postmenopause soll nur bei Frauen zwischen dem 40. und 45. Lebensjahr mit klimakterischen Symptomen (z. B. Hitzewallungen, Zyklusveränderungen) sowie bei Frauen unter 40 Jahren mit Hinweisen auf vorzeitige Ovarialinsuffizienz erfolgen." (Empfehlungsgrad A).

Da jedoch in der Praxis die Fragestellung selten nur um die Frage „Bin ich in den Wechseljahren?" kreist, sondern meist Symptome geschildert werden, die auch andere Ursachen bzw. „Verstärker" haben können, bevorzuge ich einen holistischen Ansatz, der in der Labordiagnostik (Tab. 1.4) beginnt und sich in der Therapie fortsetzt. Dieser holistische Ansatz beinhaltet z. B. auch die Abklärung anderer Ursa-

1.6 Labordiagnostik

Tab. 1.4 Holistische Labordiagnostik, Blutentnahme nüchtern, 8 Uhr, 2.–5. Zyklustag oder in der Amenorrhoe

Stoffwechsel	Transaminasen (ASAT, ALAT), Kreatinin, Lipidprofil (Gesamt-CH, LDL-CH, HDL-CH, Triglyzeride), Glukose, kleines Blutbild, C-reaktives Protein (CRP), HOMA-IR, ggf. Lp(a)*
Hormone	hCG, FSH, LH, E2, Progesteron, DHEAS, Gesamttestosteron, Prolaktin, Cortisol, TSH, fT3, fT4, TPO-AK, Tg-AK, TRAK, Insulin, SHBG, ggf. rT3**
Mikronährstoffe	Vitamin D3 (25OHD3), aktives B12/Holotranscobalamin (HoloTC), Selen, Zink, Magnesium, Ferritin, (ionisiertes) Kalzium, Folsäure

Abkürzungen: CH = Cholesterin, DHEAS = Dehydroepiandrosteronsulfat, E2 = Östradiol, fT3 = freies Trijodthyronin, fT4 = freies Thyroxin, FSH = Follikel-stimulierendes Hormon, hCG = humanes Choriongonadotropin, HOMA-IR = Homöostasemodellbewertung der Insulinresistenz, LH = Luteinisierendes Hormon, rT3 = Reverses Trijodothyronin, SHBG = Sexualhormonbindendes Eiweiß, Tg-AK = Thyreoglobulin-Antikörper, TPO-AK = Thyreoperoxidase-Antikörper, TRAK = TSH-Rezeptor-Antikörper, TSH = Thyreoidea-stimulierendes Hormon
* Lipoprotein(a): Lp(a) Serumspiegel sind genetisch determiniert. Ein erhöhtes Lp(a) i. S. ist ein unabhängiger Risikofaktor für atherosklerotische kardiovaskuläre Erkrankungen (ASCVD) [21]. Bisher gibt es keine einheitliche Empfehlung zum Screening von Lp(a) i. S. Die National Lipid Association empfiehlt die Bestimmung von Lp(a) i. S. in folgenden Situationen [22]: 1) 1°-Verwandter (Mutter/Vater, Schwester/Bruder, *Tochter*/Sohn) mit frühzeitiger ASCVD (atherosclerotic cardiovascular disease) (Männer unter 55 Jahren, Frauen unter 65 Jahren), 2) Eigenanamnese mit frühzeitiger ASCVD und 3) primäre schwere Hypercholesterinämie (LDL-CH ≥ 190 mg/dl (10,5 mmol/l)) oder vermutete familiäre Hypercholesterinämie
** Reverses Triiodothyronin: rT3 ist eine biologisch inaktive Form von Trijodthyronin (T3), es blockiert die Rezeptorstelle für T3. Die Bestimmung von rT3 ist indiziert bei der Abklärung einer Konversionsstörung, Low-T3-Syndrom, ggf. unter T4-Monotherapie, „non-thyroid-illness"-(NTI) Syndrom, unklaren TSH, fT4 und/oder fT3 Resultaten und zur Therapiekontrolle

chen einer sekundären Amenorrhoe. Ich bin mir dabei bewusst, dass diesem holistischen Vorgehen in Abhängigkeit vom nationalen Gesundheitssystem ökonomische Grenzen gesetzt sind.

▶ Testosteron i. S. sollte nicht gemessen werden, um einen Androgen-Mangel zu diagnostizieren, da es keine Serumgrenzwerte gibt, unter denen eine Frau als unzureichend mit Testosteron versorgt angesehen werden kann. Die einzige diagnostische Indikation für die Messung von Gesamttestosteron ist die Untersuchung eines Androgen-Überschusses und vor dem Start einer Testosterontherapie.

1.6.2 Speichel und Urin

Neben den genannten etablierten Laborparametern im Blut gibt es weitere, schulmedizinisch nicht anerkannte Labortests, z. B. das sogenannte Neurostressprofil. Hierbei wird im Speichel einmalig DHEA und über den Tag verteilt fünfmal Cortisol bestimmt (Tagesprofil: 2 × kurz hintereinander für die sogenannte Cortisol-Aufwachreaktion, 12 Uhr, 16 Uhr, vor dem Schlafen). Daneben werden im 2. Morgenurin die Neurotransmitter Adrenalin, Noradrenalin, Dopamin, Glutamat, gamma-Aminobuttersäure (GABA) und Serotonin gemessen. Die Kritik am Neurostressprofil liegt nicht an der Labormethodik. So ist die Bestimmung von freiem Cortisol im Speichel eine etablierte Methode, um eine adrenale Über- bzw. Unterfunktion zu verifizieren [23]. Und die Neurotransmitter Adrenalin, Noradrenalin und Dopamin wurden früher diagnostisch bei Verdacht auf (V. a.) Phäochromozytom im Urin gemessen. Die Kritik richtet sich mehr an die Interpretation des Labors im Kontext von Affektstörungen (Depression, Burnout-Syndrom, Fatigue, Angststörung etc.). So konnte bisher nicht bewiesen werden, dass z. B. eine bestimmte Cortisol-Konzentration im Speichel eindeutig mit einer Depression assoziiert ist. Ähnliches gilt für die urinären Neurotransmitter. Sie werden zwar als Biomarker der Gehirnfunktion diskutiert, aber die wissenschaftliche Evidenz fehlt noch [24].

Nichtsdestotrotz ist es meiner Meinung nach bei einigen Patientinnen mit affektiven Veränderungen, die nicht die DSM-V-Kriterien psychiatrischer Erkrankungen erfüllen und bei denen sonstige (somatische) Ursachen ausgeschlossen wurden, hilfreich, ein Neurostressprofil zu erheben. Auf die Interpretation und Konsequenzen wird in Abschn. 4.6 eingegangen. Häufig stellen sich Frauen mit dem Wunsch nach einer Hormondiagnostik der Sexualhormone (z. B. E2, P4, Testosteron) im Speichel vor. Die Speicheldiagnostik dieser Steroide ist mit den üblicherweise dafür eingesetzten Immunoassays nicht aussagekräftig und wird daher weder für die Diagnostik noch für das Therapie-Monitoring empfohlen [25].

> **Hormonelle Stressregulation**
> In Folge eines Stressimpulses (z. B. Emotionen, Trauma, Schmerz, Entzündung, Hypoglykämie) wird via Hypothalamus-Hypophyse-Nebennierenrinde-Achse (HHN-Achse) das Stresshormon Cortisol vermehrt produziert. Cortisol macht uns kurzfristig bereit für Kampf oder Flucht, um unser Überleben zu sichern: Wir bekommen Energie (Ausdauer und Kraft) durch die Bereitstellung von Energiesubstraten (Zunahme der Lipolyse, hepatischen Glukoneogenese und Proteinolyse in Muskel, Bindegewebe und Haut). Wir stärken unser Schutzschild (Förderung der Blutgerinnung, Entzündungshemmung). Unser Geist und unsere Psyche fokussieren sich (Hemmung von Schmerzempfindung, Sexualtrieb und „störenden" Gefühlen). Jetzt müssen sich aber auch unsere Körperfunktionen noch zügig an den „Kampf- oder-Flucht-Modus" anpassen. Das ist die Aufgabe des autonomen Nervensystems (ANS). Der Sympathikus stimuliert im Nebennierenmark die Synthese von Adrenalin (Synthese der Katecholamine: Phenylalanin > Tyrosin > L-Dopa > Dopamin > Noradrenalin > Adrenalin). Adrenalin erhöht die Herzfrequenz und -kontraktilität sowie das zentrale Blutvolumen, erweitert die muskelversorgenden Gefäße, unterstützt die Mobilisierung von Energiereserven (Lipolyse, Glukoneogenese), erweitert die Bronchien und die Pupillen (Mydriasis), stellt den Magen-Darm-Trakt ruhig und lässt den Blasen-

sphinkter kontrahieren. Selbstverständlich müssen beide Stresssysteme miteinander verknüpft sein, um eine koordinierte Stressreaktion zu gewährleisten. Daher wird die Adrenalinsynthese im Nebennierenmark auch über die HHN-Achse reguliert: 1) ACTH stimuliert die Synthese von L-Dopa und 2) Cortisol, das von der Nebennierenrinde über eine portale Zirkulation zum Nebennierenmark transportiert wird, stimuliert die Methylierung von Noradrenalin zu Adrenalin (Enzym: Phenylethanolamin-N-methyl-Transferase).

Ist der Stressor jedoch über einen längeren Zeitraum präsent, dann hat die dauerhafte Übersekretion von Cortisol Konsequenzen. Dazu zählen Störungen im Kohlenhydratstoffwechsel (Folge: Insulinresistenz), gastrointestinale Minderdurchblutung (Folge: Verdauungsstörung), Immunsuppression (Folge: Infektanfälligkeit), Störungen im Wasser- und Elektrolythaushalt durch die mineralokortikoide Wirkung von Cortisol (Folge: arterielle Hypertonie) und eine neurovegetative Dysregulation (Folge: Depression, Erschöpfung, Libidomangel, Schlafstörung).

1.6.3 Besondere Situationen

In einigen Situationen ermöglicht das Erfassen des Menstruationszyklus nicht ohne Weiteres die Bestimmung des reproduktiven Stadiums. Hierzu zählen 1) Frauen mit zugrunde liegenden Störungen des Menstruationszyklus (z. B. Polyzystisches Ovarialsyndrom, Hypothalamische Amenorrhoe), 2) Frauen, die kombinierte hormonale Kontrazeptiva (COC) einnehmen (siehe Kap. 6) und 3) Frauen nach Hysterektomie oder Endometriumresektion. In diesen Fällen sollte mindestens FSH i. S. bestimmt werden.

1.7 Körperliche Untersuchung und Bildgebung

Die körperliche und gynäkologische Untersuchung gehört zum Standardrepertoire des Frauenarztes/der Frauenärztin. Es wird auf die entsprechende Literatur verwiesen. Im Kontext der Wechseljahre sollten folgende Parameter erfasst werden (Supplement 3): Körpergröße und -gewicht, Body-Mass-Index (BMI), Bauchumfang, Vitalparameter (Blutdruck, Herzfrequenz, Körpertemperatur), gynäkologischer Untersuchungsstatus inklusive Mammapalpation. Vor dem Beginn einer Hormonersatztherapie (HRT) ist die Beurteilung des inneren Genitales per transvaginalem Ultraschall empfehlenswert, aber gemäß Leitlinien nicht zwingend erforderlich [26].

1.8 Definition der Therapieziele

Nun kommen wir meines Erachtens zu einem zentralen Punkt im Prozess des Kennenlernens Ihres Gastes – Ihrer Patientin. Es geht um ihre Wünsche. Denn daran sollten wir uns als aufmerksame Gastgeber/-innen orientieren. Und an deren Zielverfolgung wird unsere Qualität festgemacht, was nicht gleichbedeutend ist mit der Garantie auf Wunscherfüllung. Der am Inselspital Bern entwickelte ICF-basierte erweiterte MRS-II kann hierbei unterstützen (Supplement 2 ©Petra Stute). Die Definition der Therapieziele erfolgt anhand von Kernfragen in vier Schritten:

▶ 1. *Kernfrage*: Wie schnell will ich was erreichen? Definition des übergeordneten kurzfristigen (≤ 3 Monate), mittelfristigen (≤ 1 Jahr) und langfristigen (> 1 Jahr) Ziels.
2. *Kernfrage*: Wie schlimm ist es? Erfassen der Intensität einzelner menopausaler Symptome (0–4 Punkte), ggf. Berechnung des Gesamt-MRS-Scores und der Sub-Summenscores (siehe Abschn. 1.4).
3. *Kernfrage*: Wie schnell soll die Veränderung eintreten? Jedem Symptom wird ein Zeitraum zugeordnet, in dem eine Verbesserung erhofft wird (kurz-, mittel-, langfristig).
4. *Kernfrage*: Wie ausgeprägt soll die Verbesserung sein? Jedem Symptom wird der Grad der gewünschten Verbesserung zugeordnet (0–4 Punkte).

Das Vorgehen soll an einem Beispiel erläutert werden (Abb. 1.2 und Beispiel).

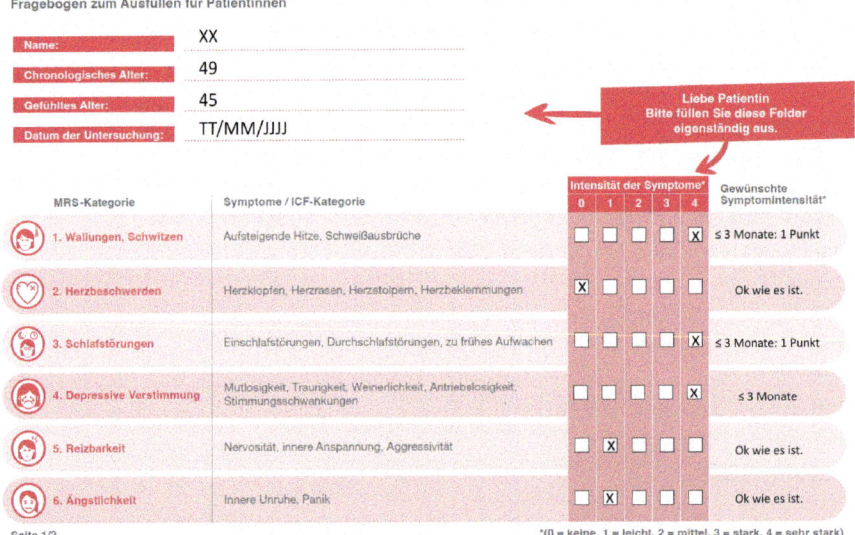

Abb. 1.2 Beispiel für die Nutzung der modifizierten ICF-gelinkten Menopause Rating Scale (MRS)-II

1.8 Definition der Therapieziele

Modifizierter ICF-gelinkter Menopause Rating Scale (MRS, II)

Fragebogen zum Ausfüllen für Patientinnen

Liebe Patientin, Bitte füllen Sie diese Felder eigenständig aus.

MRS-Kategorie	Symptome / ICF-Kategorie	Intensität der Symptome* (0 1 2 3 4)	Gewünschte Symptomintensität*
7. Körperliche und geistige Erschöpfung	Allgemeine Leistungsminderung, Gedächtnisminderung, Konzentrationsschwäche, Vergesslichkeit	☐ ☐ ☐ ☐ ☒	≤ 3 Monate
8. Sexualprobleme	Veränderung des sexuellen Verlangens, der sexuellen Betätigung und Befriedigung	☐ ☒ ☐ ☐ ☐	Ok wie es ist.
9. Harnwegsbeschwerden	Beschwerden beim Wasserlassen, häufiger Harndrang, unwillkürlicher Harnabgang	☒ ☐ ☐ ☐ ☐	Ok wie es ist.
10. Trockenheit der Scheide	Trockenheitsgefühl oder Brennen der Scheide, Beschwerden beim Geschlechtsverkehr	☒ ☐ ☐ ☐ ☐	Ok wie es ist.
11. Gelenk- und Muskelbeschwerden	Schmerzen im Bereich der Gelenke, rheuma-ähnliche Beschwerden	☐ ☒ ☐ ☐ ☐	Ok wie es ist.
12. Veränderungen des Gewichts**	Funktionen der Aufrechterhaltung des Körpergewichts	☐ ☐ ☐ ☒ ☐	≤ 1 Jahr: 0 Punkt
13. Kopfschmerzen**	Kopf- und Nackenschmerz	☒ ☐ ☐ ☐ ☐	Ok wie es ist.
14. Hautveränderungen**	Schutzfunktionen der Haut, auf die Haut bezogene Empfindungen	☐ ☐ ☐ ☒ ☐	≤ 1 Jahr

Seite 2/2

*(0 = keine, 1 = leicht, 2 = mittel, 3 = stark, 4 = sehr stark)

Abb. 1.2 (Fortsetzung)

Fallbeispiel

Eine 49-jährige Frau stellt sich erstmals aufgrund von zahlreichen klimakterischen Beschwerden vor. Noch wissen Sie nicht, wie sehr sie jedes einzelne Symptom stört, ob es eine persönliche Rangordnung der Symptome gibt, wie schnell sie sich eine Symptomverbesserung erhofft und ob sie bei jedem Symptom eine Symptomfreiheit anstrebt. Wenn Sie diese Details geklärt haben, können Sie einerseits bessere, persönlich angepasste Therapievorschläge machen und andererseits auch schon aufzeigen, welche Erwartungen realistisch sind und welche nicht.

Deswegen gehen Sie nun strategisch vor:

1) Kurzfristiges Ziel (≤ 3 Monate): Reduktion der akuten, den Alltag einschränkenden Beschwerden; mittelfristiges Ziel (≤ 1 Jahr): körperlich, geistig und psychisch „funktionstüchtig" sein; langfristiges Ziel (> 1 Jahr): gesund bleiben (NCD-Prävention).
2) Intensität der menopausalen Symptome: Mit jeweils 4 Punkten (sehr stark) werden „Hitzewallungen/Schwitzen", „Schlafstörungen", „depressive Verstimmung" und „körperliche und geistige Erschöpfung" bewertet; mit jeweils 3 Punkten (stark) werden „Veränderungen des Gewichts" und „Hautveränderungen" bewertet; alle anderen Symptome werden mit 0 Punkten (keine) oder 1 Punkt (leicht) bewertet.

3) Angestrebter Zeitraum, in dem die Veränderung eintritt: Alle mit 4 Punkten (sehr stark) bewerteten Symptome sollen kurzfristig verbessert werden (≤ 3 Monate); Gewicht und Haut sollen mittelfristig (≤ 1 Jahr) verbessert werden.
4) Angestrebter Grad der Verbesserung (das ist oftmals die spannendste/überraschendste Kernfrage): Hitzewallungen/Schwitzen und Schlafstörungen von jeweils 4 Punkten (sehr stark) auf 1 Punkt (leicht) (Kommentar: „Ab und zu 'ne Hitzewallung und mal kurz erwachen ist nicht schlimm"), Gewichtsveränderung von 3 Punkten (stark) auf 0 Punkte (keine) (Kommentar: „Ich habe in 3 Jahren 10 kg zugenommen, aber eigentlich hätte ich gerne wieder das Gewicht von vor den Schwangerschaften. Also, ich möchte 15 kg abnehmen.") usw.

Während Sie vielleicht bei den erstgenannten Wünschen noch im Sinne von „das bekommen wir hin" zustimmend genickt haben, werden Sie spätestens bei der Gewichtsfrage innerlich gezuckt haben, wohl wissend, dass eine angestrebte Gewichtsabnahme von 15 kg innerhalb eines Jahres (mittelfristiges Ziel!) eher unrealistisch ist. Hier ist es wichtig, mit der Patientin realistische Korrekturen der Therapieziele vorzunehmen, deren Erfüllung als Erfolge gefeiert werden können. Wenn dies nicht bereits am Anfang geschieht, ist die beiderseitige Frustration vorprogrammiert. ◄

Literatur

1. Harlow, S.D., et al., *Executive summary of the Stages of Reproductive Aging Workshop + 10: addressing the unfinished agenda of staging reproductive aging.* Menopause, 2012. **19**(4): p. 387–95.
2. Welt, C.K., et al., *Inhibin A and inhibin B responses to gonadotropin withdrawal depends on stage of follicle development.* J Clin Endocrinol Metab, 1999. **84**(6): p. 2163–9.
3. Sherman, B.M. and S.G. Korenman, *Hormonal characteristics of the human menstrual cycle throughout reproductive life.* J Clin Invest, 1975. **55**(4): p. 699–706.
4. McKinlay, S.M., D.J. Brambilla, and J.G. Posner, *The normal menopause transition.* Maturitas, 1992. **14**(2): p. 103–15.
5. Hee, J., et al., *Perimenopausal patterns of gonadotrophins, immunoreactive inhibin, oestradiol and progesterone.* Maturitas, 1993. **18**(1): p. 9–20.
6. Freeman, E.W., et al., *Follicular phase hormone levels and menstrual bleeding status in the approach to menopause.* Fertil Steril, 2005. **83**(2): p. 383–92.
7. Van Voorhis, B.J., et al., *The relationship of bleeding patterns to daily reproductive hormones in women approaching menopause.* Obstet Gynecol, 2008. **112**(1): p. 101–8.
8. Hale, G.E., et al., *Quantitative measurements of menstrual blood loss in ovulatory and anovulatory cycles in middle- and late-reproductive age and the menopausal transition.* Obstet Gynecol, 2010. **115**(2 Pt 1): p. 249–56.
9. McKinlay, S.M., *The normal menopause transition: an overview.* Maturitas, 1996. **23**(2): p. 137–45.
10. Cramer, D.W., et al., *Determinants of basal follicle-stimulating hormone levels in premenopausal women.* J Clin Endocrinol Metab, 1994. **79**(4): p. 1105–9.
11. van Disseldorp, J., et al., *Relationship of serum antimüllerian hormone concentration to age at menopause.* J Clin Endocrinol Metab, 2008. **93**(6): p. 2129–34.

12. Hall, J.E., *Neuroendocrine physiology of the early and late menopause.* Endocrinol Metab Clin North Am, 2004. **33**(4): p. 637–59.
13. Melmed, S., et al., Williams Textbook *of Endocrinology.* 14 ed. 2020, Philadelphia, USA: Elsevier.
14. Sourouni, M., et al., *Assessment of the climacteric syndrome: a narrative review.* Arch Gynecol Obstet, 2021. **304**(4): p. 855–862.
15. Potthoff, P., et al., *The Menopause Rating Scale (MRS II): methodological standardization in the German population.* Zentralbl Gynakol, 2000. **122**(5): p. 280–6.
16. Honermann, L., et al., *An extended Menopause Rating Scale II: a retrospective data analysis.* Climacteric, 2020: p. 1–6.
17. Zangger, M., et al., *Linking the menopause rating scale to the International classification of functioning, disability and health – A first step towards the implementation of the EMAS menopause health care model.* Maturitas, 2018. **118**: p. 15–19.
18. Juchli, F., et al., *Chronic non-communicable disease risk calculators – An overview, part I.* Maturitas, 2021. **143**: p. 25–35.
19. Juchli, F., et al., *Chronic Non-Communicable Disease Risk Calculators – An Overview, Part II.* Maturitas, 2021. **143**: p. 132–144.
20. *Peri- and Postmenopause – Diagnosis and Interventions. Guideline of the DGGG, SGGG and OEGGG (S3 Level, AWMF Registry No. 015-062).* 2020.
21. Kamstrup, P.R., et al., *Genetically elevated lipoprotein(a) and increased risk of myocardial infarction.* JAMA, 2009. **301**(22): p. 2331–9.
22. Wilson, D.P., et al., *Use of Lipoprotein(a) in clinical practice: A biomarker whose time has come. A scientific statement from the National Lipid Association.* J Clin Lipidol, 2019. **13**(3): p. 374–392.
23. Blair, J., et al., *Salivary cortisol and cortisone in the clinical setting.* Curr Opin Endocrinol Diabetes Obes, 2017. **24**(3): p. 161–168.
24. Marc, D.T., et al., *Neurotransmitters excreted in the urine as biomarkers of nervous system activity: validity and clinical applicability.* Neurosci Biobehav Rev, 2011. **35**(3): p. 635–44.
25. Panel, T.H.T.P.S.o.T.N.A.M.S.A., *The 2022 hormone therapy position statement of The North American Menopause Society.* Menopause, 2022. **29**(7): p. 767–794.
26. *Peri- and Postmenopause – Diagnosis and Interventions. Guideline of the DGGG, SGGG and OEGGG (S3 Level, AWMF Registry No. 015-062).* 2020.

Die Kochzutaten

Inhaltsverzeichnis

2.1 Einleitung 17
2.2 Ein Ausflug in die Pharmakologie und Pharmazie 18
2.3 Steroidhormone 29
2.4 Nicht-hormonelle Pharmakotherapie 45
2.5 Mikronährstoffe 51
2.6 Phytotherapie 53
2.7 Nicht-medikamentöse Interventionen 55
Literatur 55

2.1 Einleitung

Nun haben Sie sich ein umfassendes Bild von Ihrem Gast – Ihrer Patientin – gemacht. Bevor es jedoch schwungvoll ans Kochen geht, werfen Sie noch einen Blick in Ihre Küchenschränke, um sicher zu sein, dass Sie alle nötigen Zutaten vorrätig haben. Bei der genauen Inspektion Ihrer Schränke werden Sie wahrscheinlich auch das eine oder andere Gewürz finden, von dem Sie sich immer schon gefragt haben, für welches Gericht man das eigentlich nehmen soll. Bei der Behandlung der Wechseljahressymptome ist es ähnlich: Sie haben bestimmte Präparate, die Sie gerne verschreiben, und meistens erzielen Sie damit gute Resultate, sofern Ihre Patientin im Großen und Ganzen gesund ist und keine Extrawünsche hat. Nudeln mit Ketchup machen schließlich auch satt. Aber immer mal wieder haben Sie einen Gast, dem Ihre Standardküche nicht schmeckt oder der sie nicht verträgt. Dann beginnt die eigentliche KochKUNST.

Um diese Kunst zu perfektionieren, lohnt es sich, sich zu vergegenwärtigen, dass alle Menschen unterschiedlich sind. Und zwar nicht nur im Hinblick auf ihren Geschmack und ihre Vorlieben. So wird eine Kochzutat von jedem anders verwertet bzw. vertragen. Eindrücklich ist dies sofort bei Lebensmittelallergien oder -unverträglichkeiten. Aber daneben gibt es feine, z. T. genetisch bedingte Unterschiede im Metabolismus der Endorgane, im hepatischen Entgiftungsprozess oder in den Ausscheidungsfunktionen.

In diesem Kapitel möchte ich Ihnen zunächst die metabolische Individualität Ihres Gastes aufzeigen und danach die Zutaten für ein gelungenes Menü vorstellen. Wie eingangs erwähnt, werden Sie einige Lebensmittel und Gewürze immer nutzen, egal ob Sie ein Alltagsgericht oder Gourmet-Menü vorbereiten. Andere Zutaten werden Sie seltener, gewissermaßen als kleines Finesse-Extra für Gourmet- oder Spezialmenüs benötigen.

2.2 Ein Ausflug in die Pharmakologie und Pharmazie

Vielleicht ist es Ihnen auch schon beim Studieren eines Rezepts so ergangen: Es wird z. B. empfohlen, dass man den rohen Reis erst waschen und eine gewisse Zeit stehen lassen soll, bevor man ihn kocht. Warum? Man kann ihn doch gleich kochen, oder? Bei der Anwendung von Medikamenten ist es ähnlich: Es lohnt sich zu verstehen, wie sie im Körper verteilt werden und wie sie ihre Wirkung entfalten. Daraus kann man z. B. mögliche Nebenwirkungen oder Besonderheiten von Applikationsformen ableiten.

Es gibt nämlich eine enorme interindividuelle Variabilität in der Reaktion auf pharmakologische Wirkstoffe. Die Plasmaspiegel eines Arzneimittels können um mehr als das 1000-Fache variieren, wenn die gleiche Arzneimitteldosis an zwei Personen mit ungefähr gleichem Gewicht verabreicht wird [1].

Arzneimittelwechselwirkungen, Arzneimittel-Nahrungsmittelwechselwirkungen, Geschlecht, Alter und Krankheitszustand können die Variabilität der Arzneimittelreaktionen zwischen den Patienten beeinflussen. Daneben spielen genetische Faktoren eine große Rolle [2, 3]. In der Pharmakologie gibt es bestimmte Messsysteme, mit denen die Faktoren beschrieben werden, die zur Wirkung eines bestimmten Arzneimittels auf eine bestimmte Person beitragen: Pharmakokinetik, Pharmakodynamik sowie Pharmakogenomik und -genetik. Diese sollen im Folgenden näher beleuchtet werden. Im Anschluss folgt ein kurzer Überblick zur pharmazeutischen Technologie, der Galenik.

2.2.1 Pharmakokinetik

Die Pharmakokinetik geht der Frage nach: Was macht der Organismus mit dem Wirkstoff? Die Pharmakokinetik bezieht sich also darauf, wie sich ein Medikament durch den Körper einer Person bewegt [4]. Die Pharmakokinetik eines Arzneimittels umfasst seine Absorption (intravasale Injektion, Resorption), Verteilung (v. a. via Blut und Lymphe) und Elimination (metabolische Umwandlung [Biotransformation], Ausscheidung). Faktoren, die diese Prozesse beeinflussen, können also die Wirkung eines Medikaments verändern. Besonders hervorzuheben ist hierbei der Faktor der (Un)fähigkeit eines Pharmakons, biologische Membranen (z. B. Darmmukosa, Kapillarwände, renale Glomeruli) zu passieren.

2.2.1.1 Absorption

Damit ein Pharmakon systemisch wirken kann, muss es in die Blutbahn gelangen und zum Wirkort transportiert werden. Folgende Applikationsformen werden unterschieden: parenterale Applikation (intravenöse, intraarterielle, intramuskuläre und subkutane Injektion), Resorption durch die Lunge, Resorption aus dem Verdauungstrakt (Mundhöhle, oral und andere Schleimhäute) und Resorption über die Haut. Im Folgenden wird auf die Resorption aus dem Verdauungstrakt und über die Haut eingegangen [5].

Die einzelnen Abschnitte des Verdauungstrakts unterscheiden sich erheblich bezüglich der für die Resorption zur Verfügung stehenden Oberflächen: Mundhöhle 0,02 m^2, Magen 0,2–0,3 m^2, Dünndarm 100–200 m^2, Dickdarm 0,5–1,0 m^2, Rektum 0,04–0,07 m^2. Der Übertritt in die Blut- und Lymphgefäße erfolgt vorwiegend passiv und wird durch die lipophilen Eigenschaften des Pharmakons bestimmt. Wenn ein Medikament über die Mundhöhle resorbiert wird (z. B. Zerbeißkapseln, Sublingual- und Bukkaltabletten), dann gelangt es meist rasch und unter Umgehung der Leber in die Blutbahn. Wird ein Pharmakon oral (zum Schlucken) verabreicht, dann hängen das Ausmaß und die Geschwindigkeit der enteralen Resorption von vielen Faktoren ab. Zu diesen zählen die Substanzeigenschaften (Wasserlöslichkeit, Lipophilie, Molekülmasse, Säure-/Basencharakter), Galenik (Zerfall der Arzneiform, Löslichkeit und Lösungsgeschwindigkeit, galenische Hilfsstoffe), Anatomie und Physiologie (Oberfläche, Durchblutung und pH-Verhältnisse des Magen-Darm-Trakts, Magenentleerungszeit, Passagezeit im Darm, präsystemischer Metabolismus im Darm) sowie Beeinflussung durch andere Stoffe (andere Pharmaka, Nahrungsaufnahme). Die Magenentleerung kann durch verschiedene Faktoren verlangsamt bzw. beschleunigt werden (verlangsamt durch z. B. fettreiche, feste, sehr warme Kost, Übergewicht, Liegen auf der linken Seite, Migräne, Schmerzen und Medikamente wie trizyklische Antidepressiva, Opiate, Parasympathikolytika; beschleunigt durch z. B. große Flüssigkeitsmengen, Liegen auf der rechten Seite und Medikamente wie Parasympathomimetika, Metoclopramid). Bei der oralen Applikationsform von Sexualhormonen spielen die Faktoren „präsystemische Elimination" und „First-Pass-Effekt" eine große Rolle. Unter „präsystemischer Elimination" versteht man, dass ein Pharmakon bereits in der Mukosa des Magens und des Dünndarms metabolisiert wird und somit nur noch ein Bruchteil die Blutbahn erreicht. Unter „First-Pass-Effekt" versteht man, dass ein Pharmakon nach Durchtritt durch die gastrointestinale Mukosa zwar das Pfortaderblut erreicht, dann aber bei der ersten Leberpassage signifikant aus der Blutbahn entfernt wird. Östrogene unterliegen z. B. der „präsystemischen Elimination" und dem „First-Pass-Effekt". Die rektale Applikation von Medikamenten ist unzuverlässig und nicht für Medikamente mit geringer therapeutischer Breite geeignet.

Im Vergleich zu den Schleimhäuten ist die Resorption über die Haut wesentlich geringer, was vor allem auf den geringen Wassergehalt des verhornten Plattenepithels (5–10 %) zurückzuführen ist. Hydrophile Substanzen werden daher kaum oder gar nicht resorbiert. Für die Resorption lipophiler Pharmaka wurden sogenannte transdermale therapeutische Systeme (TTS) entwickelt.

2.2.1.2 Verteilung

Wenn ein Pharmakon nach intravasaler Applikation oder Resorption das Blut erreicht, wird es im Körper verteilt. In welchen Verteilungsräumen (intravasal, interstitiell, intrazellulär) es sich dann wiederfindet, hängt unter anderem von seinen physikalisch-chemischen Eigenschaften, den Eigenschaften der begrenzenden biologischen Membranen, der Organdurchblutung, der Bindung an Plasmaproteine (z. B. Albumin, a1-Glykoprotein) und der Speicherung im Gewebe (z. B. durch Bindung an Gewebeproteine und Membranphospholipide) ab. Ein im Blut befindliches Pharmakon wird zunächst in die „gut durchbluteten" Organe transportiert. Es fließen 60 % des Herzzeitvolumens durch Herz, Nieren, Gehirn, Milz, Magen-Darm-Trakt und Leber, die zusammen nur 6 % des Körpergewichts ausmachen. Dagegen erreichen nur 23 % des Herzzeitvolumens die „schlecht durchbluteten" Organe Haut, Skelettmuskel, Fett- und Bindegewebe, die jedoch über 70 % des Körpergewichts ausmachen. Allerdings erfolgt im Anschluss an die initiale Verteilung eine Umverteilung in die „schlecht" durchbluteten Organe. Wenn diese eine große Speicherkapazität für ein Medikament haben, dann kann es sein, dass eine initial rasch eingetretene Wirkung durch Umverteilung schnell nachlässt, obwohl kaum etwas eliminiert wurde.

2.2.1.3 Elimination

Die Elimination umfasst die metabolische Umwandlung (Biotransformation) und die Ausscheidung (Exkretion). Ziel der hepatischen Biotransformation ist es, nicht verwertbare chemische Verbindungen, z. B. aus der Nahrung oder aus Medikamenten, ab- und umzubauen, sodass sie ausgeschieden werden können. Die Biotransformation lässt sich in zwei Phasen unterteilen (Abb. 2.1).

Ziel der Phase I ist es, die funktionellen Gruppen, also die reaktiven Stellen des zu eliminierenden Moleküls, zu verändern. Dies geschieht am häufigsten durch Oxidationsreaktionen. Zuständige Enzyme sind Monooxygenasen, die zum Cytochrom-P450-System gehören. Monooxygenasen spalten molekularen Sauerstoff (O_2), wobei ein O-Atom im Endprodukt und das andere O-Atom im Wassermolekül H_2O auftauchen. Die für die O_2-Spaltung nötigen Elektronen werden von NADPH/H+ geliefert. Je nach Grundstruktur des zu eliminierenden Moleküls werden drei Oxidationsreaktionen unterschieden (Hydroxylierung, Sulfoxylierung, N-Oxidation), wobei Hydroxylierungen am wichtigsten sind (Abb. 2.2).

2.2 Ein Ausflug in die Pharmakologie und Pharmazie

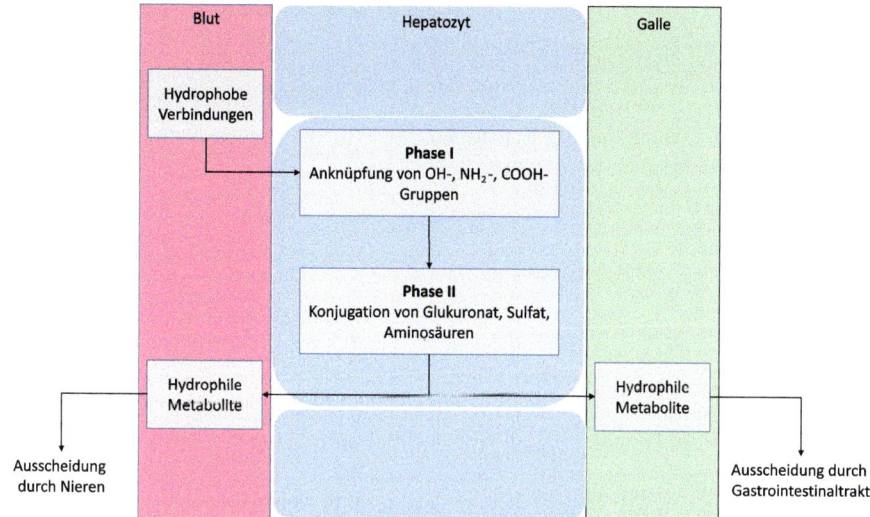

Abb. 2.1 Mehrstufige Biotransformation in der Leber. Abkürzungen: OH = Hydroxy-Gruppe, NH_2 = Amino-Gruppe, COOH = Carboxy-Gruppe

$$R\text{-}H + O_2 + NADPH/H^+ \xrightarrow[\text{Cytochrom P450}]{\text{Monooxygenase}} R\text{-}OH + H_2O + NADP^+ \quad \text{Hydroxylierung}$$

$$R\text{-}S + O_2 + NADPH/H^+ \xrightarrow[\text{Cytochrom P450}]{\text{Monooxygenase}} R\text{-}SO + H_2O + NADP^+ \quad \text{Sulfoxylierung}$$

$$R\text{-}N + O_2 + NADPH/H^+ \xrightarrow[\text{Cytochrom P450}]{\text{Monooxygenase}} R\text{-}NO + H_2O + NADP^+ \quad \text{N-Oxidation}$$

Abb. 2.2 Oxidationsreaktionen. Abkürzungen: H = Wasserstoffatom, H_2O = Wasser, N = Stickstoffatom, NADPH = Nikotinamid-Adenin-Dinukleotid-Phosphat, O_2 = Sauerstoff, R = Rest, S = Schwefelatom

Es gibt zahlreiche Cytochrom-P450-Enzyme, die in 12 Cytochrom-P450-Genfamilien eingeteilt werden können. Für die Biotransformation von Xenobiotika wie Arzneimitteln sind vor allem die Cytochrom-P450-Genfamilien 1-3 zuständig (CYP1, CYP2, CYP3). Aus diesen Genfamilien sind die Enzyme CYP3A4 und CYP2D6 am wichtigsten. Zu beachten ist, dass etwa 40 % des Cytochrom-P450 vermittelten Arzneimittelmetabolismus durch Enzyme katalysiert werden, die genetische Polymorphismen aufweisen. Die Enzyme der Phase I der Biotransformation

Tab. 2.1 Cytochrom-P450-Medikamenteninteraktion, nicht abschließend, modifiziert nach „Cytochrome P450 Drug Interaction Table. Indiana University. School of Medicine. www.druginteractions.com"

	Enzym CYP3 A4	Enzym CYP2 D6
Substrate (Bsp.)	Diazepam, Atorvastatin, Estradiol, Progesteron, Testosteron, Hydrocortison, Tamoxifen, Zolpidem	Paroxetin, Fluoxetin, Tamoxifen, Tramadol, Metoclopramid
Inhibitoren (Bsp.)	Grapefruitsaft, Gestoden, Fluconazol	Paroxetin, Fluoxetin, Ranitidin, Metoclopramid
Induktoren (Bsp.)	Johanniskraut, Glukokortikoide	Dexamethason

können durch Substrate induziert werden. Dadurch wird das auslösende Agens schneller abgebaut, was grundsätzlich wünschenswert ist. Allerdings kann es dadurch einerseits zur Gewöhnung an Arzneimittel kommen und andererseits können andere (endo- und/oder exogene) Moleküle auch schneller abgebaut werden, sodass deren Wirkung „verpufft". Tab. 2.1 zeigt Beispiele für Substrate, Inhibitoren und Induktoren der Enzyme CYP3 A4 und CYP2 D6.

Ziel der Phase II ist es, die modifizierten („gefügig gemachten") Moleküle aus Phase I an polare Substanzen zu koppeln, damit sie über die Nieren oder via Galle über den Magen-Darm-Trakt ausgeschieden werden können. Für die Kopplung werden meist Glukuronsäure, Schwefelsäure und Aminosäuren (vor allem Glycin, Glutamin, Taurin) verwendet. Eine Konjugation mit Glutathion und Acetat ist aber auch möglich. Die an diesen Reaktionen beteiligten Enzyme heißen Transferasen. Während der Umwandlung eines Moleküls in Phase I und II können Verbindungen mit biologischer Wirkung entstehen (sogenannte Giftungsreaktion). Das kann gewünscht und unerwünscht sein. So werden einige Arzneimittel durch die Biotransformation erst wirksam (z. B. Tamoxifen), wohingegen andere toxisch oder karzinogen (z. B. Paracetamol) werden können. Es lässt sich also festhalten, dass die Leber das zentrale Organ im Entgiftungsprozess unseres Körpers ist, die Cytochrom-P450-Genfamilie 1–3 für die Entgiftung von Arzneimitteln zuständig ist und Polymedikation unvorhersehbare Folgen haben kann, was durch in der Bevölkerung häufig auftretende CYP-Polymorphismen noch verstärkt werden kann. Nach der Biotransformation erfolgt die Ausscheidung über Nieren und Galle.

2.2.1.4 Kennzahlen der Pharmakokinetik

Die Wirkung, aber auch die Nebenwirkungen eines Pharmakons werden im Wesentlichen von seiner Konzentration geprägt. Die Konzentration wiederum hängt von der Dosis und den pharmakokinetischen Eigenschaften des Medikaments ab. Zu den Kennzahlen der Pharmakokinetik gehören die Bioverfügbarkeit, das Verteilungsvolumen, die Clearance und die Eliminationshalbwertzeit. Diese Kennzahlen schwanken auch bei Gesunden aufgrund von unter anderem Alter, Geschlecht, Komorbiditäten und Komedikation. Tab. 2.2 gibt einen Überblick der pharmakokinetischen Kennzahlen.

2.2 Ein Ausflug in die Pharmakologie und Pharmazie

Tab. 2.2 Pharmakokinetische Kennzahlen

Begriff	Definition	Maßeinheit	Kommentar
Bioverfügbarkeit	Anteil der Dosis eines extravasal applizierten Wirkstoffs in der Blutbahn (per Definition ist ein intravenös verabreichtes Medikament 100 % verfügbar)	• Area-under-the-curve (AUC): Die Fläche unter der Konzentrations-Zeit-Kurve ist proportional der Menge, die ins systemische Blut gelangt. Sie ist also unabhängig von der Applikationsart. • C_{max}: maximale Arzneistoffkonzentration im Plasma • T_{max}: Zeitpunkt der maximalen Arzneistoffkonzentration im Plasma	• Arzneimittel, die sich hinsichtlich der Kennzahlen AUC, C_{max} und T_{max} nicht wesentlich unterscheiden, heißen bio-äquivalent. • Wenn sich der hepatische First-Pass-Effekt z. B. aufgrund des Alters oder einer Lebererkrankung geringfügig verändert (z. B. von 90 % auf 80 %), dann verdoppelt sich die Bioverfügbarkeit von 10 % auf 20 %. In der Folge kann das Wirkungs-Nebenwirkungs-Profil stark verändert sein.
Verteilungs-volumen	Flüssigkeitsvolumen, das zur Auflösung der gesamten Pharmakonmenge erforderlich wäre, um dieselbe Konzentration zu erhalten, die im Plasma gefunden wird.	L(iter)/kg (Körpergewicht)	
Clearance	Maß für die Fähigkeit des Organismus, ein Pharmakon zu eliminieren: Plasmamenge, die pro Zeiteinheit vom Pharmakon geklärt wird.	ml × min^{-1} × kg^{-1} (Körpergewicht)	

(Fortsetzung)

Tab. 2.2 (Fortsetzung)

Begriff	Definition	Maßeinheit	Kommentar
Eliminationshalbwertzeit (HWZ)	Zeit, in der die Arzneistoffkonzentration im Blut bzw. Organismus um 50 % abnimmt. Sie hängt vom Verteilungsvolumen und der Clearance ab.	Minuten, Stunden, Tage, Monate etc.	• Kinetik 1. Ordnung: Die HWZ ist proportional zur Plasmakonzentration, d. h. die Plasmakonzentration fällt zunächst rasch, dann immer langsamer ab. • Kinetik 0. Ordnung: Die Ausscheidung eines Pharmakons ist konstant und unabhängig von der Plasmakonzentration, wenn z. B. die hepatischen Entgiftungsenzyme gesättigt sind.

2.2.2 Pharmakodynamik

Die Pharmakodynamik geht der Frage nach: Was macht der Wirkstoff mit dem Organismus? Dies wird im Allgemeinen durch die Affinität und Aktivität des Arzneimittels an seinem Wirkort bestimmt, der oft ein Rezeptor ist. Pharmakarezeptoren im weitesten Sinne können Enzyme, Hormon-, Neurotransmitter-, Wachstumsfaktor- und Zytokinrezeptoren, Transkriptionsfaktoren, liganden- und spannungsgesteuerte Ionenkanäle, Transporter, Strukturproteine, Lipide, mRNA und DNA sein. Im klassischen Modell der Pharmakodynamik wird durch die Bindung eines Pharmakons an einen spezifischen Rezeptor eine physiologische Funktion beeinflusst (Tab. 2.3). Neuere Medikamente wie humanisierte Antikörper oder Statine üben ihre Wirkung indirekt aus, indem sie durch Interaktion mit einem Baustein eines Stoffwechselprozesses eine Kettenreaktion mit dem angestrebten Endresultat auslösen („Dominoeffekt"). Neben der rezeptorvermittelten gibt es eine nicht rezeptorvermittelte Pharmakonwirkung (z. B. Säurenneutralisation durch Antazida, Osmose durch Diuretika, Resorptionshemmung durch Adsorption durch Colestyramin).

Tab. 2.3 Beispiele für rezeptorvermittelte Wirkungen von Medikamenten [5]

Rezeptortyp	Rezeptor	Pharmaka: Agonist	Pharmaka: Antagonist oder Blocker
Enzyme	Testosteron-5-alpha-Reduktase		Finasterid
Neurotransmitter	Dopaminrezeptor	Dopamin, Bromocriptin	Haloperidol
Hormonrezeptor	Insulinrezeptor	Insulin	
Rezeptorproteinkinasen	EGF-Rezeptor	EGF	Trastuzumab
Transkriptionsfaktoren	Östrogenrezeptor	Östrogene	Tamoxifen
Ionenkanal (ligandengesteuert)	Nikotinrezeptor	Nikotin	Curare
Neurotransmittertransporter	5-HT/Serotonin		Fluoxetin
Strukturproteine	Actin		C.-botulinum-C2-Toxin

Abkürzungen: 5-HT = 5-Hydroxy-Tryptophan, EGF = Epidermal growth factor

2.2.3 Pharmakogenomik und -genetik

Die Pharmakogenomik bezieht sich auf die Rolle verschiedener Komponenten des Genoms bei der Reaktion auf ein Medikament. Zu den am häufigsten untersuchten gehören genetische Sequenzvarianten, strukturelle Veränderungen der Chromosomen, epigenetische Varianten und Variationen im Expressionsprofil von Genen oder nichtkodierende RNA. Die genetische Variation kann über die Keimbahn vererbt oder erworben werden. Die Pharmakogenetik ist eine Unterkategorie der Pharmakogenomik, die sich auf die Rolle der genetischen Variation bei der Reaktion auf ein Medikament bezieht. Der Begriff wird im Allgemeinen verwendet, um sich auf einen spezifischen DNA-Polymorphismus oder eine kodierende Variante zu beziehen. Es wurden genetische Polymorphismen für viele Arzneimittel-metabolisierende Enzyme und Arzneimittel-Targets (z. B. Rezeptoren) identifiziert, die wahrscheinlich zur Variabilität der Arzneimittelreaktion zwischen den Patienten beitragen. Es gibt vier allgemeine Mechanismen, durch die genetische Faktoren die Reaktion auf pharmakologische Wirkstoffe beeinflussen können: 1) Auswirkungen auf die Pharmakokinetik des Arzneimittels, 2) Auswirkungen auf die Pharmakodynamik, 3) Wirkung auf idiosynkratische Reaktionen (z. B. erhöhte Häufigkeit allergischer Reaktionen bei Personen mit bestimmten Genotypen) und 4) Auswirkung auf die Pathogenese der Krankheit, was wiederum dazu führen kann, dass die Krankheit mehr oder weniger gut auf eine spezifische Therapie anspricht.

An dieser Stelle sollen die Auswirkungen genetischer Faktoren auf die Pharmakokinetik, vor allem auf die hepatische Biotransformation Phase I, genauer beleuchtet werden. An der Phase I der Biotransformation sind, wie bereits erwähnt, die Enzyme der Cytochrom-P450(CYP)-Genfamilien beteiligt. Bisher wurden im menschlichen Genom 58 verschiedene menschliche CYP-Gene, die für verschiedene CYP-Isoenzyme kodieren, identifiziert. Polymorphismen in CYP-Genen können entweder zu einem verminderten oder fehlenden Metabolismus oder zu einem übermäßigen Metabolismus einer Verbindung beitragen [6]. Im Allgemeinen führen genotypische CYP-Variationen zu drei metabolischen Phänotypen: ultraschnelle Metabolisierer, extensive (normale) Metabolisierer und schlechte Metabolisierer. Die klinisch wichtigsten polymorphen Variationen bei hepatischen CYPs werden in den CYP2C9-, CYP2C19-, CYP2D6- und CYP3A4-Genen beobachtet, die für Enzyme kodieren, die für den Phase-I-Stoffwechsel von etwa 60–70 % aller beim Menschen verwendeten therapeutischen Medikamente verantwortlich sind. Die Prävalenz schlechter Metabolisierer in der europäischen Bevölkerung beträgt 2 % für CYP2C9, 2–5 % für CYP2C19 und 5–10 % für CYP2D6 [5].

2.2.4 Galenik

Um die Unterschiede in den Applikationsformen von z. B. Sexualsteroiden besser zu verstehen, ist es sinnvoll, sich kurz mit der pharmazeutischen Technologie (Galenik; nach Galenos von Pergamon, ca. 100 n. Chr.) zu beschäftigen. Die Galenik hat die Aufgabe, Arzneistoffe in das jeweils bestmögliche Arzneimittel zu überführen, sodass der Arzneistoff in einer für den Patienten zumutbaren Weise in der gewünschten Dosis und Wirkdauer an den Wirkort gelangt [5]. Arzneimittel sind eine Mischung aus einem Arzneistoff und Hilfsstoffen. Sie werden als disperse Systeme bezeichnet und in flüssige, halbfeste oder feste Formen eingeteilt. Die Biopharmazie als Teil der Galenik beschäftigt sich mit der Liberation (Freisetzung des Arzneistoffs aus dem Arzneimittel), Absorption eines Wirkstoffs durch Nutzung verschiedener Körpereintrittspforten und dadurch Verbesserung der Bioverfügbarkeit eines Pharmakons, Distribution (Verteilung im Organismus) und Targeting (Steuerung des Wirkstoffs an das Zielorgan).

2.2.4.1 Beeinflussung der Liberation

Die Freisetzung eines Arzneistoffs aus dem Arzneimittel bestimmt wesentlich die Pharmakokinetik des Pharmakons. Die Geschwindigkeit der Freisetzung hängt von verschiedenen Faktoren wie der Struktur (amorph oder kristallin), der Größe (und damit der Oberfläche) der Feststoffpartikel, ihrer Benetzbarkeit und Löslichkeit ab. Die Löslichkeit kann durch verschiedene Maßnahmen verbessert werden, z. B. durch Liposomen (Hilfsstoff: Phospholipide, Cholesterol) und Komplexbildung (Hilfsstoff: Nikotinamid). Beide Strategien werden bei der Therapie mit Sexualsteroiden eingesetzt. Je nach Arzneistoff ist es notwendig, die Freisetzung zusätzlich zu manipulieren. Wenn z. B. die Eliminationshalbwertzeit eines Arzneistoffes kurz ist, dann ist es erstrebenswert, die Freisetzung aus dem Arzneimittel zu verlängern, um starke Plasmakonzentrationsschwankungen zu vermeiden. Diese sogenannten Retardpräparate können oral oder als Depotpräparat appliziert werden. Für die Herstellung von oralen Retardpräparaten werden z. B. Überzüge mit filmbildenden Materialien (z. B. Acrylharze), schwer- oder unlösliche Matrizes (z. B. Kunststoff) und Ionenaustauscherharze verwendet. Arzneistoffdepots werden meist subkutan oder intramuskulär appliziert. Für ihre Herstellung werden z. B. Suspensionen von Wirkstoffkristallen, bioabbaubare Kunststoffe (Freisetzung und Diffusion durch Bioerosion, das heißt durch langsame Hydrolyse des Polymers zu Milchsäure und Glykolsäure) und biokompatible, aber nicht abbaubare Kunststoffe (z. B. Hormonspirale) verwendet. In die Gruppe der Retardpräparate gehören auch die sogenannten transdermalen therapeutischen Systeme (TTS), also wirkstoffhaltige Pflaster. Hier liegt der Wirkstoff meist suspendiert oder an feste Hilfsstoffe adsorbiert vor. Man unterscheidet Membranpflaster und Matrixpflaster. Bei Membranpflastern diffundiert der Arzneistoff mit konstanter Geschwindigkeit aus der Suspension über eine Polymermembran. Bei Matrixpflastern diffundiert der Wirkstoff aus einem Polymergel in die obersten Hautschichten [5].

2.2.4.2 Beeinflussung der Absorption

Bei der Wahl der Applikationsform eines Arzneistoffes sind folgende Aspekte wichtig: First-Pass-Effekt des Wirkstoffs, sein Transportmechanismus im Organismus, angestrebte Dosis und Anwenderfreundlichkeit. Folgende Applikationsformen werden unterschieden: parenteral, okular, oral, rektal, vaginal, nasal, (trans)dermal, pulmonal. Tab. 2.4 gibt einen Überblick über die wichtigsten Eigenschaften und Beispiele der genannten Applikationsformen.

Tab. 2.4 Charakteristika der verschiedenen Applikationsformen [5]

Anwendungsform	Beispiele	Besonderheiten
Parenteral	Injektion, Infusion, Implantat	• Höchste Bioverfügbarkeit • Steril, isoton, isohydrisch • Partikelgröße < 1 mcm
Okular	Tropfen, Bäder, (halb)feste Arzneiformen	• Steril • Partikelgröße < 50 mcm
Oral (Mundhöhle)	Bukkal- und Sublingualtablette, Haftcreme, Kaugummi, Pastille, „Schmelztablette"	• Vermeidung First-Pass-Effekt
Oral (Magen-Darm-Trakt)	Tablette, Granulat, (harte und weiche) Gelatinekapsel, Saft	• Tablette: Wirkstoff + Hilfsmittel (Füllstoff, Schmiermittel, Spreng-/Quellmittel, Brausemischung, Polymerüberzug bei Filmtablette, Zuckerüberzug bei Dragee) • Granulat: aus Pulverteilchen zusammengesetzte größere Partikel; Sonderform Pellet: Granulatteilchen < 2 mm • Harte Gelatinekapsel: Kapseln werden mit Pulver, Tabletten oder Granulaten befüllt • Weiche Gelatinekapsel: Wirkstoff wird in Öl oder Polyethylenglykol gelöst • Saft: wässriger oder alkoholischer Extrakt aus v. a. pflanzlichen Drogen • Verweildauer: Magen ca. 2 h und Dünndarm ca. 3–5 h

(Fortsetzung)

Tab. 2.4 (Fortsetzung)

Anwendungsform	Beispiele	Besonderheiten
Rektal	(Schmelz-/Lösungs) Zäpfchen (Suppositorium), Kapsel, Klysma/Klistier	• Zum Teil Vermeidung First-Pass-Effekt • Schmelzzäpfchen: Wirkstoff ist in Hartfett gelöst; Freisetzung bei ca. 34 °C • Lösungszäpfchen: Wirkstoff ist in temperaturstabilem Polyethylenglykol gelöst • Klysma/Klistier: rektal applizierte Spülflüssigkeit
Vaginal	Zäpfchen (Ovulum, Suppositorium), Weichgelatinekapsel, Tablette, Schaum, Spray, Ring	• Vermeidung First-Pass-Effekt • Zäpfchen: Wirkstoff ist in Hartfett, Polyethylenglykol oder Glycerol/Gelatine gelöst • Weichgelatinekapsel: wie Zäpfchen, aber besser haltbar • Tablette: gut quellfähig, z. T. als Brausemischung für schnelleren Zerfall • Ring: Wirkstoff in Kunststoff gelöst (z. B. Verhütungsring)
Nasal	Spray, Tropfen	• Vermeidung First-Pass-Effekt • Stark schwankende Bioverfügbarkeit
Dermal	Paste, Salbe, Creme, Lotion, Gel	• Nur lokale Wirkung • Gemische (Emulsionen) aus Fett (Öl), Wasser und Emulgator; je nach Anteil von Öl und Wasser unterscheidet man zwischen Wasser-in-Öl (W/O) oder Öl-in-Wasser (O/W) Emulsionen. • Salben und Pasten (W/O) decken die Haut dicht ab, sodass kein Wasser verdunsten kann (Okklusiveffekt) • Creme, Lotion, Gel (O/W): Wasseranteil nimmt von Creme (Feuchtigkeit spendend) bis Gel (kühlend, austrocknend) zu
Transdermal	Transdermale therapeutische Systeme (TTS) (Pflaster), Iontophorese	• Vermeidung First-Pass-Effekt • Hornschicht dient als Zwischenspeicher bei der Wirkstoffabgabe in tiefere Hautschichten • TTS: gut geeignet für niedermolekulare und niedrig dosierbare Arzneistoffe wie Östrogene, Testosteron • Iontophorese: gut geeignet für größere Moleküle; Wirkstoff befindet sich in einem elektrochemischen Reservoir; durch Anlegen einer gepulsten Spannung wird ein Stromfluss durch die Haut erzeugt, der vorübergehend die Integrität der Hornschicht stört und den Transport von größeren Molekülen in und durch die Haut ermöglicht
Pulmonal	Aerosole (Treibgas, Pulver, Ultraschallvernebelung, Zerstäubung mit Düsen)	• Vermeidung First-Pass-Effekt • Höhere Bioverfügbarkeit für höhermolekulare Stoffe (im Vergleich zur Dünndarmresorption) • Teilchengröße in Aerosolen 1–6 mcm

2.2.4.3 Beeinflussung der Distribution

Nach intravasaler Injektion oder Resorption in die Blutbahn absorbierte Substanzen werden initial über den Blutkreislauf und dann über Umverteilung in weitere Kompartimente verteilt. Durch die Anreicherung von hydrophilen Substanzen im gesamten Körperwasser und von lipophilen Substanzen im Fettgewebe und den Zellmembranen wird die Konzentration des Wirkstoffs am Zielort stark erniedrigt. Deshalb wird mit verschiedenen Maßnahmen versucht, den Arzneistoff gezielt an den Wirkort zu steuern (Targeting). Durch die Bindung eines Wirkstoffs an einen partikulären Träger kann z. B. die Phagozytose durch Immunzellen verhindert werden und somit die Verweildauer des Wirkstoffs im Blut verlängert werden. Daneben gibt es Nanopartikel aus bioabbaubaren Polymeren als Matrix- oder Hüllmaterial. Liposomen sind Vesikel aus natürlichen oder modifizierten Phospholipiden, die zur Stabilisierung Cholesterol enthalten können. In den wässrigen Innenraum der Vesikel können hydrophile Arzneistoffe eingeschlossen und in die Membran lipophile Arzneistoffe (z. B. Östrogene) inkorporiert werden [5].

2.3 Steroidhormone

Abb. 2.3 bietet einen Überblick der Steroidbiosynthese. Sie kann wie ein Straßenatlas gelesen werden: Je nachdem, wo Sie starten, können verschiedene (therapeutische) Ziele erreicht werden. Es gibt auch Einbahnstraßen, was therapeutisch genutzt werden kann. So gibt es z. B. vom Östradiol (E2) keinen Weg zurück zum Testosteron oder gar Progesteron, da das Enzym Aromatase eine „Einbahnstraße" ist.

Steroidhormone werden in der Nebennierenrinde (NNR) und den ontogenetisch verwandten Gonaden (Ovar, Testis) synthetisiert. Die gemeinsame Grundsubstanz für die Synthese aller Steroide ist das Cholesterin (27 C-Atome). Durch Abspaltung der Seitenkette an C17 (Enzym P450scc) entsteht Pregnenolon (21 C-Atome), das entweder weiter zu Progesteron (21 C-Atome) (Enzym 3beta-Hydroxysteroid-Dehydrogenase, HSD) oder zu Dehydroepiandrosteron (DHEA) (19 C-Atome) (Enzyme 17alpha-Hydroxylase und 17,20-Lyase) katalysiert wird. Progesteron ist einerseits ein wichtiges Zwischenprodukt für die Synthese der verschiedenen NNR-Hormone (Glukokortikoide, Mineralokortikoide) und andererseits selbst das wichtigste Progestagen. Aus Progesteron entsteht via 17-Hydroxy-Progesteron (Enzym 17alpha-Hydroxylase) das Androgen Androstendion (19 C-Atome), das sowohl zu Testosteron (19 C-Atome) reduziert (Enzym 17beta-HSD) als auch zu Östron (E1) (18 C-Atome) aromatisiert (Enzym Aromatase, „Einbahnstraße"!) werden kann. Testosteron kann entweder zu Östradiol (E2) (18 C-Atome) aromatisiert (Enyzm Aromatase, „Einbahnstrasse"!) oder zu Dihydrotestosteron (DHT) (*Syn.* Androstanolon) (19 C-Atome) reduziert werden (Enzym 5alpha-Reduktase, „Einbahnstraße"!). Die Östrogene E2 und E1 (18 C-Atome) können zu Östriol (E3) (18 C-Atome) metabolisiert werden (Enyzm 16alpha-Hydroxylase, „Einbahnstraße"!). Das Östrogen Estetrol (E4) entsteht vorwiegend aus E2, aber zu einem geringeren Anteil auch aus E1 und anderen hormonellen Vorstufen (Enzyme 16- und 15alpha-Hydroxylase, „Einbahnstraße"!) [7].

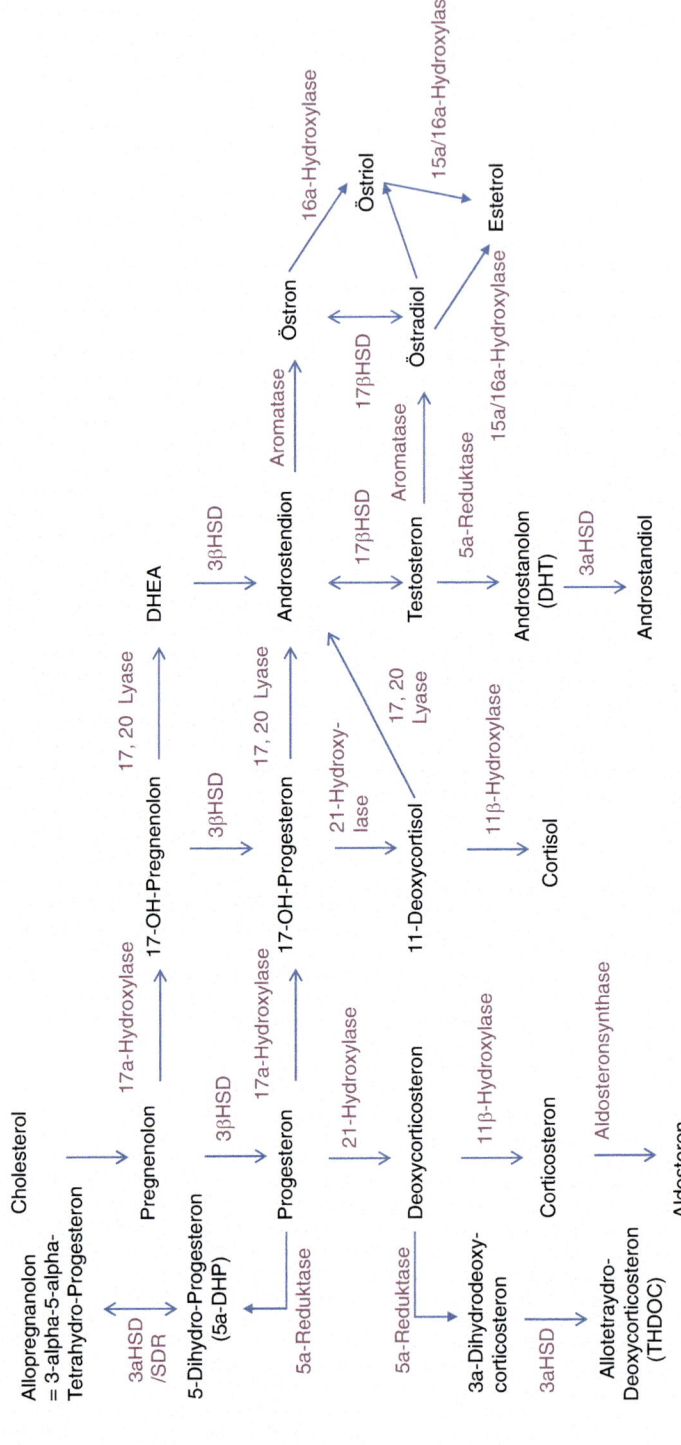

Abb. 2.3 Steroidbiosynthese. Abkürzungen: DHEA = Dehydroepiandrosteron, HSD = Hydroxysteroid-Dehydrogenase

2.3.1 Östrogene

2.3.1.1 Allgemeines

Östrogene (18 C-Atome) werden vor allem im Ovar (Granulosazellen) und in kleineren Mengen auch in der NNR und im Fettgewebe gebildet; in der Schwangerschaft zusätzlich von der Plazenta und dem Fetus. Es gibt vier natürliche Östrogene: Östron (E1; Entdeckung 1929), 17beta-Östradiol (E2; Entdeckung 1936), Östriol (E3; Entdeckung 1930) und Estetrol (E4; Entdeckung 1965). 17beta-E2 ist das dominierende Östrogen während der reproduktiven Lebensphase, E1 das Hauptöstrogen nach der Menopause, während E3 und E4 vor allem „Schwangerschaftsöstrogene" sind. (*Merke*: Das bei der Alopezie eingesetzte topische 17alpha-E2 wird nicht vom menschlichen Körper produziert!) Die Wirkung eines Östrogens hängt von vielen Faktoren ab, unter anderem von der Halbwertzeit (HWZ) (Tab. 2.5), Serumkonzentration (Tab. 2.6), Östrogenrezeptor-Polymorphismus (ER-), -Expression (nukleär, membranständig) und -Affinität (Tab. 2.7), lokaler (intrazellulärer) Enzymausstattung, Metabolismus sowie der Konzentration von und Bindungsaffinität an Bindungsproteinen (Sexualhormonbindendes Globulin [SHBG], Albumin) (Tab. 2.8). Dementsprechend ist die Effektstärke der verschiedenen Östrogene je nach betrachtetem Endpunkt sehr unterschiedlich (Tab. 2.9). Neben den genannten natürlichen Östrogenen gibt es weitere natürliche, aber für den Menschen nicht bioidentische Östrogene, z. B. die konjugierten equinen Östrogene (CEE). Sowohl die

Tab. 2.5 Halbwertzeit der verschiedenen Östrogene.

Östrogen	T½ alpha (min)
E1	20–30 min
17beta-E2	20–30 min
E1S	10–12 h
E3	6–9 h (nach vaginaler E3-Applikation)
E4	28 h [8]

Abkürzungen: E1 = Östron, E2 = Östradiol, E3 = Östriol, E4 = Estetrol, E1S = Östronsulfat, T½ = Halbwertzeit (HWZ) = Zeitraum, während dem 50 % einer Substanz entfernt werden, T½ alpha = Zeitraum bis zur Eliminierung von 50 % des Östrogens aus dem Blutplasma

Tab. 2.6 Serumkonzentration der verschiedenen Östrogene in Abhängigkeit vom Reproduktionsstadium

Östrogen	Follikelphase des Menstruationszyklus	Schwangerschaft 3. Trimenon	Postmenopause
E1 [pg/ml]	50–100 [9]	11.500 [10]	20–60 [9]
17beta-E2 [pg/ml]	30–80 [9]	20.400 [10]	10–30 [9]
E3 [pg/ml]	3–11 [11]	80–130 [12]	3–11 [11]
E4 [pg/ml]	0	1200 [13] (14.000 fetal)	0

Abkürzungen: E1 = Östron, E2 = Östradiol, E3 = Östriol, E4 = Estetrol

Tab. 2.7 Relative Bindungsaffinitäten verschiedener Östrogene am Östrogenrezeptor (ER) alpha und ER beta [15–17]

Östrogen	ER alpha	ER beta
17beta-E2	100	100
17alpha-E2	58	11
E1	60	37
E3	14	21
E1-Sulfat	< 1	< 1
E4 [8, 14]	6	1–2
Tamoxifen	7	6
4-Hydroxy-Tamoxifen	178	339
Genistein	5	36

Abkürzungen: E1 = Östron, E2 = Östradiol, E3 = Östriol, E4 = Estetrol

Tab. 2.8 Verteilung der wichtigsten Östrogene im Plasma [18, 19]

Östrogen	SHBG	Albumin	Ungebundener Anteil
17beta-E2	37 %	61 %	1–2 %
E1	16 %	80 %	4 %
E3	1 %	91 %	8 %
E4 [18]	0 %	58,6 %	ca. 50 %

Abkürzungen: E1 = Östron, E2 = Östradiol, E3 = Östriol, E4 = Estetrol, SHBG = Sexualhormonbindendes Globulin

Tab. 2.9 Relative Potenz verschiedener oraler Östrogentypen auf klinische und metabolische Parameter [19]

Östrogen	Hitzewallungen	FSH	HDL-CH	CBG	SHBG	Angiotensinogen
17beta-E2	100	100	100	100	100	100
E3	30	30	20			
E1S		90	50	70	90	150
E4						
CEE	120	110	150	150	300	500
EE	12.000	12.000	40.000	60.000	50.000	35.000

Abkürzungen: E2 = Östradiol, E3 = Östriol, E1S = Östronsulfat, E4 = Estetrol, CEE = konjugierte equine Östrogene, EE = Ethinylöstradiol, FSH = Follikel-stimulierendes Hormon im Serum, HDL-CH = high-density lipoprotein Cholesterin, CBG = Corticosteroid-bindendes Globulin, SHBG = Sexualhormon-bindendes Globulin

humanen als auch die equinen natürlichen Östrogene werden in der Hormonersatztherapie (HRT) eingesetzt, wohingegen synthetische Östrogene (z. B. Ethinylöstradiol [EE]) und nicht-steroidale Östrogene (z. B. selektive Östrogenrezeptormodulatoren [SERM] wie Tamoxifen, Clomiphen, Raloxifen) andere Indikationsgebiete haben. Manche HRT-Präparate verwenden Östrogenester (z. B. Östradiolvalerat, E2V). E2 und E1 sind über das Enzym 17beta-HSD ineinander überführbar, wobei normalerweise die Balance zugunsten des schwächeren E1 und seinem inaktiven Sulfat (E1S) verschoben ist. Das ist bei CEE anders; hier ist die Balance der schwächeren (Equilin, Equilenin, delta-8-E1) und stärkeren (Dihydroequlin-17beta, Dihydroequilenin-17beta, delta-8-E2-17beta) wirksamen Metaboliten ausgewogen, weshalb CEE eine stärkere hormonelle Aktivität besitzen als E2. Neben den genannten reversiblen gibt es zwei zentrale irreversible enzymatische Reaktionen von E1 und E2: 1) Ring-A-Metabolismus: Durch Hydroxylierung entstehen die sogenannten Katecholöstrogene (2-Hydroxy-E1/E2, 4-Hydroxy-E1/E2), die durch das Enzym Katechol-O-Methyltransferase (COMT) zu Methoxy-Metaboliten katalysiert werden (2-Methoxy-E1/E2, 4-Methoxy-E1/E2), und 2) Ring-D-Metabolismus: Durch Hydroxylierung entsteht via 16alpha-E1/E2 schließlich E3. Bei Gesunden dominieren der Ring-A- den Ring-D-Metabolismus und die Konzentration der 2-Hydroxy- die der 4-Hydroxy-Metaboliten. Hyperthyreodismus und Untergewicht begünstigen den Ring-A-Metabolismus, Hypothyreoidismus und Adipositas den Ring-D-Metabolismus. Die Katecholöstrogene ähneln strukturell den Katecholaminen und können so die Aktivität von z. B. Dopamin und Noradrenalin beeinflussen. Außerdem können Katecholöstrogene (nicht aber die Methoxy-Metabolite) in reaktive, möglicherweise karzinogene Semiquinone und Quinone umgewandelt werden. E4 wird nicht weiter metabolisiert, sondern „nur" konjugiert und dann vor allem renal ausgeschieden.

2.3.1.2 Anwendungsformen von Östrogenen

In der Therapie werden Östrogene in unterschiedlichen Dosierungen und Darreichungsformen eingesetzt (oral, transdermal, vaginal). Tab. 2.10 zeigt die Äquivalenzdosen von systemisch wirksamen Östrogenen und Tab. 2.11 die Äquivalenzdosen von lokal (vaginal) wirksamen Östrogenen.

An dieser Stelle kommt häufig die Frage auf, in welchen Situationen Östrogene oral bzw. transdermal eingesetzt werden. Im Allgemeinen gilt die transdermale Östrogengabe als „sicherer", da sie keinen Einfluss auf das kardiovaskuläre Risiko aufweist. Es gibt aber einige Situationen, in denen eine orale Östrogengabe von Vorteil sein könnte: 1) Wunsch der Patientin, falls keine Kontraindikationen für eine

Tab. 2.10 Äquivalenzdosen systemisch wirksamer Östrogene

Östrogentyp	Dosierung			
	Hoch	Standard	Niedrig	Ultraniedrig
Mikronisiertes E2 oral	4 mg	2 mg	1 mg	(0,25–)0,5 mg
E2-valerat oral	4 mg	2 mg	1 mg	(0,25–)0,5 mg
CEE oral	1,25 mg	0,625 mg	0,3/0,45 mg	–
E3 oral	4–8 mg	2–4 mg	1–2 mg	< 1 mg
E4 oral	15 und 20 mg/Tag werden in Zulassungsstudien untersucht (Stand 2024)			
E2 transdermal Pflaster	75–100 mcg	50 mcg	25–37,5 mcg	14 mcg (z. B. USA)
E2 transdermal Gel	2–3 mg	1–1,5 mg	0,5 mg	< 0,5 mg
E2 transdermal Spray	4,50 mg	3,06 mg	1,53 mg	
E2-valerat intramuskulär	4 mg	–	–	–

Abkürzungen: CEE = konjugierte equine Östrogene, E2 = Östradiol, E3 = Östriol, E4 = Estetrol. Merke: je nach Literaturquelle variiert die Zuordnung der Östrogene in die verschiedenen Dosiskategorien [20, 21]

Tab. 2.11 Einteilung der vaginalen Östrogene im Hinblick auf ihre Erhaltungsdosis [22]. (Quelle: Arzneimittelinformation für die Schweiz (https://www.swissmedicinfo.ch/), Arzneimittelinformation für Deutschland (https://www.rote-liste.de/), Positionspapier der Nordamerikanischen Menopause Gesellschaft (NAMS) [23])

Östrogentyp	Erhaltungsdosis			
	Hoch	Standard	Niedrig	Ultraniedrig
Östradiol	0,2 mg 2 × wöchentlich	–	0,0075 mg täglich (Ring)	0,004 mg 2 × wöchentlich, 0,01 mg 2 × wöchentlich
Östriol	0,5 mg täglich	0,5 mg 2–3 × wöchentlich	–	0,03 mg 2–3 × wöchentlich, 0,05 mg 2 × wöchentlich

orale Gabe vorliegen, 2) Hautunverträglichkeit von Gel, Pflaster oder Spray, 3) Hypercholesterinämie, 4) Androgenisierungszeichen, da durch die orale Östrogengabe die hepatische SHBG-Produktion steigt und somit mehr freie Androgene gebunden werden, und 4) therapieresistentes Schwitzen unter transdermaler Östrogentherapie.

2.3.1.2.1 Orale Östrogene

Auf die Besonderheiten der oralen Applikationsform wurde bereits in Abschn. 2.2 eingegangen. Aus der Substanzklasse der oralen Östrogene werden am häufigsten 17beta-Östradiol (E2), selten Östriol (E3) und je nach Land und Zulassung CEE (konjugierte equine Östrogene) eingesetzt. Das „jüngste" Östrogen Estetrol (E4) wird wahrscheinlich in der Zukunft häufiger verwendet werden. EE (Ethinylöstradiol) spielt in der HRT keine Rolle, weshalb nicht darauf eingegangen wird.

Orales **Östradiol** (E2) wird meistens in einer mikronisierten Form verwendet. Unter Mikronisierung versteht man die Verkleinerung der durchschnittlichen Partikelgröße, was durch die resultierende Oberflächenvergrößerung eine schnellere Resorption und höhere Bioverfügbarkeit ermöglicht. Alternativ kann orales E2 mit Valeriansäure verestert werden (Östradiolvalerat, E2V), was die Umwandlung in E1 verzögert. Nach der intestinalen Hydrolyse von E2V zu E2 wird E2 schnell resorbiert. Die Pharmakokinetik von oralem mikronisiertem E2 und E2V ist vergleichbar, die Bioverfügbarkeit beträgt etwa 5 %. Die starke Metabolisierung von E2 in der Darmmukosa und der Leber führt zu einer hohen E1/E2-Ratio (Tab. 2.12), sodass bei der oralen Gabe höhere Östrogendosen als bei der transdermalen Gabe benötigt werden. Die Halbwertzeit im Serum (T½ alpha) beträgt nach oraler E2-Gabe 13,5 h [24], die terminale HWZ (T½ beta) 35 h [25]. Das durch die Leberpassage vermehrt gebildete E1(S) dient als Reservoir, da es jederzeit zurück zu E2 katalysiert werden kann. Somit sind die E2-Serumspiegel auch noch bis zu 12 h nach oraler Applikation erhöht. Bei täglicher oraler E2-Applikation wird nach wenigen Tagen ein Steady-State erreicht.

Üblicherweise ist unter einer HRT mit E2(V) keine Laborkontrolle von E2 i. S. nötig. Wenn aber z. B. im Rahmen der Differenzialdiagnostik von Schwitzen (siehe Abschn. 4.2) eine Resorptionsstörung vermutet wird, kann die Bestimmung von E2 i. S. sinnvoll sein. Die Blutentnahme sollte dann frühestens 2 Wochen nach

2.3 Steroidhormone

Tab. 2.12 E1/E2-Ratio im Serum in Abhängigkeit vom Reproduktionsstatus und von der Anwendungsart der Östrogene in der Postmenopause. Die Werte geben keine Auskunft über die Wirksamkeit oder Verträglichkeit einer Östrogentherapie [26]

	E1:E2-Ratio
Prämenopause	1:2
Postmenopause	2:1
Orales E2	5:1
Transdermales E2 (Pflaster, Gel, Spray)	1:1
Sublinguales E2	1:3
Vaginales E2	1:5
Intramuskuläres E2	1:2
Subkutanes E2 (Implantat)	1:1,5

Abkürzungen: E1 = Östron, E2 = Östradiol

Tab. 2.13 Östradiol-Serumkonzentration (E2 i. S.) in Abhängigkeit von der applizierten oralen E2-Dosis [26, 27]

Östradiolhemihydrat/Östradiolvalerat	Östradiol i. S.
0,5 mg	30 pg/ml = 110 pmol/l
1 mg	65,8 pg/ml = 241,5 pmol/l
	40–50 pg/ml = 147–184 pmol/l
2 mg	107,6 pg/ml = 394,9 pmol/l
	70–80 pg/ml = 256,9–293,7 pmol/l

Therapiestart etwa 2–10 h nach der oralen E2-Applikation erfolgen. Die Angaben zu Referenzwerten variieren recht stark (Tab. 2.13), daher dienen sie nur als grobe Orientierung. Die zusätzliche Gabe eines Progestagens hat keinen Einfluss auf die Pharmakokinetik von oralem E2 [27–29].

Nach der Applikation von oralem **Östriol** (E3) wird dieses in großem Ausmaß in der Leber konjugiert, in die Gallenblase sezerniert und zügig ausgeschieden, sodass nur 2 % der oral applizierten Gesamtdosis als unkonjugiertes E3 in der Blutbahn wiederzufinden sind (Maximum nach 1–3 h). Bei einer Dosisverteilung von oralem E3 über den Tag oder durch Einnahme einer Mahlzeit nach der oralen E3-Applikation wird allerdings konjugiertes E3 durch unter anderem Darmbakterien wieder hydrolysiert und via enterohepatischen Kreislauf zurück in den großen Kreislauf gebracht. Da dadurch die E3-Exposition im Körper ansteigt, sollte orales E3 vorzugsweise als Einmaldosis am Abend eingenommen werden [26]. Die empfohlene Dosis beim klimakterischen Syndrom variiert länderabhängig, z. B. 4–8 mg pro Tag während der ersten Woche(n), danach allmähliche Reduktion (Arzneimittelkompendium Schweiz; https://www.swissmedicinfo.ch/) bzw. 3 mg/Tag während der 1. Woche, 2 mg/Tag während der 2. Woche, 1 mg/Tag ab der 3. Woche (Rote Liste Deutschland; https://www.fachinfo.de/). Da E3 nicht zu E2 metabolisiert werden kann, ist eine Bestimmung von E2 i. S. während der Anwendung von E3 nicht aussagekräftig. Orale **konjugierte equine Östrogene** (CEE) enthalten mindestens zehn verschiedene Östrogensulfate, die aus dem Urin trächtiger Stuten gewonnen werden. Östronsulfat und Equilinsulfat sind die wichtigsten Bestandteile. Nach der oralen CEE-Applikation (inklusive „präsystemischer Elimination" und „First-Pass-Effekt") wird ein bestimmter Anteil von E1, Equilin und Equilenin in aktive Östrogene metabolisiert (17beta-E2, 17beta-Dihydroequilin, 17beta-Dihydroequilenin) [26]. Aufgrund des Gemisches verschiedener Östrogene ist eine Bestimmung von E2 i. S. unter der Anwendung von CEE nicht aussagekräftig. Orales **Estetrol** (E4) wird als NEST (Naturally occoring Estrogen with Selective action in Tissues) bezeichnet. Bisher ist es nur in einem kombinierten oralen Kontrazeptivum erhältlich. Bisherige Studien zur oralen Anwendung von E4 in den Wechseljahren haben gezeigt, dass im Vergleich zu Placebo E4 à 15 mg/Tag signifikant vasomotorische Beschwerden reduziert [30]. Da E4 nicht zu E2 metabolisiert werden kann, ist eine Bestimmung von E2 i. S. während der Anwendung von E4 nicht aussagekräftig.

2.3.1.2.2 Transdermale Östrogene

Auf die Besonderheiten der transdermalen Applikationsform wurde bereits in Abschn. 2.2 eingegangen. Die Wirksamkeit einer transdermalen Hormontherapie hängt davon ab, wie gut die Permeabilität des betreffenden Sexualhormons durch die Haut ist. Die Permeabilität wiederum hängt von den lipophilen und hydrophilen Eigenschaften der Substanz ab. Weltweit zugelassen für die transdermale Applikation ist nur E2; im Off-Label-Use wird außerdem Testosteron transdermal eingesetzt. Pregnenolon, DHEA, Progesteron und E3 dagegen sind für eine systemische HRT nicht in der transdermalen Applikationsform zugelassen bzw. aufgrund ihrer hydrophilen Eigenschaften dafür ungeeignet.

Transdermales E2 kann als Membran- oder Matrixpflaster (sogenanntes transdermales therapeutisches System [TTS]), Gel oder Spray appliziert werden. Aufgrund eines Konzentrationsgradienten zwischen dem Applikationsort (auf der Epidermis) und den Blutgefäßen (in der Dermis) wird ein kontinuierlicher Östrogenfluss aufrechterhalten. E2 wird in der (Epi)Dermis nur marginal zu E1 metabolisiert, sodass deren Serumkonzentrationen vergleichbar sind (1:1) (Tab. 2.12).

Bei Membranpflastern diffundiert der Arzneistoff mit konstanter Geschwindigkeit aus einer alkoholischen Suspension über eine Polymermembran. Da es sich um eine Suspension im Pflaster handelt, können diese z. B. zur (Off-Label-)Dosisreduktion nicht durchgeschnitten werden. Da der Alkohol in der Suspension mit der Zeit „verfliegt", nimmt die E2-Serumkonzentration drei Tage nach dem Aufkleben deutlich ab, sodass Membranpflaster alle 3 bis 5 Tage erneuert werden müssen. Ein Steady-State der E2-Serumkonzentrationen wird ab dem 2. Pflaster erreicht. Ähnlich wie bei der oralen E2-Applikation kann man E2 i. S. während der Therapie mit einem TTS messen. Die Blutentnahme sollte ab dem 2. Pflaster und dann am 2. Tag nach dem Aufkleben erfolgen. Mit einem E2-Membranpflaster, das 25 (100) mcg E2/Tag zuführt, erreicht man etwa 30–40 (60–110) pg/ml E2 i. S. Allerdings sind die interindividuellen Variationen erheblich; es wurden Differenzen bis zu einem Faktor 10 beschrieben. Nach Entfernen des Pflasters erreicht die E2-Serumkonzentration innerhalb von 24 h den Ausgangswert. Bei Matrixpflastern diffundiert der Wirkstoff aus einem Polymergel in die obersten Hautschichten. Das Pflaster hat also keinen flüssigen Inhalt und kann daher zur (Off-Label-)Dosisreduktion durchgeschnitten werden. Die Diffusionsrate durch die Haut ist relativ konstant, sodass Matrixpflaster seltener gewechselt werden müssen. Mit einem E2-Matrixpflaster, das 25 (100) mcg E2/Tag zuführt, erreicht man etwa 30–45

2.3 Steroidhormone

(90–140) g/ml E2 i. S. Beim E2-Gel ist das Hormon in einem alkoholischen Gel gelöst. Etwa 10 % der Dosis wird innerhalb von zwei Minuten nach der Applikation resorbiert (dann ist der Alkohol „verflogen"). In der Hornschicht verbleiben 90 % und diffundieren von dort durch die (Epi)Dermis zu den Blutgefäßen in der Dermis (Dauer 2–14 h). Die E2-Resorption ist proportional zur Fläche, auf die das Gel aufgetragen wird. Es wird daher empfohlen, das E2-Gel immer großflächig und immer auf die gleiche Hautfläche aufzutragen, um Schwankungen der E2-Serumkonzentrationen zu minimieren. Die auf dem Markt vorhandenen E2-Gele unterscheiden sich zum Teil im Gelvolumen, in dem das E2 gelöst ist. Dann muss man etwas rechnen. Hier ein paar Beispiele:

- Gynokadin® Dosiergel 0,6 mg/g Gel: 1 Hub = 1,25 g Gel = 0,75 mg E2
- Oestrogel® Dispenser: 1 Hub = 1,25 g Gel = 0,75 mg E2
- Estreva® 0,1 % Gel Dispenser: 1 Hub = 0,5 g Gel = 0,5 mg E2
- Divigel® bzw. Sisare® Sachet 0,5/1,0 g Gel = 0,5/1,0 mg E2

Mit zwei Hüben vom Gynokadin® Dosiergel oder Oestrogel® Dispenser (= 1,5 mg E2/Tag) erreicht man nach 3–5 Tagen täglicher Applikation etwa 60–90 pg/ml E2 i. S. Mit 2-3 Sprühstössen E2-Spray erreicht man nach 7-8 Tagen ca. 50 pg/ml E2 i.S. Nach Absetzen des Gels bzw. Sprays erreicht die E2-Serumkonzentration innerhalb von 6 Tagen den Ausgangswert.

2.3.1.2.3 Vaginale Östrogene

Das Wichtigste vorweg: In Europa kennen wir vaginale Östrogene vor allem zur lokalen Therapie des sogenannten Genitourinären Menopausensyndroms (GSM, siehe Abschn. 4.8). In anderen Ländern gibt es jedoch auch systemisch wirksame vaginale Östrogene auf dem Markt. Aus ärztlicher Sicht ist der wichtigste Unterschied, dass rein lokal wirksame vaginale Östrogene keine Progestagene zum Endometriumschutz benötigen, systemisch wirksame vaginale Östrogene aber sehr wohl! Vaginales **Östradiol** (E2) gibt es in Europa nur als lokal wirksames Östrogen (Vaginaltablette, -ring, -creme [mit Einschränkungen]). Nach einem initialen Anstieg der E2-Serumkonzentrationen bleiben diese während der Erhaltungstherapie im postmenopausalen Bereich. Vaginales **Östriol** (E3) gibt es in Europa ebenfalls nur zur lokalen GSM-Therapie (Vaginaltablette, -suppositorium, -gel, -creme). Wenn das für die orale Applikation zugelassene E3 vaginal appliziert wird, sind aufgrund der höheren Dosis systemische Effekte nicht auszuschließen, daher sollte dann auch ein Progestagen zum Endometriumschutz verabreicht werden. In den USA ist zudem eine vaginale **CEE**-Creme zur GSM-Therapie zugelassen.

2.3.2 Progestagene

2.3.2.1 Allgemeines

Der Begriff „Progestagene" (engl. „progestagens" oder „progestogens") umfasst sowohl das körpereigene (bioidentische) Progesteron als auch verschiedene syntheti-

Tab. 2.14 Einteilung der synthetischen Gestagene [26, 32]

(17alpha-Hydroxy-)Progesteron-Derivate (Pregnane)	19-Nortestosteron-Derivate (Estrane)	Norgestrel-Derivate (Gonane)
• Dydrogesteron (DYD) • Medroxyprogesteronacetat (MPA) • Cyproteronacetat (CPA) • Chlormadinonacetat (CMA) • Drospirenon (DRSP) • Megestrolacetat (MGA) • Nomegestrolacetat (NOMAC)	• Norethisteron(acetat) (NET(A)) • Etynodioldiacetat (Prodrug von NET) • Lynestrenol (LYN) (Prodrug von NET) • Norethynodrel (Prodrug von NET) • Tibolon (Norethynodrel-Derivat)	• Levonorgestrel (LNG) • Gestoden (GSD) • Desogestrel (DSG) • Dienogest (DNG) • Etonogestrel (biologisch aktiver Metabolit von DSG) • Norelgestromin • Norgestimat (NGM; 17-O-Acetat des Norelgestromin) (Prodrug von LNG)

sche Gestagene (engl. „progestins"). Progesteron wird bei der Frau vor allem im Corpus luteum des Ovars, in der NNR und Plazenta gebildet, aber auch im peripheren und zentralen Nervensystem, wo es hauptsächlich antiinflammatorische Effekte ausübt [31]. Das Ziel bei der chemischen Synthese von synthetischen Gestagenen ist die Herstellung von oral oder parenteral applizierbaren Präparaten mit ausreichend langer Wirkung. Bei den synthetischen Gestagenen handelt es sich entweder um Derivate des Progesterons oder des 17alpha-Hydroxyprogesterons (Pregnane) oder androgene Vorläufer wie des 19-Nortestosterons (Estrane) oder des Norgestrels (Gonane). Die Norgestrel-Derivate haben einen Ethyl- anstelle eines Methyl-Substituenten an Position C-13. Im Vergleich zu Estranen haben Gonane daher eine geringere androgene Partialwirkung (Tab. 2.14) [32].

In den meisten Geweben hängt die biologische Wirkung der Progestagene von Östrogenen ab, da Östrogene die Expression von Progesteronrezeptoren (PGR) stimulieren. Im Gegenzug regulieren Progestagene die Expression von ER herunter. Da Progestagene jedoch nicht nur an PGR binden, sondern auch an diverse andere Steroidhormonrezeptoren, können sogenannte Partialwirkungen ausgemacht werden: (anti-)östrogene, (anti-)androgene, (anti-)mineralo- oder glukokortikoide Eigenschaften (Tab. 2.15).

Die Progestagene unterscheiden sich außerdem hinsichtlich ihrer Ovulationshemmdosis (OHD), Transformationsdosis (TFD) und Halbwertzeit (HWZ) (Tab. 2.16). Die OHD entspricht der niedrigsten Hormondosis, mit der sicher die Ovulation gehemmt wird. Üblicherweise enthalten Kontrazeptiva die doppelte OHD. Unter TFD versteht man die Progestagendosis, die notwendig ist, um eine vollständige Transformation des östrogeninduzierten proliferierten Endometriums zu induzieren. Progestagene mit einem niedrigen TFD/OHD-Quotienten sind „gestagenbetont", das heißt, das Endometrium wird besser stabilisiert.

2.3 Steroidhormone

Tab. 2.15 Partialwirkungen der Progestagene [26, 32, 33]

Progestagen	Östrogene Wirkung	Antiöstrogene Wirkung	Androgene Wirkung	Antiandrogene Wirkung	Glukokortikoide Wirkung	Antimineralokortikoide Wirkung
(17alpha-Hydroxy-)Progesteron-Derivate (Pregnane)						
Progesteron (P4)	–	+	–	(+)	+	+
Dydrogesteron (DYD)	–	+	–	–	–	(+)
Medroxyprogesteronacetat (MPA)	–	+	(+)	–	+	–
Cyproteronacetat (CPA)	–	+	–	+	+	–
Chlormadinonacetat (CMA)	–	+	–	+	+	–
Drospirenon (DRSP)	–	+	–	+	–	+
Megestrolacetat (MAG)	–	+	(+)	+	+	–
Nomegestrolacetat (NOMAC)	–	+	–	+	–	–
19-Nortestosteron-Derivate (Estrane)						
Norethisteron(acetat) (NET(A))	+	+	+	–	–	–
Etynodioldiacetat (Prodrug von NET)	(+)	+	+	–	–	–
Lynestrenol (LYN) (Prodrug von NET)	(+)	+	+	–	–	–
Norethynodrel (Prodrug von NET)	+	–	(+)	–	–	–
Tibolon (Norethynodrel-Derivat)	+	+	++	–	–	–

(Fortsetzung)

Tab. 2.15 (Fortsetzung)

Progestagen	Östrogene Wirkung	Antiöstrogene Wirkung	Androgene Wirkung	Antiandrogene Wirkung	Glukokortikoide Wirkung	Antimineralokortikoide Wirkung
Norgestrel-Derivate (Gonane)						
Levonorgestrel (LNG)	–	+	+	–	–	–
Gestoden (GSD)	–	+	+	–	(+)	+
Desogestrel (DSG)	–	+	+	–	(+)	–
Dienogest (DNG)	–	+	–	+	–	–
Etonogestrel	–	+	+	–	(+)	–
Norelgestromin						
Norgestimat (NGM) (Prodrug von LNG)	–	+	+	–	–	–

Abkürzungen: ++ = sehr wirksam, + = wirksam, (+) = schwach wirksam, – = nicht wirksam

2.3 Steroidhormone

Tab. 2.16 Transformationsdosis, Ovulationshemmdosis und Halbwertzeiten der Progestagene [26, 32]

Progestagen	TFD (mg/ Zyklus)	OHD (mg/Tag)	T½ alpha (h)	T½ beta (h)
(17alpha-Hydroxy-)Progesteron-Derivate (Pregnane)				
Progesteron			6 min	42 min
Dydrogesteron (DYD)	150			5–7
Medroxyprogesteronacetat (MPA)	50		2,2	33
Cyproteronacetat (CPA)	20	1	2–8	60
Chlormadinonacetat (CMA)	25	1,7	2,4	38
Drospirenon (DRSP)	50	2	1,6	27
Megestrolacetat (MAG)	50			
Nomegestrolacetat (NOMAC)	100	5,0		35–50
19-Nortestosteron-Derivate (Estrane)				
Norethisteron (NET)	120	0,4	1,5	9,5
Norethisteronacetat (NETA)	50	0,5	1,5	9,5
Etynodioldiacetat (Prodrug von NET)				
Lynestrenol (LYN) (Prodrug von NET)				
Norethynodrel (Prodrug von NET)				
Tibolon (Norethynodrel-Derivat)			2,5	45
Norgestrel-Derivate (Gonane)				
Levonorgestrel (LNG)	5	0,06	1	24
Gestoden (GSD)	3	0,04	12–15	17–20
Desogestrel (DSG)	2	0,06		30
Dienogest (DNG)	6	1		9,1
Etonogestrel				
Norelgestromin				
Norgestimat (NGM) (Prodrug von LNG)	7	0,2	3	17

Abkürzungen: TFD = Transformationsdosis, OHD = Ovulationshemmdosis, T½ = Halbwertzeit (HWZ) = Zeitraum, während dem 50 % einer Substanz entfernt wird, T½ alpha = Zeitraum bis zur Eliminierung von 50 % des Progestagens aus dem Blutplasma, T½ beta = Zeitraum bis zur Eliminierung von 50 % des Progestagens aus dem Gesamtorganismus, d. h. die Re-Distribution des Progestagens im Blutplasma nach initialer, z. T. erheblicher Speicherung in verschiedenen Kompartimenten des Körpers (z. B. Fettgewebe) wird mitberücksichtigt

2.3.2.2 Wichtigste Charakteristika der verschiedenen Progestagene

In der HRT sind alle Progestagene bis auf wenige Ausnahmen (NET(A), LNG) nur für die orale Applikation zugelassen! **Progesteron** kann nur in mikronisierter Form oral verabreicht werden. Es wird dann durch Enzyme der Darmbakterien, der Darmmukosa und in der Leber in über 30 Metabolite verstoffwechselt. Die klinisch besonders nutzbaren Metabolite sind 5alpha (Allopregnanolon)- und 5beta-Pregnanolon, welche durch Bindung an die $GABA_A$-Rezeptoren schlafanstoßend, anxiolytisch, antidepressiv, analgetisch und antikonvulsiv wirken. Nach der oralen Applikation von 100 mg mikronisiertem Progesteron (MP) wird die maximale Serumkonzentration nach 1 bis 2 h erreicht; innerhalb von 4 bis 6 h fällt Progesteron i. S. wieder auf das Ausgangsniveau zurück. Die maximale Serumkonzentration von

5alpha- und 5beta-Pregnanolon wird 2 h nach oraler Gabe von MP erreicht. Unerwünschte Effekte nach oraler MP-Applikation können Schläfrigkeit und Schwindel sein, weshalb orales MP immer vor dem Schlafen angewandt werden sollte. Diese Nebenwirkungen können durch die vaginale Applikation von MP vermieden werden. Allerdings fehlt dann auch der zentralnervös beruhigende Effekt von MP, da das vaginale Mikrobiom nicht die Enzyme für die Synthese von 5alpha- und 5beta-Pregnanolon besitzt, die Darmmukosa umgangen wird und nur die Leber für eine geringe Produktionsmenge „übrig bleibt" [34]. Durch den sogenannten uterinen First-Pass-Effekt werden bei vaginaler MP-Gabe hohe Progesteron-Konzentrationen im Uterusgewebe erreicht, die interindividuelle Variabilität ist geringer, und es werden eher konstante Steady-State Progesteron-Serumkonzentrationen erzielt. Offiziell ist vaginales MP jedoch nur im Rahmen der Kinderwunschtherapie, nicht aber in der HRT zugelassen. Transdermales Progesteron ist bei paralleler Östrogentherapie nicht zur Endometriumprotektion geeignet [35]. **Dydrogesteron** (DYD) ist ein Stereoisomer des Progesterons. Als Stereoisomere bezeichnet man in der Chemie Verbindungen gleicher Summenformel und Konstitution, bei denen das Bindungsmuster gleich ist, die sich jedoch in der räumlichen Anordnung der Atome unterscheiden. DYD hat keine zentralnervösen Effekte [26]. **Medroxyprogesteronacetat** (MPA), **Megestrolacetat** (MGA), **Nomegestrolacetat** (NOMAC), **Cyproteronacetat** (CPA) und **Chlormadinonacetat** (CMA) unterliegen nicht oder nur minimal dem hepatischen First-Pass-Effekt, sodass ihre orale Bioverfügbarkeit (nahezu) 100 % beträgt. Durch seine glukokortikoide Partialwirkung hat MPA einen eher ungünstigen Effekt auf die Blutgerinnung und den Glukosestoffwechsel, 20–40 mg MPA bzw. MGA/Tag können vasomotorische Beschwerden reduzieren [26]. NOMAC ist MGA strukturell ähnlich, ihm fehlt „nur" eine C19-Methylgruppe. CPA akkumuliert im Fettgewebe, was die lange HWZ T½ beta erklärt (60 h) [26]. CMA à 2–4 mg/Tag erhöht die Körpertemperatur um 0,2 bis 0,5 °C. CMA à 15–20 mg/Tag kann vasomotorische Beschwerden reduzieren [26]. **Drospirenon** (DRSP) hat eine ähnliche chemische Struktur wie der Aldosteronantagonist Spironolakton, ein Kalium-sparendes Diuretikum. Im Hinblick auf seine antimineralokortikoide Aktivität ist orales DRSP à 3 mg mit Spironolakton à 20–25 mg vergleichbar [36]. Die orale Bioverfügbarkeit von DRSP beträgt 76–85 % [26]. **Dienogest** (DNG) ist das einzige Nortestosteron-Derivat ohne androgene, sondern mit antiandrogener Partialwirkung. Die orale Bioverfügbarkeit beträgt 95 % [26]. Orales **Norethisteron(acetat) (NET(A))** wird im Magen-Darm-Trakt und in der Leber zu NET hydrolisiert, daher sind Pharmakokinetik und -dynamik von oralem NET und NETA vergleichbar. Die orale Bioverfügbarkeit beträgt 40–80 %. Etwa 0,35 % der oralen NET-Dosis werden in der Leber und im Fettgewebe zu EE aromatisiert. Da die auf dem Markt erhältlichen oralen kombinierten HRT-Präparate meistens 0,5–1 mg enthalten, ist klinisch kein negativer Effekt zu erwarten. Nach einmaliger oraler Applikation von 5 mg bzw. 10 mg NET wurden jedoch EE-Serumkonzentrationen entsprechend einer oralen Gabe von 20 bzw. 30 mcg EE gemessen [26, 37]. Orales NET à 5–10 mg/Tag wird meistens vorübergehend zur Therapie von Blutungsstörungen eingesetzt. Bisher wurde in diesen Studien kein erhöhtes Risiko für z. B. venöse Thromboembolien (VTE) beobachtet. Aufgrund des

2.3 Steroidhormone

jedoch theoretisch erhöhten VTE-Risikos während der therapeutischen Anwendung von NET à 5–10 mg/Tag wurde empfohlen, das VTE-Risiko wie jenes unter kombinierten oralen Kontrazeptiva einzustufen [38]. Neben der oralen Applikationsform wird NETA auch in kombinierten TTS zur Behandlung menopausaler Beschwerden eingesetzt. Die eingesetzten Dosen sind deutlich geringer, je nach Präparat schwanken sie zwischen 140 und 400 mcg NETA/Tag. **Tibolon** ist das 7alpha-Methyl-Derivat von Norethynodrel (Prodrug von NET), welches als Gestagenkomponente in den ersten kombinierten oralen Kontrazeptiva diente. Nach oraler Applikation wird es im Magen-Darm-Trakt und in der Leber zügig zu 3alpha-Hydroxy-Tibolon, 3beta-Hydroxy-Tibolon und Δ4-Tibolon metabolisiert. Diese haben östrogene, progestagene und androgene Partialwirkungen. In einer Pharmakokinetikstudie wurden prämenopausale Frauen in der Lutealphase mit 2,5 mg Tibolon behandelt. Im Serum zeigte sich initial ein geringer Anstieg von 7alpha-Methyl-Ethinylestradiol (MEE). Dies weist auf eine hepatische Aromatisierung von Tibolon zu MEE hin, wobei die klinische Relevanz unklar ist [26]. **Levonorgestrel** (LNG) gibt es in drei unterschiedlichen Applikationsformen: oral, intrauterin und transdermal. Die orale Bioverfügbarkeit von LNG beträgt 95 %. Die intrauterine Anwendung von LNG ist seit Langem in der Kontrazeption etabliert. Derzeit ist nur die LNG-Hormonspirale Mirena® mit einer Liegedauer von 5 Jahren zum Endometriumschutz bei paralleler Gabe von Östrogenen in einigen Ländern zugelassen. LNG wird außerdem auch in kombinierten TTS zur Behandlung menopausaler Beschwerden eingesetzt [26].

2.3.3 Androgene

In Europa und in den USA gibt es derzeit keine für Frauen zugelassene, systemisch wirksame Androgentherapie. Das war einmal anders: Von ca. 2006 bis 2012 gab es ein von der Europäischen Arzneimittelbehörde EMA zugelassenes TTS mit Testosteron für postmenopausale Frauen. Die Indikation lautete: Libidomangel mit Leidensdruck bei Frauen mit chirurgischer Menopause. Als Selbstzahlerleistung hat es wohl nicht den erhofften Umsatz gebracht, sodass es wieder vom Markt verschwand. Das Gute ist jedoch, dass für das Zulassungsverfahren die nötigen Wirksamkeits- und Sicherheitsstudien durchgeführt wurden (siehe Abschn. 4.9). Neben dem TTS mit Testosteron gibt es erfolgversprechende vaginale Therapieansätze mit Testosteron (z. B. 3 × 300 mcg/Woche) bei Frauen mit Genitourinärem Menopausensyndrom (GSM) (zusammengefasst in [39]) (siehe Abschn. 4.8). Ein weiteres Androgen, das gerne im Off-Label-Use therapeutisch eingesetzt wird, ist orales DHEA. Ihm wird eine Reihe potenzieller Vorteile zugeschrieben (z. B. für die Sexualfunktion, Depression, Kognition, Entzündung, Gewichtskontrolle, Muskelkraft), aber die verfügbaren Daten aus klinischen Studien stützen diese Behauptungen nicht/kaum (siehe Abschn. 4.9).

Als Vorläuferhormon wird DHEA unter anderem in Testosteron und E2 umgewandelt. Daher stellt sich in der Praxis die Frage, um wieviel Prozent die Serumkonzentration von DHEAS, Testosteron und E2 unter der Therapie mit oralem DHEA im Vergleich zur Baseline ansteigt. In einer Placebo-kontrollierten Studie erhielten postmenopausale Frauen ohne HRT über 3 Wochen orales DHEA à 50 mg/Tag am Abend. Es wurde ein, individuell jedoch nicht vorhersehbarer, Anstieg von DHEAS, Testosteron bzw. E2 i. S. um etwa 600 %, 140 % bzw. 60 % beobachtet [40]. Dagegen ist die Evidenz für vaginales DHEA zur Therapie des GSM gut [41, 42] (siehe Abschn. 4.8). Die Serumkonzentration der Sexualsteroide verändert sich unter vaginaler DHEA-Gabe nicht [43]. Da transdermales und vaginales Testosteron sowie orales DHEA nicht zur Therapie zugelassen sind, müssen sie, falls gewünscht, als Magistralrezeptur rezeptiert und von einer Apotheke individuell hergestellt werden.

2.3.4 Pregnenolon

Pregnenolon ist die Vorstufe von Progesteron und anderen Steroidhormonen. Im Tiermodell konnte seine Wirkung als Neurosteroid mit pleiotropen Wirkungen nachgewiesen werden, z. B. Verbesserung von Lernen und Gedächtnis, Neuritenwachstum und Myelinisierung. Der Fokus der Forschung am Menschen liegt auf der Rolle von Pregnenolon in der adjuvanten Therapie bei affektiven Störungen, z. B. Depression, Schizophrenie oder bipolarer Erkrankung. Hier konnte während einer 8- bis 12-wöchigen Therapie mehrheitlich eine signifikante Verbesserung der kognitiven und affektiven Funktion gezeigt werden, wobei die eingesetzten Dosierungen zwischen 50 und 500 mg/Tag schwankten. Die Verträglichkeit wurde als sehr gut beschrieben.

2.3.5 Exkurs: Bio-identische Hormone (BIH)

Unter bio-identischen Hormonen (BIH) versteht man Substanzen, die die gleiche chemische und molekulare Struktur wie die vom menschlichen Körper produzierten Hormone haben. Der Begriff „bio-identische HRT" kann irreführend sein, da es sowohl staatlich zugelassene als auch individuell zusammengestellte bio-identische HRT (sogenannte Magistralrezepturen) gibt. Zu den staatlich zugelassenen bio-identischen Hormonen gehören verschiedene E2-, E3- und MP-Produkte, die auf Reinheit, Wirksamkeit und Sicherheit geprüft und überwacht werden. Sie werden mit Packungsbeilagen abgegeben, die ausführliche Produktinformationen unter anderem zu Indikationen, Kontraindikationen und Nebenwirkungen auf der Grundlage von randomisiert-kontrollierten Studien enthalten. Im Gegensatz dazu werden Magistralrezepturen von einem Apotheker auf der Grundlage einer Verordnung des Arztes/der Ärztin hergestellt. Daher gibt es für Magistralrezepturen grundsätzlich keine Wirksamkeits- und Sicherheitsstudien, und es besteht die Sorge, dass aufgrund der fehlenden oder nur minimalen staatlichen Regulierung und Überwachung Probleme wie Über- und Unterdosierung, das Vorhandensein von Verunreinigungen und mangelnde Sterilität auftreten können. Magistralrezepturen mit BIH können mehrere Hormone kombinieren (E2, E3, E1, DHEA, Testosteron, Progesteron) und verwenden ungeprüfte, nicht zugelassene Kombinationen oder Formulierungen oder werden auf nicht standardisierten Wegen verabreicht. Magistralrezepturen mit BIH werden oft auf der Grundlage von Serum-, Speichel- oder Urin-Hormontests beworben, verschrieben und dosiert. Die Verwendung solcher Tests für die Dosisfindung gilt als unzuverlässig, da es Unterschiede in der Pharmakokinetik und Absorption der Hormone, tageszeitliche Schwankungen sowie inter- und intraindividuelle Unterschiede gibt (siehe Abschn. 2.2). Verschreibende Ärzte und Ärztinnen sollten eine Magistralrezeptur mit BIH nur dann in Betracht ziehen, wenn Frauen eine staatlich zugelassene Therapie aus Gründen wie Allergien gegen Inhaltsstoffe (z. B. Erdnuss, Soja) in einer staatlich zugelassenen bio-identischen HRT nicht vertragen, die gewünschte Dosis oder Formulierung in staatlich zugelassenen Therapien nicht verfügbar ist (z. B. E2-Creme anstelle von E2-Gel/-Pflaster/-Spray bei transdermaler HRT) oder ein bestimmtes BIH nicht als staatlich zugelassenes Präparat erhältlich ist (z. B. DHEA, Testosteron, Pregnenolon). Wenn eine Magistralrezeptur mit BIH verschrieben wird, sollte die medizinische Indikation für diese Wahl gegenüber staatlich zugelassenen Therapien dokumentiert werden. Bei der Wahl der Apotheke gilt es auch einige Aspekte zu berücksichtigen. Am besten geeignet ist eine Apotheke, deren Herstellungsprozesse staatlich überprüft werden.

2.4 Nicht-hormonelle Pharmakotherapie

In diesem Kapitel werden verschiedene nichthormonelle Pharmakotherapien vor folgendem Hintergrund beschrieben: Einerseits können einige der Präparate bei verschiedenen menopausalen Symptomen (im Off-Label-Use) eingesetzt werden (siehe entsprechende Kapitel), und andererseits verwenden (zu) viele Frauen (leider) diverse Psychopharmaka (oft parallel), sodass eine Zuordnung im Kontext des Managements der Wechseljahre wichtig ist. Bei diversen Psychopharmaka müssen regelmässige Laborkontrollen und EKG-Untersuchungen durchgeführt werden! Im Jahr 2023 wurde erstmals ein nicht-hormonelles Präparat – Fezolinetant – zur Reduktion von menopausalen vasomotorischen Beschwerden (VMS) zugelassen; dies wird ebenfalls kurz beschrieben.

2.4.1 Antidepressiva

Antidepressiva gehören zu den Psychopharmaka. Es werden 12 Gruppen unterschieden. Einige Antidepressiva hemmen Cytochrom-P450-Isoenzyme. Daher ist bei Medikamenten, die Substrate dieses Enzyms sind, mit Interaktionen zu rechnen (z. B. Tamoxifen). In der (Tab. 2.17) sind nur starke inhibitorische Effekte dargestellt; einige Antidepressiva haben auch moderat oder leicht hemmende Effekte auf Cytochrom-P450-Isoenzyme (hier sei auf die entsprechenden Packungsbeilagen verwiesen). Antidepressiva können diverse Nebenwirkungen haben (Tab. 2.18).

Tab. 2.17 Übersicht der Antidepressiva zur Behandlung affektiver Störungen [44]

Gruppe	Substanz	Orale Tagesdosis Start-/Erhaltungsdosis (mg) zur Therapie einer affektiven Störung	Halbwertzeit (h)	Starke Inhibition von CYP-Enzymen
Nichtselektive Monoamin-Reuptake-Inhibitoren (NSMRI) = trizyklische Antidepressiva (TCA)	• Imipramin • Clomipramin • Amitriptylin • Nortriptylin • Doxepin	25–50/100–300 25–50/100–250 25–50/100–300 25–50/50–200 25–50/100–300	9–24 17–35 10–40 13–46 11–24	2C19 2C19 2C19 – –
Selektive Serotonin-Reuptake-Inhibitoren (SSRI)	• Escitalopram • Citalopram • Paroxetin • Fluoxetin • Sertralin	10/10–20 20/20–40 10/40–60 20/20–60 25–50/50–200	k. A. 33 8–30 48–96 24	– 2D6 2D6 – –
Selektive Noradrenalin-Reuptake-Inhibitoren (SNRI)	• Reboxetin	4–8/8–12	13	k. A.
Selektive Serotonin-Noradrenalin-Reuptake-Inhibitoren (SSNRI)	• Venlafaxin • Duloxetin • Milnacipran	37,5–75/75–225 30–60/60–120 50/100	5 12 8	– k. A. k. A.
alpha$_2$-Adrenozeptor-Antagonist (NaSSA)	• Mirtazapin	15/15–45	20–40	–
Monoaminooxidase-Inhibitoren (MAO-I)	• Tranylcypromin • Moclobemid	10/20–40 150/300–600	1,5 2	k. A.
Selektive Noradrenalin-Dopamin-Reuptake-Inhibitoren (SNDRI)	• Bupropion	150/150–300	20–37	2D6
Serotonin-Antagonist und -Reuptake-Inhibitor (SARI)	• Vortioxetin	10/5–20	66	–
Melatonin-MT1- und -MT2-Rezeptor-Agonist	• Agomelatin	25/25–50	1–2	–
Modulierende Wirkung auf glutamaterge NMDA- und AMPA-Rezeptoren	• Tianeptin	12,5/47,5	8	–
Antagonismus an den NMDA-Rezeptoren	• Ketamin	56/56–84	7–12	–
Phytopharmaka	• Johanniskraut (Hypericum perforatum) • Baldrian (Valeriana officinalis) • Hopfen (Humulus lupulus) • Melisse • Passionsblume • Lavendelöl			

Abkürzungen: AMPA = α-amino-3-hydroxy-5-methyl-4-isoxazolepropionic acid, k. A. = keine Angaben, NMDA = N-methyl-D-aspartic acid

2.4 Nicht-hormonelle Pharmakotherapie

Tab. 2.18 Überblick der Nebenwirkungen von Antidepressiva (nicht abschließend); modifiziert nach [45]

Substanz	Anticholinergikum	Schläfrigkeit	Insomnie/Agitation	Orthostatische Hypotension	QT-Verlängerung	Gastrointestinale Nebenwirkungen	Gewichtszunahme	Sexuelle Dysfunktion
Nichtselektive Monoamin-Reuptake-Inhibitoren (NSMRI) = trizyklische Antidepressiva (TCA)								
Amitriptylin	hoch	hoch	nein	mäßig	mäßig	leicht	hoch	mäßig bis hoch
Clomipramin	hoch	hoch	leicht	niedrig	niedrig	leicht	hoch	hoch
Desipramin	leicht	niedrig	leicht	niedrig	mäßig	nein	leicht	unbekannt
Doxepin	mässig	mäßig	nein	niedrig	mäßig	nein	hoch	mäßig
Imipramin	mässig	mäßig	leicht	hoch	mäßig	leicht	leicht	mäßig
Nortriptylin	niedrig	niedrig	nein	leicht	mäßig	nein	leicht	unbekannt
Trimipramin	hoch	hoch	leicht	mäßig	leicht	nein	hoch	unbekannt
Selektive Serotonin-Reuptake-Inhibitoren (SSRI)								
Citalopram	nein	nein	leicht	leicht	leicht	leicht	leicht	mäßig
Escitalopram	nein	nein	leicht	leicht	leicht	leicht	leicht	mäßig
Fluoxetin	nein	nein	niedrig	leicht	leicht	leicht	leicht	mäßig
Fluvoxamin	nein	leicht	leicht	leicht	nein bis leicht	leicht	leicht	hoch
Paroxetin	leicht	leicht	leicht	niedrig	nein bis leicht	leicht	niedrig	mäßig
Sertralin	nein	nein	niedrig	leicht	nein bis leicht	niedrig	leicht	mäßig
Selektive Serotonin-Noradrenalin-Reuptake-Inhibitoren (SSNRI)								
Desvenlafaxin	nein	nein	leicht	nein	nein	niedrig	unbekannt	leicht
Venlafaxin	nein	leicht	leicht	nein	leicht	niedrig	nein bis leicht	mäßig bis leicht
Duloxetin	nein	nein	leicht	nein	nein	niedrig	nein bis leicht	leicht
alpha$_2$-Adrenozeptor-Antagonist (NaSSA)								
Mirtazapin	leicht	hoch	nein	nein	leicht	nein	hoch	leicht

(Fortsetzung)

Tab. 2.18 (Fortsetzung)

Substanz	Anticholiner-gikum	Schläfrigkeit	Insomnie/Agitation	Orthostatische Hypotension	QT-Verlängerung	Gastrointestinale Nebenwirkungen	Gewichtszu-nahme	Sexuelle Dysfunktion
Monoaminooxidase-Inhibitoren (MAO-I)								
Tranylcypromin	leicht	leicht	niedrig	niedrig	nein	leicht	leicht	hoch
Selektive Noradrenalin-Dopamin-Reuptake-Inhibitoren (SNDRI)								
Bupropion	nein	nein	niedrig	nein	leicht	leicht	nein	nein
Serotonin-Antagonist und -Reuptake-Inhibitor (SARI)								
Trazodon	nein	hoch	nein	leicht (hypnotische Dosis), mäßig (antidepressive Dosis)	leicht (hypnotische Dosis), niedrig (antidepressive Dosis)	leicht (hypnotische Dosis), mäßig (antidepressive Dosis)	nein (hypnotische Dosis), leicht (antidepressive Dosis)	leicht

2.4.2 Sedativa und Hypnotika (Schlafmittel)

Bei Schlafstörungen sind Hypnotika nicht Therapie der ersten Wahl, sondern allenfalls als Kurzzeittherapie zugelassen. In der Praxis wenden viele Frauen sie jedoch als Dauertherapie an. Tab. 2.19 zeigt eine Übersicht häufig eingesetzter Präparate.

Tab. 2.19 Übersicht der Hypnotika [44]

Wirkstoff	Dosisbereich (mg/Tag bei Erwachsenen)	Effektive Halbwertzeit (h)
Zugelassen für isolierte Schlafstörung		
Benzodiazepine		
Triazolam	0,125–0,25	2–5
Lormetazepam	0,5–2	8–16
Temazepam	10–20	8–20
Flunitrazepam	0,5–2	10–30
Nitrazepam	5–10	20–48
Flurazepam	15–30	50–200
Z-Hypnotika (chemisch keine Benzodiazepine, binden aber über die Benzodiazepin-Bindungsstelle am $GABA_A$-Rezeptor)		
Zolpidem	5–10	2–4
Zopiclon	3,5–7,5	5–6
Melatonin-Rezeptor-Agonisten		
Melatonin	1–5	3–4
Antidepressiva		
Doxepin	10–150	8–24
Nicht zugelassen für isolierte Schlafstörung		
Benzodiazepine		
Clonazepam	0,5–3	30–40
Diazepam	5–20	30–100
Antihistaminika		
Doxylamin	25–50	3–6
Diphenhydramin	25–50	3–9
Antidepressiva		
Trazodon	25–150	5–8
Amitriptylin	25–150	10–28
Trimipramin	10–150	15–40
Mirtazapin	7,5–30	20–40
Antipsychotika		
Quertiapin	25–50	7–12

2.4.3 Antikonvulsiva

Aus der Gruppe der Antikonvulsiva spielen nur Gabapentin und Pregabalin eine Rolle in der Therapie von vasomotorischen Beschwerden (VMS). Beide Substanzen sind strukturell mit GABA verwandt, entfalten ihre Wirkung aber vor allem über die Blockade zentraler Kalzium-Kanäle. Neben der Therapie der Epilepsie sind sie zugelassen für die Behandlung neuropathischer Schmerzen (Gabapentin, Pregabalin) und der generalisierten Angststörung (Pregabalin). Die orale Maximaldosis beträgt 3600 mg/Tag (Gabapentin) bzw. 600 mg/Tag (Pregabalin), die Halbwertzeit (HWZ) beträgt 5–7 h (Gabapentin) bzw. 6,3 h (Pregabalin). Zu den Nebenwirkungen zählen Schwindel, Müdigkeit, verschwommenes Sehen, Ödeme und Gewichtszunahme [44].

2.4.4 Anticholinergika und Sympathomimetika

Das periphere vegetative (autonome) Nervensystem (ANS) wird in Sympathikus und Parasympathikus untergliedert. Die Axone des ANS ziehen vom Hirnstamm bzw. Rückenmark erst nach einer synaptischen Umschaltung in peripheren vegetativen Ganglien zu den Erfolgsorganen. Der Neurotransmitter aller präganglionären Neurone im ANS ist Acetylcholin (via nikotinische Rezeptoren), also sowohl beim Sympathikus als auch beim Parasympathikus. In allen postganglionären Neuronen des Parasympathikus ist ebenfalls Acetylcholin der Neurotransmitter (via muskarinische Rezeptoren). Im Sympathikus ist in den postganglionären Neuronen aller Organe Noradrenalin der Neurotransmitter (via alpha- und beta-Adrenozeptoren) – mit einer Ausnahme: den ekkrinen Schweißdrüsen. Diese werden postganglionär auch mit dem Neurotransmitter Acetylcholin via muskarinische Rezeptoren innerviert [46]. Und das ist der Grund, weshalb die Hyperhidrosis mit Muskarinrezeptor-Antagonisten behandelbar ist. Diese Antagonisten besitzen keine intrinsische Aktivität, sondern sind kompetitive Antagonisten gegen freigesetztes Acetylcholin. Ein Beispiel ist Methantheliniumbromid, welches in Deutschland für die persistente exzessive idiopathische primäre Hyperhidrosis axillaris zugelassen ist. Weitere Muskarinrezeptor-Antagonisten sind Oxybutynin und Solifenacin (Indikation: überaktive Blase). Zu den häufigen Nebenwirkungen von Methantheliniumbromid zählen Mundtrockenheit, Akkomodationsstörung, Heiserkeit, Halsschmerzen, trockene Schleimhäute und Miktionsstörungen. Kontraindikationen sollten beachtet werden.

Die Hyperhidrosis bzw. VMS kann auch mit Sympathomimetika behandelt werden. Das in diesem Kontext am besten untersuchte Sympathomimetikum ist der präsynaptische alpha2-Adrenorezeptor-Agonist Clonidin, welches über einen Rückkopplungsmechanismus den Sympathotonus senkt (zugelassene Indikation: Hypertonie).

2.4.5 Neurokinin-(1)/3-Rezeptor-Antagonisten

Im Hypothalamus gibt es eine einzigartige Untergruppe von Neuronen, ein Ensemble von Schrittmacherzellen, die Kisspeptin, Neurokinin B und Dynorphin produzieren, weshalb sie KNDy-Neurone genannt werden. Diese KNDy-Neurone steuern die pulsierende Sekretion des Gonadotropin-Releasing-Hormons (GnRH). Sie sind von einem dichten Geflecht miteinander verbundener Fasern umgeben, um sicherzustellen, dass alle KNDy-Neuronen gemeinsam feuern und zusammen den GnRH-Impulsgeber bilden. Neurokinin B stimuliert und Dynorphin hemmt die anhaltende, pulsierende Sekretion von Kisspeptin. Kisspeptin wiederum wirkt direkt auf GnRH-Neuronen, um die GnRH-Sekretion zu stimulieren und so die Freisetzung von LH und FSH zu fördern. Parallel zur Wirkung der KNDy-Neuronen auf GnRH im Hypothalamus hat der KNDy-Neuronenplexus direkte Auswirkungen auf das benachbarte hypothalamische Thermoregulationszentrum. Nach dem Absinken des zirkulierenden Östradiolspiegels in den Wechseljahren werden VMS durch eine Hyperaktivität des KNDy-Neuronenplexus ausgelöst, die zu einer Hypersekretion von Neurokinin B führt. Die Hypersekretion von Neurokinin B aus den KNDy-Neuronen auf das angrenzende thermoregulatorische Zentrum im Hypothalamus verursacht eine Störung der Temperaturkontrolle und das Auftreten von VMS [47]. Die Antagonisierung der NKB-Signalübertragung an ihrem Rezeptor (Neurokinin-3-Rezeptor) wird/wurde als Alternative zur HRT zur Behandlung von Hitzewallungen untersucht. Am weitesten vorangeschritten in der Entwicklung ist die Substanz Fezolinetant [48, 49], die 2023 von der FDA, EMA und Swissmedic zur Behandlung von menopausalen VMS zugelassen wurde. Fezolinetant wird in einer fixen Dosierung von 45 mg/Tag oral appliziert. Nach 12-wöchiger Therapie reduziert es die Frequenz von VMS signifikant um 64 % (vs. Placebo 35 %). Zu den möglichen Nebenwirkungen zählen Schlaflosigkeit, Diarrhoe, Unterbauchschmerzen und ein Anstieg der Transaminasen. Die Empfehlung zum Monitoring der Transaminasen und von Gesamt-Bilirubin ist länderspezifisch unterschiedlich: In der Schweiz und in Europa müssen seit 2025 vor Therapiestart und innerhalb der ersten 3 Therapiemonate monatliche Laborkontrollen erfolgen. Zu den Kontraindikationen zählt unter anderem die Ko-Medikation mit CYP1A2-Inhibitoren. Elinzanetant ist ein NK-1/3-Rezeptor-Antagonist, der ebenfalls zur Therapie von menopausalen Hitzewallungen untersucht wurde; seine Zulassung wurde 2024 bei der FDA beantragt.

2.5 Mikronährstoffe

Die orthomolekulare Medizin dient der Erhaltung guter Gesundheit und der Behandlung von Krankheiten durch Veränderung der Konzentration von Substanzen im menschlichen Körper, die normalerweise im Körper vorhanden sind und für die Gesundheit erforderlich sind (Linus Pauling 1901–1994). Bei den genannten Substanzen handelt es sich um Mikronährstoffe. Im Gegensatz zu Makronährstoffen (Proteine, Kohlenhydrate und Lipide), die der Energiezufuhr dienen, liefern Mikronährstoffe keine Energie, sondern sind für den Ablauf kataboler und anaboler Reaktionen im Organismus essenziell. Tab. 2.20 zeigt eine Übersicht der Mikronährstoffe. Nach Brubacher lassen sich basierend auf den vier Ebenen (1) Körperbestand an Mikronährstoffen, (2) mikronährstoffabhängige Stoffwechselprozesse, (3) Mikronährstoffkonzentrationen im Blut und (4) klinische Symptomatik fünf Stadien der Mikronährstoffversorgung unterscheiden (Abb. 2.4). Stadium 1 ist der Normalzustand, das heißt, die Ebenen 1–3 sind adäquat versorgt, es bestehen keine Symptome; Stadium 2 und 3 entsprechen einer zunehmenden Unterversorgung auf den Ebenen 1–3, es treten unspezifische körperliche, vegetative und psychische

Tab. 2.20 Übersicht der Mikronährstoffe [51]

Substanzklasse	Beispiele
Wasserlösliche Vitamine	Vitamin B1 (Thiamin), B2 (Riboflavin), B3 (Nikotinamid, Niacin), B5 (Pantothensäure), B6 (Pyridoxin), B12 (Cobalamin), Biotin, Vitamin C (Ascorbinsäure), Folsäure
Fettlösliche Vitamine	Vitamin A (Retinol), Provitamin A (beta-Carotin), E (Tocopherole, Tocotrienole), D (Cholecalciferol), K (Phyllochinon)
Vitaminoide	Coenzym Q10, L-Carnitin, alpha-Liponsäure, Cholin, Phosphatidylserin
Mineralstoffe – Mengenelemente (> 50 mg/kg Körpergewicht)	Kalzium, Magnesium, Kalium, Natrium, Phosphor
Mineralstoffe Spurenelemente (< 50 mg/kg Körpergewicht)	Selen, Zink, Jod, Eisen, Kupfer, Chrom (III), Fluor, Mangan, Kobalt, Molybdän, Schwefel, Silicium, Vanadium
Aminosäuren	Alanin, Arginin, Asparaginsäure, Cystein, Glutamin(säure), Histidin, (Iso)leucin, Lysin, Methionin, Phenylalanin, Prolin, Serin, Tryptophan, Valin
	Glutathion (Tripeptid aus Glycin, Cystein und Glutamin)
	Derivate von Aminosäuren: alpha-Aminobuttersäure (Abbauprodukt von Homocystein), Citrullin (Zwischenprodukt des Harnstoffzyklus), gamma-Aminobuttersäure (Aufbau aus Glutamat), Kreatin, Ornithin, Taurin (Endprodukt des Cystein- und Methioninstoffwechsels)
Fettsäuren	Omega-3-Fettsäuren (O3FS): Eicosapentaensäure (EPA), Docosahexaensäure (DHA) Omega-6-Fettsäuren (O6FS): alpha-Linolensäure, gamma-Linolensäure, Arachidonsäure
Enzyme	Proteolytische Enzyme: Bromelain, Papain, Trypsin, Chymotrypsin, Rutin Antioxidative Enzyme: Katalase, Superoxid-Dismutase (SOD), Peroxidase, Glutathionperoxidase, Glutationreduktase, Glutathion-S-Transferase
Sekundäre Pflanzenstoffe	Phytosterine, Saponine, Glucosinolate, Carotinoide, Phytoestrogene, Polyphenole, Monoterpene, Sulfide, Proteaseinhibitoren, Quercetin
Probiotika	Laktobazillen
Präbiotika	Unverdauliche Kohlenhydrate (Inulin, Oligofruktose)
Ballaststoffe	Cellulose, Pektin, Lignin

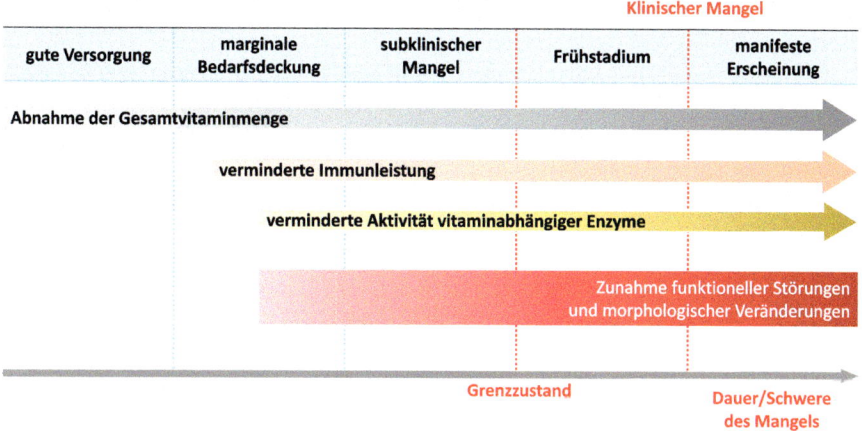

Abb. 2.4 Stadien eines Mikronährstoffmangels. (Nach Brubacher 1993)

Symptome auf; Stadium 4 weist ausgeprägte Defizite auf den Ebenen 1–3 auf, es treten für den Mangel spezifische, reversible Symptome auf; Stadium 4 steht für einen ausgeprägten Mangel auf den Ebenen 1–3, es treten für den Mangel spezifische, irreversible Symptome auf.

Im Allgemeinen ist immer wieder zu lesen, dass bei ausgewogener Ernährung eine Supplementierung von Mikronährstoffen nicht nötig sei. Allerdings weist selbst die Deutsche Gesellschaft für Ernährung (DGE) e. V. darauf hin, dass dies nicht für die Vitamin-D- und Jod-Versorgung gelte und dass es einige Situationen gibt, in denen Mikronährstoffe zugeführt werden sollten. Hierzu zählen bestimmten Lebensphasen (Wachstum, Schwangerschaft, Laktation, Alter), Intoleranzen (z. B. Laktoseintoleranz) oder Aversionen gegenüber bestimmten Nahrungsmitteln, einseitige Ernährung (z. B. vegetarische, vegane Ernährung), Langzeit- und nicht balancierte Diäten zur Gewichtsabnahme, Alkohol- und Nikotinabusus, bestimmte chronische Erkrankungen und bestimmte Medikamente [50].

2.6 Phytotherapie

Die Pflanzenheilkunde (Phytotherapie) bezeichnet eine medizinische Behandlungsmethode, die Arzneimittel pflanzlichen Ursprungs (Phytopharmaka) einsetzt. Dabei werden ganze Pflanzen oder Pflanzenteile (Blüten, Blätter, Samen, Rinden, Wurzeln) verwendet. Diese Ausgangsstoffe, sogenannte Drogen, werden frisch oder als Aufguss bzw. Tee, Saft, Tinktur, Extrakt, Pulver, ätherisches Öl etc. therapeutisch eingesetzt.

In der Phytotherapie kann zwischen der traditionellen und der rationalen Phytotherapie unterschieden werden. Die traditionelle Pflanzenheilkunde basiert auf Erfahrungen und Beobachtungen. Die moderne evidenzbasierte Phytotherapie (rationale Phytotherapie) nutzt diese jahrhundertealten empirischen Erkenntnisse, bewertet diese und entwickelt sie mit neuen medizinischen Methoden weiter und nutzt wissenschaftliche Verfahren, um die Pflanzen zu verarbeiten.

Phytopharmaka unterscheiden sich grundlegend von Homöopathika: Homöopathische Mittel enthalten durch die starke Verdünnung meist nur noch Spuren der aktiven Inhaltsstoffe. Bei der rationalen Pflanzenheilkunde werden hingegen definierte Mengen von Drogen bzw. Wirkstoffkonzentraten eingesetzt.

Ziel der modernen Phytotherapie ist es, genau definierte, immer gleiche (und gleich wirksame) sowie sichere Arzneimittel herzustellen, mit denen man die bewährte Heilpflanzenwirkung standardisiert nutzen kann. Die rationale Phytotherapie ist Teil der modernen Medizin, wobei pflanzliche Arzneimittel eine beschriebene Wirkung und Indikation aufweisen, wohingegen Nahrungsergänzungsmittel zur Substitution bei Gesunden eingesetzt werden.

Phytopharmaka müssen in der EU und in der Schweiz – wie synthetische Arzneimittel auch – vor der Vermarktung behördlich zugelassen werden und hierfür ihre Qualität, Wirksamkeit und Unbedenklichkeit belegen. Eine Aufgabe des Committee on Herbal Medicinal Products (HMPC, Ausschuss der EMA) ist die Harmonisierung des europäischen Phytopharmakamarktes und die Erstellung von EU-Monografien. Dabei wird zwischen „well-established use" und/oder „traditional use" pflanzlicher Stoffe und Zubereitungen unterschieden. Für Phytoarzneimittel mit „traditional use" muss das Phytoarzneimittel oder ein mit diesem vergleichbares Arzneimittel seit mindestens 30 Jahren medizinisch verwendet werden (15 Jahre davon in einem EU-/EFTA-Land). Für Phytoarzneimittel mit „well established use" muss der pflanzliche Wirkstoff seit mindestens 10 Jahren in der Schweiz oder der EU/EFTA in einem Arzneimittel medizinisch verwendet werden. Dabei müssen eine vollständige Dokumentation zur Qualität vorliegen und ausreichende Studien zum Beleg der Wirksamkeit und Sicherheit in der wissenschaftlichen Literatur verfügbar sein. Diese international sehr unterschiedliche Regulierung von Phytopharmaka („echtes" Arzneimittel vs. Nahrungsergänzungspräparat) führt dazu, dass unter anderem Metaanalysen von internationalen Studien sehr „erstaunlich" ausfallen können, je nachdem, wie genau die eingeschlossenen Studien bezüglich der Präparatezulassung ein- oder ausgeschlossen wurden.

Wichtig an der Stelle ist die Unterscheidung zwischen Phytoöstrogenen und Phytotherapeutika. Phytoöstrogene üben ihre Wirkung über den Östrogensignalweg aus; sie werden auch nicht-steroidale Östrogenrezeptormodulatoren (SERM) genannt. Die drei Haupttypen der Phytoöstrogene heißen Isoflavone, Coumestane und Lignane. Isoflavone werden am häufigsten genutzt. Hierzu zählen Genistein, Daidzein, Glycitein, Biochanin A und Formononetin. Sie werden z. B. aus Sojabohnen, Linsen und Rotklee gewonnen. Die Zusammensetzung der Isoflavone hängt vom verwendeten Anteil der Sojabohne ab (ganze Bohne, Sojaprotein etc.). Daidzein wird zu (S)-Equol metabolisiert, wobei nur 30 bis 50 % der Menschen die notwendige Darmbakterienflora besitzen. Im Vergleich zu E2 beträgt die Affinität von (S)-Equol 2 % für ER-α und 20 % für ER-β.

Phytotherapeutika weisen andere Wirkmechanismen auf, die nicht den Östrogensignalweg involvieren. Hierzu zählen die Traubensilberkerze (Cimicifuga racemosae), Pollen-Extrakt, Sibirischer Rhabarber (Rheum rhaponticum), wilde Yamswurzel (z. B. Dioscorea villosa), Dong Quai (Angelica sinensis), Nachtkerze (Oenothera biennis L.), Maca (z. B. Lepidium meyennii Walp), Ginseng (z. B. Panax ginseng), Labisia pumila/Eurycoma longifolia, Mönchspfeffer (Vitex agnus castus), Mariendistel und Cannabinoide.

2.7 Nicht-medikamentöse Interventionen

Wenn es um die Therapie menopausaler Symptome geht, kommen außerdem viele nicht-medikamentöse Therapieansätze infrage (siehe Abschn. 4.2). Zu den wichtigsten zählen Lebensstilinterventionen, Sport, Akupunktur, Yoga und verschiedene Körper-Geist-Techniken. Zu Letzteren zählen die Kognitive Verhaltenstherapie (KVT), achtsamkeitsbasierte Interventionen, Atem- und Entspannungstechniken und die klinische Hypnose. Zur Therapie von vasomotorischen Beschwerden (VMS) steht außerdem die Ganglion-Stellatum-Blockade (GSB) zur Verfügung. Das Ganglion stellatum ist Teil des sympathischen Grenzstrangs (Ganglion cervicale inferius und 1. Thorakalganglion). Bei der GSB wird durch einen Schmerztherapeuten/Anästhesisten ein Lokalanästhetikum auf Höhe C6 unter sonografischer Kontrolle injiziert. Nebenwirkungen (Blutung, Krampfanfall) sind sehr selten. Zur Therapie des GSM kann zudem eine vaginale Lasertherapie eingesetzt werden.

Literatur

1. Ingelman-Sundberg, M., *Pharmakogenetik: eine Chance für eine sicherere und effizientere Pharmakotherapie.* J Praktikant Med, 2001. **250**(3): p. 186.
2. Drazen, J.M., E.K. Silverman, and T.H. Lee, *Heterogeneity of therapeutic responses in asthma.* Br Med Bull, 2000. **56**(4): p. 1054–70.
3. Evans, W.E. and H.L. McLeod, *Pharmacogenomics – drug disposition, drug targets, and side effects.* N Engl J Med, 2003. **348**(6): p. 538–49.
4. Preskorn, S.H., *Complexities of personalized medicine: how genes, drug-drug interactions, dosing schedules, and other factors can combine to produce clinically meaningful differences in a drug's effect.* J Psychiatr Pract, 2013. **19**(5): p. 397–405.
5. Aktories, K., et al., *Allgemeine und spezielle Pharmakologie und Toxikologie.* Vol. 13. 2022, München: Urban & Fischer Verlag.
6. Ueshima, Y., et al., *Acetaminophen metabolism in patients with different cytochrome P-4502E1 genotypes.* Alcohol Clin Exp Res, 1996. **20**(1 Suppl): p. 25A-28A.
7. Holinka, C.F., E. Diczfalusy, and H.J. Coelingh Bennink, *Estetrol: a unique steroid in human pregnancy.* Climacteric, 2008. **11 Suppl 1**: p. 1.
8. Coelingh Bennink, H.J., C.F. Holinka, and E. Diczfalusy, *Estetrol review: profile and potential clinical applications.* Climacteric, 2008. **11 Suppl 1**: p. 47–58.
9. Kuhl, H., *Klimakterium, Postmenopause und Hormonsubstitution.* Vol. 3. 2006, Bremen: UNI-MED Verlag AG.
10. Schock, H., et al., *Hormone concentrations throughout uncomplicated pregnancies: a longitudinal study.* BMC Pregnancy Childbirth, 2016. **16**(1): p. 146.
11. Gruber, C.J., et al., *Production and actions of estrogens.* N Engl J Med, 2002. **346**(5): p. 340–52.
12. Strauss, J. and R. Barbieri, *Yen and Jaffe's Reproductive Endocrinology.* 2013: Elsevier Health Sciences.

13. Tulchinsky, D., et al., *Plasma estetrol as an index of fetal well-being.* J Clin Endocrinol Metab, 1975. **40**(4): p. 560–7.
14. Visser, M., C.F. Holinka, and H.J. Coelingh Bennink, *First human exposure to exogenous single-dose oral estetrol in early postmenopausal women.* Climacteric, 2008. **11 Suppl 1**: p. 31–40.
15. Kuiper, G.G., et al., *Comparison of the ligand binding specificity and transcript tissue distribution of estrogen receptors alpha and beta.* Endocrinology, 1997. **138**(3): p. 863–70.
16. Kuhl, H., *PHARMACOLOGY OF ESTROGENS AND GESTAGENS*, in *Menopause – Andropause: Hormone replacement therapy through the ages. New cognition and therapy concepts*, F. Fischl, Editor. 2001, Krause & Pachernegg GmbH. p. 33–51.
17. Visser, M., J.M. Foidart, and H.J. Coelingh Bennink, *In vitro effects of estetrol on receptor binding, drug targets and human liver cell metabolism.* Climacteric, 2008. **11 Suppl 1**: p. 64–8.
18. Richter, G., *Fachinformation Drovelis 3 mg/14,2 mg Filmtabletten.* 2021.
19. Kuhl, H., *Pharmakologie von Sexualsteroiden.* Gynäkologe, 1998. **31**: p. 832–847.
20. Birkhauser, M.H., et al., *Updated practical recommendations for hormone replacement therapy in the peri- and postmenopause.* Climacteric, 2008. **11**(2): p. 108–23.
21. Davis, S.R., et al., *The 2023 Practitioner's Toolkit for Managing Menopause.* Climacteric, 2023. **26**(6): p. 517–536.
22. Stute, P., *Modern management of the genitourinary syndrome of menopause (GSM).* Ther Umsch, 2021. **78**(8): p. 413–420.
23. *The 2020 genitourinary syndrome of menopause position statement of The North American Menopause Society.* Menopause, 2020. **27**(9): p. 976–992.
24. O'Connell, M.B., *Pharmacokinetic and pharmacologic variation between different estrogen products.* J Clin Pharmacol, 1995. **35**(9S): p. 18S-24S.
25. Aedo, A.R., B.M. Landgren, and E. Diczfalusy, *Pharmacokinetics and biotransformation of orally administered oestrone sulphate and oestradiol valerate in post-menopausal women.* Maturitas, 1990. **12**(4): p. 333–43.
26. Kuhl, H., *Pharmacology of estrogens and progestogens: influence of different routes of administration.* Climacteric, 2005. **8 Suppl 1**: p. 3–63.
27. Kim, S.M., et al., *Serum estradiol level according to dose and formulation of oral estrogens in postmenopausal women.* Sci Rep, 2021. **11**(1): p. 3585.
28. Zdravkovic, M., et al., *Bioequivalence and relative bioavailability of three estradiol and norethisterone acetate-containing hormone replacement therapy tablets.* Int J Clin Pharmacol Ther, 2001. **39**(1): p. 41–6.
29. Järvinen, A., et al., *Pharmacokinetics of estradiol valerate and medroxyprogesterone acetate in different age groups of postmenopausal women.* Maturitas, 2004. **47**(3): p. 209–17.
30. Gaspard, U., et al., *A multicenter, randomized study to select the minimum effective dose of estetrol (E4) in postmenopausal women (E4Relief): part 1. Vasomotor symptoms and overall safety.* Menopause, 2020. **27**(8): p. 848–857.
31. Schumacher, M., et al., *Revisiting the roles of progesterone and allopregnanolone in the nervous system: resurgence of the progesterone receptors.* Prog Neurobiol, 2014. **113**: p. 6–39.
32. Aktories, K., et al., *Allgemeine und spezielle Pharmakologie und Toxikologie.* Vol. 13. 2022, München: Urban & Fischer Verlag.
33. Hipolito Rodrigues, M.A. and A. Gompel, *Micronized progesterone, progestins, and menopause hormone therapy.* Women Health, 2021. **61**(1): p. 3–14.
34. Piette, P.C.M., *The pharmacodynamics and safety of progesterone.* Best Pract Res Clin Obstet Gynaecol, 2020. **69**: p. 13–29.
35. Stute, P., J. Neulen, and L. Wildt, *The impact of micronized progesterone on the endometrium: a systematic review.* Climacteric, 2016. **19**(4): p. 316–328.
36. Bird, S.T., et al., *The association between drospirenone and hyperkalemia: a comparative-safety study.* BMC Clin Pharmacol, 2011. **11**: p. 23.
37. Huvinen, E., E. Holopainen, and O. Heikinheimo, *Norethisterone and its acetate – what's so special about them?* BMJ Sex Reprod Health, 2021. **47**(2): p. 102–109.

38. Mansour, D., *Safer prescribing of therapeutic norethisterone for women at risk of venous thromboembolism.* J Fam Plann Reprod Health Care, 2012. **38**(3): p. 148–9.
39. Sarmento, A.C.A., et al., *Efficacy of Hormonal and Nonhormonal Approaches to Vaginal Atrophy and Sexual Dysfunctions in Postmenopausal Women: A Systematic Review.* Rev Bras Ginecol Obstet, 2022. **44**(10): p. 986–994.
40. Caufriez, A., et al., *Effects of a 3-week dehydroepiandrosterone administration on sleep, sex steroids and multiple 24-h hormonal profiles in postmenopausal women: a pilot study.* Clin Endocrinol (Oxf), 2013. **79**(5): p. 716–24.
41. Sauer, U., V. Talaulikar, and M.C. Davies, *Efficacy of intravaginal dehydroepiandrosterone (DHEA) for symptomatic women in the peri- or postmenopausal phase.* Maturitas, 2018. **116**: p. 79–82.
42. Stute, P., et al., *Swiss consensus on the role of DHEA in the management of genitourinary syndrome of menopause.* Climacteric, 2022. **25**(3): p. 246–256.
43. Ke, Y., et al., *Serum steroids remain within the same normal postmenopausal values during 12-month intravaginal 0.50 % DHEA.* Horm Mol Biol Clin Investig, 2015. **24**(3): p. 117–29.
44. Aktories, K., et al., *Allgemeine und spezielle Pharmakologie und Toxikologie.* Vol. 13. 2022, München: Urban & Fischer Verlag.
45. Stute, P., et al., *Management of depressive symptoms in peri- and postmenopausal women: EMAS position statement.* Maturitas, 2020. **131**: p. 91–101.
46. Pape, H., A. Kurtz, and S. Silbernagl, *Physiologie.* 9 ed. 2019, Stuttgart: Thieme.
47. Skorupskaite, K., et al., *Neurokinin 3 Receptor Antagonism Reveals Roles for Neurokinin B in the Regulation of Gonadotropin Secretion and Hot Flashes in Postmenopausal Women.* Neuroendocrinology, 2018. **106**(2): p. 148–157.
48. Muñoz, M. and R. Coveñas, *Neurokinin receptor antagonism: a patent review (2014–present).* Expert Opin Ther Pat, 2020. **30**(7): p. 527–539.
49. Johnson, K.A., et al., *Efficacy and Safety of Fezolinetant in Moderate-to-Severe Vasomotor Symptoms Associated With Menopause: A Phase 3 RCT.* J Clin Endocrinol Metab, 2023.
50. Bechthold, A., et al. *Beurteilung der Vitaminversorgung in Deutschland. Teil 2: Kritische Vitamine und Vitaminzufuhr in besonderen Lebenssituationen.* 2012. **59**, 396–401.
51. Böhm, U. and C. Muss, *Rationelle Therapie in der Mikronährstoffmedizin.* 2011, UNI-MED Science.

Das Grundrezept

3

Inhaltsverzeichnis

3.1	Einleitung	59
3.2	Grundprinzipien der Hormonersatztherapie	60
3.3	Indikationen für eine Hormonersatztherapie	65
3.4	Kontraindikationen für eine Hormonersatztherapie	66
3.5	Nebenwirkungen einer Hormonersatztherapie	67
3.6	Risiken einer Hormonersatztherapie	68
3.7	Praktisches Vorgehen bei der Initiierung einer Hormonersatztherapie	77
	Literatur	81

3.1 Einleitung

Ich wette, Sie sind nach dem Kap. 2 völlig überwältigt und fragen sich, wie Sie all die verschiedenen Zutaten zu einem leckeren und sättigenden Gericht zusammenstellen sollen. Das Risiko, dass am Ende ein ungenießbarer Brei dabei herauskommt, der im Mülleimer landet (und damit nicht satt macht), scheint immens hoch zu sein. Deswegen möchte ich an dieser Stelle eine Art Grundrezept präsentieren, das sich an ein paar Grundregeln orientiert. Redundanzen zu anderen Kapiteln sind möglich und erwünscht. Meine persönliche Meinung ist, dass nichts dagegenspricht, verschiedene Therapieansätze (z. B. Hormone, nichthormonelle Pharmakotherapie, Phytotherapie, Mikronährstoffe, NK-(1)/3R-Antagonisten) zu kombinieren, auch wenn es dafür nicht immer eine wissenschaftliche Evidenz gibt. Oftmals ist die Mischung der verschiedenen „Kochzutaten" der Schlüssel zum Erfolg. Und tatsächlich vertragen sich die meisten Therapieansätze sehr gut miteinander und ergänzen einander. Aber an dieser Stelle soll es ja um das Grundrezept gehen, die Finessen lernen Sie in späteren Kapiteln. Der Fokus liegt auf der Hormonersatztherapie (HRT), da diese zumindest aus schulmedizinischer Sicht am komplexesten ist und seit inzwischen über 20 Jahren am meisten angefeindet wird. Nicht fehlen darf natürlich an dieser Stelle der Hinweis auf die Bedeutung der Verbesserung von Lebensstilfaktoren wie gesunder Ernährung, körperlicher Betätigung, Raucherentwöhnung, Begrenzung des Alkoholkonsums und Stressbewältigung.

3.2 Grundprinzipien der Hormonersatztherapie

In unserem „Baukasten" der therapeutisch einsetzbaren Sexualsteroide haben wir Östrogene, Progestagene, Androgene und Pregnenolon, wobei die ersten beiden die Komponenten der „klassischen" Hormonersatztherapie (HRT) sind. Die Sexualsteroide können allein oder in Kombination eingesetzt werden.

3.2.1 Reine Progestagentherapie (PT)

Eine reine orale Progestagentherapie (PT) wird meistens in der späten reproduktiven Phase oder in der frühen Menopausalen Transition (MT) eingesetzt, wenn aufgrund einer Corpus-Luteum-Insuffizienz ein Progesteronmangel z. B. für erste Zyklusstörungen oder eine Symptomzunahme eines prävalenten Prämenstruellen Syndroms (PMS) sorgt, andere menopausale Beschwerden aber noch fehlen. Dabei wird das Progestagen sequenziell während 12 bis 14 Tagen appliziert (z. B. 16. bis 25. Zyklustag (ZT) bei einem 28-Tage-Zyklus). Meistens orientiert man sich bei der Wahl der Dosis an derjenigen, die für die Endometriumprotektion in einer sequenziell-kombinierten HRT (SEQ-EPT) gewählt wird (Tab. 3.1). Daneben gibt es noch andere Gründe für eine reine orale PT, z. B. die Kontrazeption (Desogestrel, Drospirenon) (siehe Kap. 6) oder die Behandlung klimakterischer Beschwerden bei Unverträglichkeit von oder Kontraindikationen für Östrogene. Allerdings ist die Auswahl an reinen Progestagen-Präparaten länderabhängig unterschiedlich und in den letzten Jahren zunehmend kleiner geworden. Neben den oralen PT steht außerdem das 52 mg-Levonorgestrel-IUD zur Verfügung, das neben den Indikationen Kontrazeption und Hypermenorrhoe in einigen Ländern auch für den Schutz des Endometriums im Rahmen einer kombinierten HRT zugelassen ist.

Tab. 3.1 Progestagen-Tagesdosis zur Endometriumprotektion im Rahmen einer sequenziell-kombinierten (12–14 Tage/Zyklus) HRT in Abhängigkeit von der gewählten Östrogendosis. (Modifiziert nach [1, 7, 8])

	(Ultra-)niedrige Östrogendosis	Standard bis hohe Östrogendosis
Mikronisiertes Progesteron (MP), oral	200 mg	200(–300) mg
Dydrogesteron (DYD), oral	5(–10) mg	10(–20) mg
Medroxyprogesteronacetat (MPA), oral	5 mg	5–10 mg
Norethisteronacetat (NETA), oral	1,25–2,5 mg	2,5–5 mg
Norethisteronacetat (NETA), transdermal (Pflaster)		0,14–0,25 mcg

3.2.2 Östrogen-Monotherapie (ET)

Eine systemisch wirksame Östrogen-Monotherapie (ET) ist nur bei hysterektomierten Frauen zulässig. Frauen mit intaktem Uterus benötigen eine zusätzliche Progestagengabe zum Endometriumschutz. Dies gilt auch für Frauen nach operativer Endometriumresektion [1]. Bei Frauen nach subtotaler Hysterektomie ist die Datenlage unzureichend. In der Praxis gibt es daher verschiedene Empfehlungen. Die Britische Menopause Gesellschaft (BMS) empfiehlt eine sequenzielle Progestagengabe für zunächst 3 Monate. Wenn dabei keine Blutung festgestellt wird, ist es unwahrscheinlich, dass ein Endometriumrest vorhanden ist, und eine ET kann als ausreichend betrachtet werden. Die fortgesetzte Einnahme von Progestagenen sollte jedoch in Betracht gezogen werden, wenn unter einer SEQ-EPT zyklische Blutungen auftreten [1]. In Einzelfällen ist aber auch nach Hysterektomie eine zusätzlich Progestagengabe indiziert (z. B. bei/nach Endometriose [2]) oder sinnvoll (z. B. bei Schlafstörungen, die auf eine ET nicht ausreichend ansprechen). Eine nur genital wirksame lokale ET bedarf in der Regel keiner zusätzlichen Progestagengabe zum Endometriumschutz (siehe Abschn. 4.8).

3.2.3 Östrogen-Progestagen-Therapie (EPT)

Eine kontinuierliche Dauerbehandlung mit Östrogenen erhöht bei Frauen mit intaktem Uterus in Abhängigkeit von der Östrogendosis und Therapiedauer das Risiko für eine Endometriumhyperplasie bzw. ein -karzinom. Bei intaktem Uterus ist daher die zusätzliche Gabe eines Progestagens zum Endometriumschutz obligat – entweder sequenziell (SEQ-EPT) oder kontinuierlich-kombiniert (KK-EPT) (Abb. 3.1).

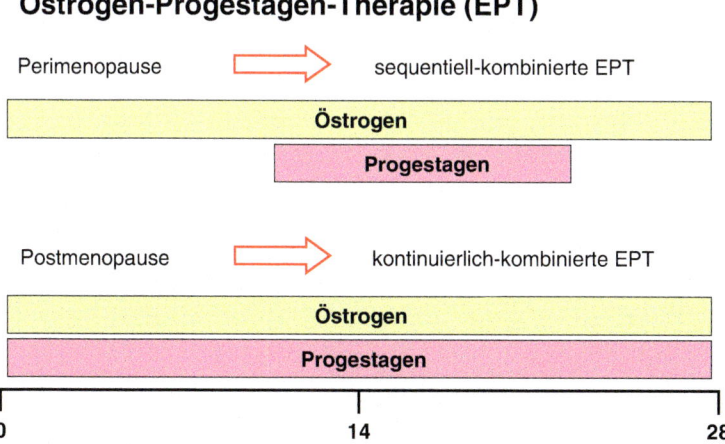

Abb. 3.1 Kombinationsmöglichkeiten von Östrogenen und Progestagenen

Eine SEQ-EPT eignet sich vor allem in der Perimenopause. Wenn also die letzte Menstruation weniger als 1 Jahr (oder weniger als 2 Jahre bei Frauen mit POI/früher Menopause) vor Beginn der HRT stattgefunden hat, sollte eine SEQ-EPT begonnen werden. Hierbei erfolgt die Östrogenapplikation entweder kontinuierlich oder zyklisch an 21 Tagen und wird während mindestens 10 Tagen, besser 12 bis 14 Tagen, pro Zyklus von einer zusätzlichen Progestagengabe ergänzt. Diese kann an den Tagen 15–26 des Zyklus oder aus praktischen Gründen an den Tagen 1–12 eines jeden Kalendermonats eingenommen werden [1]. Die vierteljährliche Gabe von Progestagenen wird jedoch als nicht ausreichend schützend angesehen und kann für Frauen, die Östrogene in Standarddosen einnehmen, nicht empfohlen werden [1, 3]. Bei einer SEQ-EPT werden die Progestagen-Entzugsblutungen trotz kontinuierlicher Östrogengabe nicht beeinflusst, das Wiederauftreten klimakterischer Beschwerden in einem hormonfreien Intervall jedoch verhindert. Bei etwa 30 % der Frauen hören die Entzugsblutungen nach einigen Jahren der SEQ-EPT-Anwendung trotz weiterer Medikation auf. Frühestens nach einem Jahr einer SEQ-EPT können Frauen, die eine monatliche Entzugsblutung vermeiden wollen, versuchen, auf eine KK-EPT umzusteigen. Der Zeitpunkt der Umstellung von SEQ-EPT auf KK-EPT sollte in Abhängigkeit vom Alter der Frau und der Häufigkeit ihrer Menstruationszyklen (vor Beginn der HRT) gewählt werden. Frauen unter 50 Jahren, die vor Beginn der HRT eine kürzere Dauer der Amenorrhoe hatten, müssen wahrscheinlich die sequenzielle Einnahme über einen längeren Zeitraum fortsetzen, bevor sie auf die KK-EPT umsteigen [1].

Eine KK-EPT eignet sich vor allem in der Postmenopause. Bei der KK-EPT antagonisiert das Progestagen den proliferativen Effekt des Östrogens auf das Endometrium. Das Endometrium wird nach anfänglicher Proliferation transformiert und dezidualisiert und schließlich atrophisch. Deswegen können in den ersten 4 bis 6 Monaten während einer KK-EPT Zwischenblutungen auftreten, später tritt bei mehr als 95 % der Frauen eine Amenorrhoe ein [4]. Anhaltende Durchbruchblutungen oder neu auftretende Blutungen nach mehreren Monaten der Therapie müssen aber abgeklärt werden (siehe Abschn. 4.11). Klinische Untersuchungen haben gezeigt, dass eine KK-EPT einen wirksameren Endometriumschutz bietet als eine SEQ-EPT [5]. Bei einer SEQ-EPT hängt das Risiko für ein Endometriumkarzinom von der Art, Dauer und Dosis des Progestagens ab [6].

In der Literatur findet man in Abhängigkeit von der gewählten Östrogendosis und dem gewählten Regime (SEQ-EPT oder KK-EPT) z. T. unterschiedliche Angaben zur nötigen Dosis des Progestagens zur Endometriumprotektion. Tab. 3.1 und 3.2 geben einen Überblick über übliche Dosierungen von Progestagenen zur Endometriumprotektion. Tibolon wird täglich oral à 1,25–2,5 mg/Tag appliziert.

Wenn man ein fixes orales SEQ-EPT oder KK-EPT-Kombinationspräparat wählt, muss man sich in der Regel keine weiteren Gedanken zum Endometriumschutz machen (Ausnahme: siehe Abschn. 4.11). Wenn man jedoch eine Kombinationstherapie individuell zusammenstellen möchte, kann man grob orientierend so vorgehen:

1) Wahl der Östrogendosis in Abhängigkeit von der Intensität der menopausalen Beschwerden (siehe Abschn. 1.4) bzw. des reproduktiven Stadiums gemäß STRAW+10 (Abb. 1.1. Meistens wird man mit einer niedrig- oder standarddosierten Östrogendosis starten (Tab. 2.10).

3.2 Grundprinzipien der Hormonersatztherapie

Tab. 3.2 Progestagen-Tagesdosis zur Endometriumprotektion im Rahmen einer kontinuierlich-kombinierten HRT in Abhängigkeit von der gewählten Östrogendosis. (Modifiziert nach [1, 7, 8])

	(Ultra-)niedrige Östrogendosis	Standard bis hohe Östrogendosis
Mikronisiertes Progesteron (MP), oral	100 mg	100(–200) mg
Dydrogesteron (DYD), oral	2,5–5 mg	5–10 mg
Drospirenon (DRSP)	2 mg	
Medroxyprogesteronacetat (MPA), oral	2,5 mg	2,5–5 mg
Norethisteronacetat (NETA), oral	0,1–0,5 mg	1–2,5 mg
Norethisteronacetat (NETA), transdermal (Pflaster)		0,14–0,25 mcg
Levonorgestrel (LNG), transdermal (Pflaster)		0,015 mg
LNG-IUD	20 mcg/Tag	

2) Die Dosis des Progestagens sollte im Verhältnis zur Östrogendosis stehen. Zwar liegen derzeit keine Daten über die endometrialen Auswirkungen hoher Östrogendosen und die optimale Dosis eines oralen oder vaginalen Progestagens in diesem Zusammenhang vor, doch sollten Frauen, die eine hochdosierte Östrogenzufuhr benötigen, eine Erhöhung der Progestagendosis in Betracht ziehen, um einen angemessenen endometrialen Schutz zu gewährleisten (z. B. bei einer SEQ-EPT besser orales MP à 300 mg/Tag anstelle von oralem MP à 200 mg/Tag für 12 Tage im Monat oder bei einer KK-EPT besser orales MP à 200 mg/Tag anstelle von oralem MP à 100 mg/Tag) [1].
3) Neben der gewählten Östrogendosis gilt es auch, die individuellen Risikofaktoren für ein Endometriumkarzinom zu berücksichtigen (Tab. 3.3) [6].
4) Bestimmung der Progestagendosis an zwei Beispielen.

- Beispiel 1: Eine 43-jährige adipöse Patientin in der frühen MT leidet unter starken VMS. Aufgrund des kardiovaskulären Risikofaktors Adipositas wählen Sie eine transdermale Östrogentherapie, die aufgrund der Intensität der Beschwerden standarddosiert sein sollte. Aufgrund des reproduktiven Stadiums wählen Sie eine SEQ-EPT. Als Progestagen wählen Sie nun z. B. Dydrogesteron oral 20 mg/Tag oder mikronisiertes Progesteron (MP) oral 300 mg/Tag an 12 bis 14 Tagen pro Zyklus.
- Beispiel 2: Eine 61-jährige, übergewichtige, postmenopausale Patientin leidet unter leichten, aber dennoch therapiebedürftigen menopausalen Beschwerden. Als Komorbidität hat sie eine gestörte Glukosetoleranz. Aufgrund der kardiovaskulären Risikofaktoren Übergewicht und Alter wählen Sie eine transdermale Östrogentherapie, die aufgrund der Intensität der Beschwerden (ultra-)niedrigdosiert sein sollte. Aufgrund des reproduktiven Stadiums wählen Sie eine KK-EPT. Als Progestagen wählen Sie nun z. B. Dydrogesteron oral 10 mg/Tag oder MP oral 200 mg/Tag. Beide Progestagene sind stoffwechselneutral und erhöhen nicht das Risiko für kardiovaskuläre Ereignisse [9]. Wenn die Patientin keine Risikofaktoren für ein Endometriumkarzinom hätte, wäre eine Dosis von Dydrogesteron oral 5 mg/Tag oder MP oral 100 mg/Tag ausreichend.

Tab. 3.3 Risikofaktoren und schützende Faktoren für ein Endometriumkarzinom. (Modifiziert nach [6])

Das Risiko für das Auftreten eines Endometriumkarzinoms ist erhöht …	Das Risiko für das Auftreten eines Endometriumkarzinoms ist erniedrigt …
• mit zunehmendem Alter • bei spätem Menopausenalter • bei Diabetes mellitus (DM), Metabolischem Syndrom (MetS), gestörter Glukosetoleranz • chronischer Anovulation (z. B. Polyzystisches Ovarialsyndrom) • bei erhöhtem Body-Mass-Index (BMI) • bei Vorliegen einer hereditären Disposition (z. B. Lynch- oder Cowden-Syndrom) • bei positiver Familienanamnese für Endometrium- und/oder Kolonkarzinom	• bei spätem Menarchenalter • bei spätem Alter bei Geburt des letzten Kindes • bei körperlicher Aktivität • bei LNG-IUD-Anwendung • bei Raucherinnen • bei zunehmender Parität • bei Anwendung kombinierter oraler Kontrazeptiva (COC) in Abhängigkeit von der Anwendungsdauer

Abkürzungen: LNG-IUD = Levonorgestrel-haltiges Intrauterine Device (Spirale)

MP kann im Off-Label-Use auch vaginal verabreicht werden. Da die ELITE-Studie gezeigt hat, dass die 10-tägige sequenzielle vaginale Gabe von MP 45 mg/Tag im Rahmen einer kombinierten HRT keinen ausreichenden Endometriumschutz bietet, wird z. B. von der BMS empfohlen, bei einer kombinierten HRT die vaginale MP-Dosis der oralen anzupassen [1]. Transdermales MP ist dagegen nicht zur Endometriumprotektion geeignet [10]. Für die transdermale Gabe eignen sich nur die synthetischen Gestagene Levonorgestrel (LNG) und Norethisteronacetat (NETA), die es in fixen SEQ-EPT und KK-EPT-Pflasterkombinationen gibt (variiert länderabhängig). Das LNG-IUD (Levonorgestrel-haltiges Intrauterine Device) Mirena® ist in einigen Ländern, z. B. in der Schweiz, zur Endometriumprotektion bei gleichzeitiger Östrogentherapie zugelassen. Die Aussagen zur Endometriumsicherheit von Tibolon sind unterschiedlich, gemäß einer Cochrane-Analyse zeigte sich kein negativer Effekt für einen Beobachtungszeitraum von bis zu 3 Jahren [11].

3.2.4 Androgentherapie

In Europa und in den USA gibt es derzeit keine für Frauen zugelassene, systemisch wirksame Androgentherapie. Das von ca. 2006 bis 2012 von der EMA zugelassene TTS mit Testosteron für postmenopausale Frauen gab 300 mcg Testosteron/Tag ab. In den Zulassungsstudien wurde es bei Frauen mit intaktem Uterus entweder in Kombination mit einer EPT oder als Monotherapie verabreicht. Sicherheitsdaten für das Endometrium liegen für maximal 1 Jahr Therapie vor [12]. Die S3-Leitlinie „Peri- und Postmenopause – Diagnostik und Interventionen" (AWMF-Registernummer 015-062) empfiehlt, falls eine systemische Testosterontherapie indiziert ist, die Gabe von Testosteron 3 mg/Tag auf Liposomenbasis [5]. Orales

DHEA steht nur im Off-Label-Use zur Verfügung. Dementsprechend gibt es keine 1-jährigen Placebo-kontrollierten Sicherheitsstudien für das Endometrium, wie es sonst von den Zulassungsbehörden für eine HRT gefordert wird. Für das für die Therapie des GSM zugelassene vaginale DHEA à 6,5 mg liegen die entsprechenden Sicherheitsdaten jedoch vor [13].

3.3 Indikationen für eine Hormonersatztherapie

3.3.1 Systemische Östrogen-(Progestagen-)Therapie

Die klassische systemische Östrogen-(Progestagen-)Therapie gilt international als First-Line-Therapie des klimakterischen Syndroms, insbesondere von vasomotorischen Beschwerden (VMS).

Indikationen für eine systemische HRT
1) Behandlung von Östrogenmangelerscheinungen in der Peri- und Postmenopause.
2) Vorbeugung oder Verzögerung einer durch Östrogenmangel induzierten Osteoporose bei postmenopausalen Frauen mit hohem Frakturrisiko, für die eine Behandlung mit anderen zur Prävention der Osteoporose zugelassenen Arzneimitteln nicht infrage kommt, oder bei Frauen, die gleichzeitig an behandlungsbedürftigen Symptomen des Östrogenmangels leiden. (*Merke*: Die internationalen Leitlinien variieren bzgl. der HRT-Indikation Osteoporoseprävention.)
3) Behandlung von Hypoöstrogenismus aufgrund von Hypogonadismus, bilateraler Ovarektomie oder Prämaturer Ovarialinsuffizienz (POI).
4) Behandlung des genitourinären Menopausensyndroms (GSM) (bevorzugt per vaginaler Östrogentherapie bei fehlender Indikation für eine systemische HRT).

3.3.2 Systemische Androgentherapie

Neben der klassischen HRT können auch Androgene wie Testosteron oder das Vorläuferhormon DHEA eingesetzt werden. Gemäß der S3-Leitlinie „Peri- und Postmenopause – Diagnostik und Interventionen" (AWMF-Registernummer 015-062) kann „bei Frauen mit Libidoverlust in der Peri- und Postmenopause nach psychosexueller Exploration ggf. eine Testosterontherapie erwogen werden, wenn eine HRT nicht wirksam ist. Auf den Off-Label-Use soll hingewiesen werden" [14]. Obwohl die internationalen Leitlinien keine Empfehlung für Testosteron bei Frauen mit Hypophyseninsuffizienz enthalten, wurde in klinischen Studien über eine Verbesserung der Sexualfunktion bei Frauen mit ACTH- und Gonadotropinmangel berichtet, allerdings nur, wenn die Serumtestosteronkonzentration auf die obere Grenze des Normalwerts für Frauen erhöht wurde [15].

Oralem DHEA wird eine Reihe potenzieller Vorteile zugeschrieben (z. B. für die Sexualfunktion, Depression, Kognition, Entzündung, Gewichtskontrolle, Muskelkraft), aber die verfügbaren Daten aus klinischen Studien stützen diese Behauptungen nicht/kaum. Eine Cochrane-Analyse aus dem Jahr 2015 kam zu dem Schluss, dass es unklar ist, ob DHEA menopausale Symptome lindert, dass aber orales DHEA die sexuelle Funktion im Vergleich zu Placebo leicht verbessern kann [16]. Orales DHEA unterliegt ebenfalls dem Off-Label-Use.

3.3.3 Vaginale Hormontherapie

Für die Behandlung des GSM stehen verschiedene vaginale Östrogene und vaginales DHEA zur Verfügung. Während alle für die Indikation „lokale Behandlung der vaginalen Atrophie aufgrund von Östrogenmangel bei postmenopausalen Frauen" zugelassen sind, besitzen vor allem die etwas „älteren" Präparate oftmals zusätzliche Indikationen, z. B. im urogynäkologischen Bereich.

3.4 Kontraindikationen für eine Hormonersatztherapie

3.4.1 Systemische Hormonersatztherapie

Zu den Kontraindikationen einer klassischen HRT zählen ein bestehendes oder früheres Mammakarzinom bzw. Verdacht auf Mammakarzinom, bestehende oder frühere sexualhormonabhängige maligne Tumore bzw. ein entsprechender Verdacht (z. B. Endometriumkarzinom), unbehandelte Endometriumhyperplasie, nicht abgeklärte Genitalblutung, bestehende oder frühere benigne oder maligne Lebertumore, akute oder chronische Lebererkrankungen mit erhöhten Transaminasen, bestehende oder frühere venöse thromboembolische Erkrankungen (z. B. tiefe Venenthrombose, Lungenembolie), bestehende oder erst kurze Zeit zurückliegende arterielle thromboembolische Erkrankungen (z. B. Angina pectoris, Myokardinfarkt, Schlaganfall), Vorliegen von Risikofaktoren für die Entstehung venöser oder arterieller thromboembolischer Erkrankungen wie bekannte Thrombophilie (z. B. Protein-C-, Protein-S- oder Antithrombin-Mangel), Porphyrie sowie Schwangerschaft/Stillzeit (gemäß Swissmedic, Online-Suche am 22.05.2024).

3.4.2 Systemische Androgentherapie

Da systemische Androgene keine Zulassung besitzen, sollten die gleichen Kontraindikationen wie bei der klassischen HRT Gültigkeit haben.

3.4.3 Vaginale Hormontherapie

Die Packungsbeilage von lokal wirksamen vaginalen Hormonen enthält meist die gleichen Textpassagen zu Kontraindikationen wie die systemische HRT. Das sorgt oftmals zu Irritationen auf Patientinnen-, aber auch auf ärztlicher Seite. Grund dafür ist, dass meistens die Substanzklasse beurteilt wird und nicht unbedingt die für das Präparat vorhandene wissenschaftliche Evidenz (siehe Abschn. 3.6). Im Hinblick auf das Mammakarzinom nehmen die internationalen Fachgesellschaften aber zunehmend Abstand von den rigiden „Blackbox"-Warnungen und „erlauben" eine (ultra-)niedrigdosierte vaginale ET auch bei an Brustkrebs Erkrankten [17, 18]. So lautet das Statement der Nordamerikanischen Menopause Gesellschaft (NAMS): „Bei an Brustkrebs erkrankten Frauen mit GSM kann in Absprache mit dem behandelnden Arzt/Ärztin eine niedrig dosierte vaginale ET oder DHEA in Betracht gezogen werden, wenn nach einer versuchsweisen nichthormonellen Therapie weiterhin störende Symptome auftreten […]. (Stufe III)" [18].

3.5 Nebenwirkungen einer Hormonersatztherapie

3.5.1 Systemische Hormonersatztherapie

Ich habe mir angewöhnt, alle berichteten Nebenwirkungen einer HRT, und scheinen sie noch so unplausibel, als solche anzuerkennen. Trotzdem kann man einige Nebenwirkungen als wahrscheinlicher einstufen (Tab. 3.4). Meistens kann man durch eine Dosisreduktion oder einen Wechsel des Präparats die Nebenwirkungen reduzieren.

Tab. 3.4 Potenzielle Nebenwirkungen von systemischen Östrogenen und Progestagenen (nicht abschließend) [19]

Östrogene	Progestagene
Brustspannen, rasche Gewichtszunahme, Wasserretention/Ödeme, Schlafstörung, Kopfschmerzen, Wadenkrämpfe, schwere Beine, gastrointestinale Beschwerden, Übelkeit, Reizbarkeit, Mukorrhoe, Fluor, Mastopathie, Juckreiz, Hyperpigmentierung, Cholestase	Appetitzunahme, Brustspannen, langsame Gewichtszunahme, Wasserretention/Ödeme, Kopfschmerzen, Schmierblutungen, Hypo- oder Amenorrhoe, schwere Beine, depressive Verstimmung, Angst, Reizbarkeit, abdominale Krämpfe, Blähungen, Dysmenorrhoe, Scheidentrockenheit, Dyspareunie, Libidoverlust, Müdigkeit, Androgenisierungszeichen, Neigung zu Mykosen

3.5.2 Systemische Androgentherapie

Unerwünschte Wirkungen von (transdermalem) Testosteron bei Frauen sind selten, wenn die Serumkonzentrationen im weiblichen physiologischen Bereich gehalten werden. Die häufigsten Nebenwirkungen sind Behaarungszunahme, Akne und Gewichtszunahme, die in der Regel durch Dosisreduktion oder Absetzen reversibel sind. Alopezie, Stimmveränderung und Klitorisvergrößerung sind bei physiologischem Testosteronersatz selten [20].

Die Liste potenzieller Nebenwirkungen während einer oralen DHEA-Therapie liest sich dabei ungemein länger [21]. Dies liegt vor allem an den im Review berücksichtigten heterogenen Studienkollektiven und sehr variablen, zum Teil sehr hohen DHEA-Dosen (> 1000 mg/Tag). Es werden genannt: Akne, Haarausfall, Behaarungszunahme, verringerte Brustgröße, Stimmveränderung, Klitorisvergrößerung, psychische Veränderung (Aggressivität, Reizbarkeit, depressive Verstimmung, Angst, Schlafstörung), Schwindel, Zyklusstörungen, Blutdruckveränderung und Gewichtszunahme. In dem Review werden zudem potenzielle Interaktionen mit anderen Medikamenten beschrieben. Es werden genannt: ACE-Hemmer, Metformin, Psychopharmaka, Kalziumkanalblocker, Herzglykoside. DHEA kann die Insulinempfindlichkeit beeinflussen. Daher sollten bei Diabetikerinnen die Blutzuckerspiegel überwacht werden. Da DHEA das Blutungsrisiko erhöhen kann, ist Vorsicht bei der Einnahme von Arzneimitteln, die das Blutungsrisiko erhöhen können, geboten.

3.5.3 Vaginale Hormontherapie

Zu den typischen Nebenwirkungen der vaginalen Hormontherapie zählen lokale Reaktionen wie Juckreiz, Schmerzen, Brennen oder Irritation an der Applikationsstelle. Einige Frauen spüren den initialen passageren Anstieg der Serumöstrogene in Form von Kopfschmerzen oder Brustspannen. Gelegentlich treten eine vaginale Candidose, Fluor vaginalis oder Unterbauchschmerzen auf.

3.6 Risiken einer Hormonersatztherapie

3.6.1 Systemische Hormonersatztherapie

Die Angst vor den möglichen Risiken einer HRT ist der Hauptgrund, weshalb Frauen, aber auch Ärzte/Ärztinnen, Abstand von einer HRT nehmen.

Gerade für symptomatische Frauen, die entweder unter 60 Jahre alt sind oder weniger als 10 Jahre postmenopausal sind, überwiegen die Vorteile einer HRT deren Nachteile. Das absolute Risiko für Komplikationen bei gesunden, jungen postmenopausalen Frauen, die fünf Jahre lang eine HRT anwenden, ist sehr gering. Die

3.6 Risiken einer Hormonersatztherapie

Tab. 3.5 Anzahl zusätzlicher (Schaden) oder weniger (Nutzen) Fälle bei einer 5-jährigen HRT [22]. Die Tabelle ist wie folgt zu lesen: Wenn 1000 50- bis 59-jährige postmenopausale Frauen während 5 Jahren keine HRT anwenden, dann werden eine bestimmte Anzahl an Frauen ein bestimmtes Ereignis sowieso erleben. Das ist das altersbezogene Basisrisiko. Im Fall von Brustkrebs liegt dieses altersbezogene Basisrisiko bei 14 von 1000 Frauen innerhalb von 5 Jahren [23]. Wenn nun andere 1000 50- bis 59-jährige postmenopausale Frauen stattdessen während 5 Jahren eine EPT (genauer: eine orale KK-EPT mit CEE plus MPA) anwenden, dann werden innerhalb dieser 5 Jahre 17 Frauen die Erstdiagnose Brustkrebs erhalten. Die Differenz beträgt 3 Fälle; es haben also innerhalb des 5-jährigen Beobachtungszeitraums in der EPT-Gruppe 3 zusätzliche Frauen von 1000 Frauen die Diagnose Brustkrebs erhalten. Wenn man dieses Rechenexempel auf die Frauen nach Hysterektomie überträgt, dann werden im Vergleich zu 1000 Nicht-Anwenderinnen nach 5-jähriger ET (genauer: oraler CEE) 2,5 Frauen weniger von 1000 Frauen die Diagnose Brustkrebs erhalten

Östrogen-Progestagen-Therapie (EPT)	Reine Östrogentherapie (ET)
• Koronare Herzkrankheit: + 2,5 Fälle	• Koronare Herzkrankheit: − 5,5 Fälle
• Invasiver Brustkrebs: + 3 Fälle	• Invasiver Brustkrebs: − 2,5 Fälle
• Schlaganfall: + 2,5 Fälle	• Schlaganfall: − 0,5 Fälle
• Lungenembolie: + 3 Fälle	• Lungenembolie: + 1,5 Fälle
• Kolorektales Karzinom: − 0,5 Fälle	• Kolorektales Karzinom: − 0,5 Fälle
• Gebärmutterhalskrebs: kein Unterschied	• Hüftfrakturen: − 1,5 Fälle
• Hüftfrakturen: − 1,5 Fälle	• Gesamtmortalität: − 5,5 Fälle
• Gesamtmortalität: − 5 Fälle	

folgende Tabelle zeigt die Anzahl der Fälle (zusätzliche oder weniger) pro 1000 Frauen pro fünf Jahre HRT im Vergleich zu Placebo (Tab. 3.5). Die Angaben beruhen auf der Women's Health Initiative (WHI)-Studie, in der postmenopausale Frauen mit intaktem Uterus entweder mit einer oralen KK-EPT (CEE 0,625 mg/Tag, MPA 2,5 mg/Tag) oder Placebo behandelt wurden. Hysterektomierte Frauen erhielten entweder eine orale ET (CEE 0,625 mg/Tag) oder Placebo.

Wichtig ist, dass diese Angaben für die orale HRT mit CEE bzw. CEE plus MPA gelten. Es gibt einige Hinweise dafür, dass transdermale Östrogene das kardiovaskuläre Risiko nicht erhöhen [24] und dass bio-identische Hormone (E2, MP) „brustfreundlicher" sind, das heißt: Das Brustkrebsrisiko steigt erst etwas später an [25]. Der Einfluss einer kombinierten HRT aus Östrogenen und dem LNG-IUD auf das Brustkrebsrisiko lässt sich noch nicht abschließend beurteilen, scheint aber eher wie die klassische EPT in Abhängigkeit von der Therapiedauer etwas erhöht zu sein [26]. Tibolon wird oral appliziert, erhöht aber nicht das Risiko für kardiovaskuläre Ereignisse oder venöse Thromboembolien. Von vier randomisiert-kontrollierten Studien zeigte nur eine ein erhöhtes Apoplex-Risiko, und zwar für im Mittel 68-jährige Tibolon-Starterinnen. Tibolon senkt das Frakturrisiko bei Frauen mit Osteoporose und hat keinen Einfluss auf die Gesamtmortalität [27]. Das Brustkrebsrisiko von brustgesunden Frauen wird eher gesenkt [28], wohingegen das Rezidivrisiko von Brustkrebserkrankten erhöht ist [27].

Viele internationale Leitlinien haben die Risiken einer HRT beurteilt; die aktuellste ist die der Nordamerikanischen Menopause Gesellschaft (NAMS) aus dem Jahr 2022 [29]. Deswegen möchte ich an dieser Stelle einige Statements daraus zitieren. Der Fokus liegt dabei auf dem Risiko für chronische nichtübertragbare Erkrankungen (NCD). Wenn Empfehlungen gegeben werden, werden sie nach diesen Kategorien eingestuft:

- Stufe I: Auf der Grundlage guter und konsistenter wissenschaftlicher Erkenntnisse.
- Stufe II: Basiert auf begrenzten oder widersprüchlichen wissenschaftlichen Erkenntnissen.
- Stufe III: Basiert hauptsächlich auf Konsens und Expertenmeinungen.

Aktuell haben in Deutschland schätzungsweise 5,2 Mio. Frauen ab 50 Jahren eine Osteoporose. Somit ist eine von vier Frauen über 50 Jahre davon betroffen.

HRT und Osteoporose
- Die HRT verhindert den Knochenverlust bei gesunden Frauen nach der Menopause, wobei der Einfluss auf die Knochendichte dosisabhängig ist. (Stufe I)
- Eine HRT verringert das Frakturrisiko bei gesunden Frauen nach der Menopause. (Stufe I)
- Wenn keine Kontraindikationen vorliegen, kann bei Frauen unter 60 Jahren oder innerhalb von 10 Jahren nach Beginn der Menopause eine systemische HRT eine geeignete Therapie zum Schutz vor Osteoporose sein. (Stufe I)
- Sofern nicht kontraindiziert, sind bei Frauen mit vorzeitiger Menopause ohne vorherige Fragilitätsfraktur oder Osteoporose eine HRT oder kombinierte hormonale Kontrazeptiva am besten zur Prävention einer Osteoporose geeignet. Mit Erreichen des Durchschnittsalters der Menopause sollte die Therapie neu bewertet werden. (Stufe II)

Laut Daten des Wissenschaftlichen Instituts der Krankenkasse AOK belief sich die 12-Monats-Prävalenz von Typ-2-Diabetes unter Frauen in Deutschland im Jahr 2022 auf rund 11 %.

HRT und Diabetes mellitus
- Eine HRT reduziert das Risiko für die Diagnose eines neu auftretenden Diabetes mellitus Typ 2 (T2DM) signifikant, ist aber nicht für diese Indikation zugelassen. (Stufe I)
- Eine HRT ist bei ansonsten gesunden Frauen mit vorbestehendem T2DM nicht kontraindiziert und kann in Bezug auf die Kontrolle des Blutzuckerspiegels von Vorteil sein […]. (Stufe II)

3.6 Risiken einer Hormonersatztherapie

Auf Basis der Angaben des Statistischen Bundesamts zum Bevölkerungsstand waren zum Ende des Jahres 2023 in Deutschland rund 1,8 Mio. Menschen an Demenz erkrankt, davon knapp 1,2 Mio. Frauen.

HRT und Kognition
- Aufgrund fehlender Daten wird eine HRT in keinem Alter zur Vorbeugung oder Behandlung des Rückgangs der kognitiven Funktion oder Demenz empfohlen. (Stufe I)
- Der Beginn einer HRT bei Frauen im Alter von über 65 Jahren erhöhte das Risiko einer Demenzerkrankung mit zusätzlichen 23 Fällen pro 10.000 Personenjahre bei Frauen, die im Rahmen der WHI-Gedächtnisstudie mit CEE plus MPA behandelt wurden. (Stufe I)
- Die Wirkung der HRT kann von der kognitiven Ausgangsfunktion abhängen, wobei die Effekte bei Frauen günstiger sind, die vor Beginn der HRT eine normale kognitive Funktion haben. (Stufe II)
- Eine Östrogentherapie kann kognitive Vorteile haben, wenn sie unmittelbar nach einer Hysterektomie mit bilateraler Ovarektomie begonnen wird; eine HRT in der frühen natürlichen Postmenopause hat einen neutralen Einfluss auf die kognitiven Funktionen. (Stufe II)

Zu den häufigsten Todesursachen zählen sowohl bei Frauen als auch bei Männern Herz-Kreislauf- und Krebserkrankungen.

HRT und Koronare Herzerkrankung (KHK)
- Es gibt Metaanalysen, die auf ein verringertes KHK-Risiko bei Frauen hindeuten, die eine HRT im Alter von unter 60 Jahren und/oder innerhalb von 10 Jahren nach Beginn der Menopause starten.
- Bei Frauen, die mehr als 10 Jahre nach Beginn der Menopause mit der HRT starten, besteht ein potenziell erhöhtes KHK-Risiko.

HRT und Apoplex
- Eine Metaanalyse von randomisiert-kontrollierten Studien zeigte kein erhöhtes Schlaganfallrisiko für Frauen, die bei HRT-Start jünger als 60 Jahre alt waren oder sich innerhalb von 10 Jahren nach Beginn der Menopause befanden.
- In einer WHI-Subgruppenanalyse wurde gezeigt, dass das absolute Schlaganfallrisiko gering ist (< 1/1000 Frauenjahre), wenn eine HRT vor 60 Jahren oder innerhalb von 10 Jahren nach Beginn der Menopause begonnen wird.

- Eine Metaanalyse von randomisiert-kontrollierten Studien zeigte ein erhöhtes Schlaganfallrisiko bei Frauen, die eine HRT nach 60 Jahren und/oder mehr als 10 Jahre nach Beginn der Menopause starten.
- Beobachtungsstudien über alle Altersgruppen hinweg, einschließlich Metaanalysen, deuten darauf hin, dass im Vergleich zur oralen standarddosierten HRT eine niedriger dosierte orale sowie eine niedriger dosierte transdermale HRT weniger Einfluss auf das Schlaganfallrisiko haben; allerdings fehlen Daten aus randomisiert-kontrollierten Studien.

HRT und venöse Thromboembolien (VTE)
- Die Daten aus der WHI-Studie (CEE, CEE plus MPA) zeigten für alle Altersgruppen ein erhöhtes VTE-Risiko, wobei ein höheres Risiko vor allem in den ersten 1 bis 2 Jahren zu beobachten war.
- Bei Frauen, die im Alter von unter 60 Jahren mit einer HRT begannen, war das absolute VTE-Risiko zwar selten, aber dennoch signifikant erhöht.
- Eine Metaanalyse von randomisiert-kontrollierten Studien ergab ein höheres absolutes VTE-Risiko bei Frauen, die mehr als 10 Jahre nach Beginn der Menopause mit einer HRT begonnen haben.
- Eine Metaanalyse von Beobachtungsstudien über alle Altersgruppen hinweg deutet darauf hin, dass transdermale Hormone sowie niedrigere Dosen oraler oder transdermaler Hormone im Vergleich zur oralen HRT in Standarddosierung weniger Einfluss auf das VTE-Risiko haben.

HRT und Gesamtmortalität
- Metaanalysen zeigen eine signifikante Verringerung der Gesamtsterblichkeit bei Frauen, die eine HRT im Alter von unter 60 Jahren und/oder innerhalb von 10 Jahren nach Beginn der Menopause starten. Bei Frauen, bei denen der Beginn der HRT mehr als 10 Jahre nach dem Beginn der Menopause lag, wurde jedoch kein Schutzeffekt festgestellt.

Fazit zu HRT und kardiovaskuläre Erkrankungen und Gesamtmortalität
- Bei gesunden symptomatischen Frauen, die jünger als 60 Jahre alt sind oder sich innerhalb von 10 Jahren nach Beginn der Menopause befinden, sollten die positiven Auswirkungen der HRT auf die KHK und Gesamtmortalität gegen eine mögliche seltene Erhöhung des Risikos für Brustkrebs, VTE und Schlaganfall abgewogen werden. (Stufe I)
- Frauen, die eine HRT nach 60 Jahren bzw. mehr als 10 oder 20 Jahre nach Beginn der Menopause beginnen, haben ein höheres absolutes Risiko für KHK, VTE und Schlaganfall als Frauen, die eine HRT in der frühen Postmenopause beginnen. (Stufe I)

Brustkrebs ist die häufigste Krebserkrankung bei Frauen. In Deutschland erkranken pro Jahr etwa 70.000 Frauen an Brustkrebs.

HRT und Brustkrebs
- Das Brustkrebsrisiko im Zusammenhang mit der Anwendung einer HRT ist gering, wobei Schätzungen auf ein seltenes Auftreten hindeuten (weniger als ein zusätzlicher Fall pro 1000 Frauen pro Jahr der HRT oder drei zusätzliche Fälle pro 1000 Frauen bei einer 5-jährigen Behandlung mit CEE plus MPA). (Stufe I)
- Frauen sollten über das Brustkrebsrisiko bei einer HRT beraten werden, wobei die Daten zu relativieren sind; das Risiko ist vergleichbar mit dem von veränderbaren Risikofaktoren wie zwei alkoholischen Getränken pro Tag, Übergewicht und geringer körperlicher Aktivität. (Stufe III)
- Der Einfluss einer HRT auf das Brustkrebsrisiko kann von der Art der HRT, der Dauer der Anwendung, dem Applikationsmodus, der vorherigen Exposition und den individuellen Risikofaktoren abhängen. (Stufe II)
- Die überwiegende Zahl der Daten zeigt keinen additiven Effekt des zugrunde liegenden Brustkrebsrisikos (Alter, familiäre Vorbelastung mit Brustkrebs, genetisches Brustkrebsrisiko, gutartige Brusterkrankungen, persönliche Brustkrebsrisikofaktoren) und der Anwendung einer HRT auf die Brustkrebsinzidenz. (Stufe II)
- Beobachtungsdaten deuten darauf hin, dass eine HRT das Brustkrebsrisiko bei Frauen mit erhöhtem Brustkrebsrisiko aufgrund einer familiären Brustkrebsbelastung oder nach einer bilateralen Salpingo-Ovarektomie (BSO) aufgrund einer BRCA 1/2-Mutation nicht weiter erhöht. (Stufe II)
- Eine systemische HRT wird für Frauen nach Brustkrebs im Allgemeinen nicht empfohlen, obwohl bei Frauen mit schweren VMS, die nicht auf alternative Therapien ansprechen, eine HRT in Betracht gezogen werden kann, wobei die Entscheidung gemeinsam mit dem behandelnden Onkologen getroffen werden sollte. (Stufe III)

Daneben spielen aber auch andere Malignome bei Frauen eine große Rolle.

HRT und sonstige Malignome
- Ovarialkarzinom: Die derzeitige Anwendung einer HRT ist in Beobachtungsstudien mit einem geringen, aber statistisch signifikanten Risiko für ein Ovarialkarzinom verbunden, vor allem für den serösen Typ, obwohl es bei Frauen, die im Rahmen der WHI-Studie eine EPT (CEE plus MPA) erhielten, keinen Anstieg des Ovarialkarzinomrisikos gab. (Stufe II)
- Kolonkarzinom: Beobachtungsstudien deuten auf eine geringere Inzidenz des Kolonkarzinoms und auf eine geringere Kolonkarzinommortalität bei derzeitigen HRT-Anwenderinnen hin. (Stufe II)
- Bronchialkarzinom: Eine HRT scheint insgesamt einen neutralen Einfluss auf die Inzidenz und Überlebensrate des Bronchialkarzinoms zu haben. (Stufe II)

3.6.1.1 Exkurs: Beginn einer Hormonersatztherapie bei Frauen nach 60 Jahren

Die meisten Frauen suchen aufgrund von menopausalen Beschwerden vor dem 60. Lebensjahr Hilfe. Es gibt aber immer wieder Frauen, die sich aufgrund verschiedener Gründe gegen eine HRT entschieden haben und sich vielleicht jahrelang mit den Symptomen quälen, um dann irgendwann doch den Schritt zur Beratung in die Sprechstunde zu wagen. Wenn das „übliche" Assessment sonst unauffällig ist (siehe Kap. 1), erfüllen auch diese Frauen klar die Indikation für eine HRT. In diesem Alter scheint das Nutzen-Risiko-Verhältnis jedoch ungünstiger zu sein als bei jüngeren Frauen, da das absolute Risiko für Koronare Herzerkrankung, Schlaganfall, venöse Thromboembolien und Demenz höher ist [29]. Daher empfiehlt die British Menopause Society (BMS) in ihrem Positionspapier, bei HRT-Starterinnen älter als 60 Jahre bzw. mehr als 10 Jahre nach der Menopause mit einer niedrigdosierten transdermalen Östrogentherapie zu beginnen [30]. Cochrane-Datenanalysen und die Langzeit-Follow-up-Daten der WHI-Studie zeigten bei Frauen, die mehr als 10 Jahre nach der Menopause mit einer HRT begannen, keinen Anstieg der kardiovaskulären Ereignisse, der kardiovaskulären Mortalität oder der Gesamtmortalität [31, 32]. Ein aktuelles Konsensus-Papier internationaler Fachgesellschaften hat 2022 folgende Empfehlungen zur HRT bei Frauen über 60 Jahren abgegeben (Tab. 3.6) [33].

Etwas diffiziler ist die Situation bei Frauen über 60 Jahre bzw. mehr als 10 Jahre nach der Menopause, die neue vasomotorische Beschwerden (VMS) haben. Obwohl neu auftretende VMS bei einer älteren Frau auch durch einen Östrogenmangel verursacht werden können, können Hitzewallungen oder nächtliche Schweißausbrüche aber auch auf ein anderes medizinisches Problem hinweisen, das es erst auszuschließen gilt (siehe Abschn. 4.2).

Tab. 3.6 Kriterien für die Anwendung einer HRT bei Frauen über 60 Jahren, die unter menopausalen Beschwerden leiden [33]

Alter	Dauer	Östrogen-Progestagen-Therapie (EPT)		Östrogenmonotherapie (ET)		Tibolon	Vaginale Östrogene/ vaginales DHEA	Kommentar
		oral	transdermal	oral	transdermal			
Alter 60–69 Jahre	< 5 Jahre	2/3B*				2 C	1	*HRT-Fortführung (Kategorie 2)/ HRT-Beginn > 10 Jahre nach der Menopause (Kategorie 3)
	≥ 5 Jahre					2 C		

Tab. 3.6 (Fortsetzung)

		Östrogen-Progestagen-Therapie (EPT)	Östrogenmono-therapie (ET)	Tibolon	Vaginale Östrogene/ vaginales DHEA	Kommentar
Alter ≥ 70 Jahre	< 5 Jahre	3 D		2 C**	1	**Da in der LIFT-Studie bei Frauen, die mit 68 Jahren eine Therapie mit Tibolon starteten, das Apoplex-Risiko erhöht war [27], verzichte ich bei Frauen über Mitte 60 auf Tibolon (persönliche Einschätzung)
	≥ 5 Jahre			3 C**		

Abkürzungen: Kategorie 1 (keine Einschränkungen der Verwendung), Kategorie 2 (der Nutzen überwiegt die Risiken), Kategorie 3 (die Risiken überwiegen im Allgemeinen den Nutzen) und Kategorie 4 (HRT sollte nicht verwendet werden), Evidenzlevel: A = hoch, B = mäßig, C = gering, D = sehr gering

3.6.2 Systemische Androgentherapie

Die bisherigen Studien zu transdermalem Testosteron bei Frauen sehen im Hinblick auf Sicherheitsaspekte günstig aus. Die Britische Menopause Gesellschaft (BMS) hat diese kürzlich zusammengefasst [34]. Transdermales Testosteron hat keinen Einfluss auf Stoffwechselparameter (Leber, Niere, Lipide, Blutbild) [35]. Es scheint keinen Einfluss auf das Endometrium zu haben [36, 37]. Soweit beurteilbar, ist sein Einfluss auf das Herz-Kreislauf-System eher günstig [37], allerdings fehlen Langzeitstudien. In einer in England durchgeführten Kohortenstudie zeigte sich kein Unterschied zwischen Testosteronanwenderinnen und Kontrollen im Hinblick auf die Inzidenzen von Brustkrebs, Apoplex, VTE, KHK, Diabetes mellitus oder Hepatitis [38]. Ein systematisches Review kam zu einem ähnlichen Ergebnis, indem kein erhöhtes Risiko für kardiovaskuläre Ereignisse, arterielle Hypertonie, VTE und Dyslipidämie beobachtet wurde [39]. Es gibt Hinweise für einen neutralen oder sogar protektiven Effekt von Testosteron für die Brust [40–44]. Die wichtigste Studie ist hierbei die sogenannte Dayton-Studie, eine 10-jährige prospektive Beobachtungsstudie mit 1268 prä- und postmenopausalen Frauen, die aufgrund eines symptomatischen Androgenmangels mit Testosteronimplantaten (allein oder in Kombination mit Anastrozol bei z. B. erhöhtem Brustkrebsrisiko) behandelt wurden. Die 5-Jahres-Analyse zeigte für beide Testosterongruppen ein niedrigeres

Brustkrebsrisiko als für die allgemeine Bevölkerung [45], was sich in der 10-Jahres-Analyse bestätigte [46]. Es gibt außerdem erste Hinweise dafür, dass Testosteron bei Frauen mit Brustkrebs, die einen Aromatasehemmer anwenden, zur Behandlung von menopausalen Beschwerden eingesetzt werden kann [47, 48]. Offiziell ist dies ebenso wie die systemische HRT eine absolute Kontraindikation. Da orales DHEA nicht als zugelassenes Präparat auf dem Markt ist, gibt es keine Placebo-kontrollierten Langzeitstudien zu seiner Sicherheit.

3.6.3 Vaginale Hormontherapie

Da die meisten randomisierten Studien zu vaginalen Östrogenpräparaten nicht länger als ein Jahr andauern, müssen Informationen zu langfristigen Risiken aus Beobachtungsstudien herangezogen werden. Bisher gibt es keine Hinweise für ein erhöhtes Risiko für arterielle bzw. venöse Thromboembolien oder Malignome (Mamma, Endometrium, Kolon) [49]. Wie schon im Abschn. 3.4.3 (siehe Abschn. 3.4) angesprochen, werden in der Packungsbeilage der vaginalen Hormonpräparate die gleichen Nebenwirkungen und Risiken wie für die systemische HRT aufgelistet. Das führt regelmäßig zu Angst auf der Anwenderinnenseite und Irritationen auf der ärztlichen Seite. Daher möchte ich die Hintergründe hierfür kurz erläutern [50].

Nach den Leitlinien der Behörden müssen in der Kategorie „Unerwünschte Ereignisse" in der Packungsbeilage alle unerwünschten Ereignisse aufgeführt werden, die in klinischen Studien beobachtet wurden und die möglicherweise in einem kausalen Zusammenhang mit dem Arzneimittel stehen (auch wenn es sich dabei um eine subjektive Zuordnung handelt). Im Gegensatz dazu sind die Kriterien für die Kategorie „Vorsichtsmaßnahmen" weniger klar. Im Allgemeinen sollten hier mögliche schwerwiegende unerwünschte Ereignisse erwähnt werden. International sind die Zulassungsverfahren unterschiedlich. Obwohl die zugrunde liegenden wissenschaftlichen Daten dieselben sind, sind die daraus resultierenden Entscheidungen nicht dieselben. So gibt es beispielsweise keinen international anerkannten Algorithmus zur Bewertung von Sicherheitsfragen. Da es also keinen Standard auf regulatorischer Ebene gibt, gibt es auch keinen international akzeptierten Algorithmus für Pharmaunternehmen, um alle Sicherheitsaspekte zur Unterstützung des Zulassungsverfahrens zu bewerten.

Außerdem sind in einigen Ländern die Historie einer Produktklasse und die „Gleichberechtigung" wichtig. Wenn zum Beispiel ein vaginales Östrogenprodukt (in viel höherer und möglicherweise systemisch wirksamer Dosis) vor 30 Jahren zugelassen wurde und eine bestimmte Nebenwirkung gemeldet und in die Packungsbeilage aufgenommen wurde, dann muss ein neues vaginales Östrogenprodukt (in viel niedrigerer Dosis) dieselben Nebenwirkungen melden, selbst wenn der kausale Zusammenhang für das neue Produkt fraglich ist. In Bezug auf vaginales DHEA wird diese Diskrepanz in den internationalen Zulassungsverfahren deutlich. In den USA und Kanada akzeptierten die Zulassungsbehörden eine Kennzeichnung auf der Grundlage der wissenschaftlichen Daten (Nebenwirkungen), die während der klinischen Studien gewonnen wurden, während die EMA in Europa es vorzog, die gleiche CMDh-HRT-Kennzeichnungsvorlage [51] von (älteren) vaginalen Östrogenen beizubehalten, da es keine Head-to-Head-Studie gibt, die ein anderes Sicherheitsprofil für vaginales DHEA im Vergleich zu (älteren) vaginalen Östrogenen zeigt. Darüber hinaus basiert diese Kennzeichnung nicht auf Erkenntnissen, die mit den Vaginalpräparaten gewonnen wurden, sondern auf Ableitungen von oralen systemischen HRT-Präparaten. Da DHEA ein Pro-Hormon ist, wurde es nach Hormonstandards bewertet.

3.7 Praktisches Vorgehen bei der Initiierung einer Hormonersatztherapie

3.7.1 Kurze Rekapitulation des Bisherigen

In Kap. 1 haben Sie Ihren Gast (Ihre Patientin) kennengelernt. Sie wissen also, welche Symptome sie stören und welche Sorgen sie im Hinblick auf chronische nichtübertragbare Erkrankungen (NCD) hat. Sie haben sich einen guten Überblick über ihr individuelles NCD-Risikoprofil verschafft. Sie haben ihr die verschiedenen Therapieoptionen dargelegt (siehe Abschn. 2.3–2.7), Sie haben die Indikation für eine HRT gestellt (siehe Abschn. 3.3) und die Kontraindikationen für eine HRT überprüft (siehe Abschn. 3.4). Nehmen wir an, Sie entscheiden sich nun gemeinsam mit Ihrer Patientin für eine systemische HRT (für das Thema vaginale Hormontherapie bei GSM siehe Abschn. 4.8). Nun überlegen Sie, welche HRT Sie ihr anbieten sollen. Am besten werfen Sie nochmals einen Blick auf Ihre Checkliste, die Ihnen die wichtigsten Aspekte für die Entscheidungsfindung zusammenfasst (Tab. 3.7).

Bei der Beurteilung des individuellen Risikoprofils für NCD steht das kardiovaskuläre Risiko im Vordergrund. Genau genommen ist das der Dreh- und Angelpunkt im Rahmen der individuellen Kosten-Nutzen-Analyse. Sie habe in Abschn. 1.5

Tab. 3.7 Checkliste für eine individuelle Kosten-Nutzen-Analyse vor HRT-Start

Checkliste: Einzubeziehende Faktoren für eine individuelle Kosten-Nutzen-Analyse vor HRT-Start
• Chronologisches Alter
• Eigen- und Familienanamnese inkl. Lebensstil
• Individuelles Risikoprofil für NCD
• Reproduktives Stadium gemäß STRAW + 10
• Alter bei Menopause
• Zeitraum seit der Menopause
• Art der Menopause
• Intensität des klimakterischen Syndroms
• „Wunschliste" der Patientin (Priorisierung der Therapieziele)
• Erfassen bisheriger Therapieversuche des klimakterischen Syndroms
• Erfassen von Kontraindikationen für eine HRT
• Erfassen eines Kontrazeptionsbedarfs
• Präferenzen der Patientin
• Aufklärung der Patientin für die Vor- und Nachteile einer HRT

10-Jahres-Risiko für kardiovaskuläre Ereignisse (CVD), basierend auf dem ASCVD-Risikoscore des/der American College of Cardiology, American Heart Association	Zeitraum seit der Menopause (Jahre)		
	≤ 5 Jahre	6–10 Jahre	≥ 10 Jahre
Niedriges Risiko (< 5%)		HRT akzeptabel	Alternativen in Erwägung ziehen; HRT akzeptabel nach individueller gemeinsamer Entscheidungsfindung mit der Patientin.
Mittleres Risiko (≥ 5% bis < 10%)		HRT akzeptabel Eine transdermale Östrogengabe sollte in Abhängigkeit von den Risikofaktoren in Erwägung gezogen werden.	Im Allgemeinen Empfehlung gegen eine systemische HRT, stattdessen Alternativen in Erwägung ziehen; falls schwere VMS persistieren, HRT nur nach individueller, gemeinsamer Entscheidungsfindung mit der Patientin.
Hohes Risiko (≥ 10%)		Im Allgemeinen Empfehlung gegen eine systemische HRT, stattdessen Alternativen in Erwägung ziehen; falls schwere VMS persistieren, HRT nur nach individueller, gemeinsamer Entscheidungsfindung mit der Patientin.	

Abb. 3.2 Algorithmus zur Entscheidungsfindung bei einer Hormonersatztherapie basierend auf dem individuellen kardiovaskulären Risiko [52]. Abkürzungen: HRT = Hormonersatztherapie, VMS = Vasomotorische Beschwerden

schon die validierten Risikokalkulatoren für NCD kennengelernt. Nun können Sie den ASCVD-Risikokalkulator bei Ihrer Entscheidungsfindung praktisch einsetzen (Abb. 3.2).

Nehmen wir an, dass Ihre Patientin ein niedriges 10-Jahres-Risiko für kardiovaskuläre Ereignisse hat (< 5%) und sich innerhalb von 10 Jahren nach der Menopause befindet. Somit ist sie eine geeignete Kandidatin für eine HRT.

3.7.2 Wahl einer geeigneten HRT

Je nach Symptomatik und reproduktivem Stadium wählen Sie eine niedrig- oder standarddosierte Östrogendosis (Tab. 2.10).

- Bei geringer Symptomatik bzw. in der frühen Menopausalen Transition (MT) bzw. bei ängstlicher Patientin wähle ich eher eine (ultra-)niedrigdosierte Östrogendosis.
- Bei starken Beschwerden bzw. in der späten MT/Postmenopause und „therapieoffener" Patientin wähle ich eher eine standarddosierte Östrogendosis.
- Die Entscheidung, ob die Östrogene transdermal oder oral angewendet werden, hängt im Wesentlichen vom kardiovaskulären Risikoprofil der Patientin ab.

Wenn Ihre Patientin einen intakten Uterus besitzt, muss nun noch ein Progestagen ausgesucht werden. Je nach reproduktivem Stadium wird dieses sequenziell (SEQ-EPT) oder kontinuierlich (KK-EPT) mit Östrogenen kombiniert. Ihnen stehen folgende Optionen zur Verfügung:

- Sie wählen ein fixes orales oder transdermales EPT-Präparat.
- Sie stellen eine individuelle EPT zusammen und nutzen dafür die staatlich zugelassenen Einzelprodukte. In diesem Fall bestimmen Sie die orale Progestagendosis in Abhängigkeit von der gewählten Östrogendosis, dem gewählten Regime (SEQ-EPT, KK-EPT) und dem individuellen Endometriumkarzinomrisiko (siehe Abschn. 3.2).
- Die Wahl des Progestagen-Typs hängt von seinen gewünschten Partialwirkungen ab (Tab. 2.15).

3.7.3 Festlegung des Therapiestarts

Formal ist kein transvaginaler Ultraschall (TVUS) vor HRT-Start nötig. Ich empfehle es trotzdem, um sicher zu sein, dass keine therapiebedürftigen Pathologien des inneren Genitals vorliegen. Außerdem können Sie die aktuelle Zyklusphase erkennen, in der sich Ihre Patientin gerade befindet.

Als Nächstes muss nämlich die Frage geklärt werden, wann die HRT gestartet werden soll. Hier hilft es wieder, das reproduktive Stadium miteinzubeziehen.

- Wenn Ihre Patientin in der frühen MT ist und Sie ein fixes SEQ-EPT-Präparat gewählt haben, kann sie innerhalb der ersten 5 Tage nach Beginn der Menstruation mit diesem starten.
- Wenn Ihre Patientin in der frühen MT ist und Sie eine freie SEQ-EPT-Kombination gewählt haben, kann sie innerhalb der ersten 5 Tage nach Beginn der Menstruation mit dieser starten. Die Progestagengabe erfolgt dann meistens vom 15. bis 26. ZT.
- Wenn Ihre Patientin bereits ein SEQ-EPT-Präparat anwendet und dieses nun gewechselt werden soll, kann sie den 28-Tage-Zyklus des bisherigen Präparats noch beenden und danach mit dem neuen Produkt starten.
- Wenn Ihre Patientin in der späten MT oder Postmenopause ist und Sie ein fixes SEQ-EPT- oder KK-EPT-Präparat gewählt haben, kann sie entweder sofort mit diesem starten (wenn die doppelte Endometriumdicke im TVUS 5 mm ist) oder Sie führen erst einen Progestagentest durch (z. B. orales DYD 20 mg/Tag oder MPA 5–10 mg/Tag oder NETA 5–10 mg/Tag oder MP 200 mg/Tag während 12–14 Tagen). Wenn der Progestagentest positiv ist, kann Ihre Patientin das EPT-Präparat innerhalb der ersten 5 Tage nach Beginn der Entzugsblutung starten. Wenn der Progestagentest negativ ist, das heißt, es tritt innerhalb von 3 bis 5 Tagen nach Stopp des Progestagens keine Entzugsblutung auf, kann Ihre Patientin sofort mit dem EPT-Präparat starten.

- Wenn Ihre Patientin in der späten MT oder Postmenopause ist und Sie eine freie SEQ-EPT-Kombination gewählt haben, wird aus pragmatischen Gründen das Progestagen oft vom 1. bis 12./14. Tag des Kalendermonats verabreicht.
- Wenn Ihre Patientin bereits ein KK-EPT-Präparat anwendet und dieses nun gewechselt werden soll, kann sie den 28-Tage-Zyklus des bisherigen Präparats noch beenden und danach mit dem neuen Produkt starten.
- Das Vorgehen bei den fixen SEQ-EPT und KK-EPT-Pflastern ist analog.
- Tibolon ist nur für die Postmenopause zugelassen.
- Wenn Sie das LNG-IUD Mirena® zur Endometriumprotektion bei gleichzeitiger Östrogengabe wählen, dann erfolgt die IUD-Einlage gemäß der Packungsbeilage.
- Der geeignete Zeitpunkt für den Wechsel einer SEQ-EPT auf eine KK-EPT ist dann gegeben, wenn die Entzugsblutungen bei der SEQ-EPT schwächer werden (meist 4 Jahre nach der Menopause). Die Amenorrhoerate unter KK-EPT beträgt nach ≥ 6 Behandlungsmonaten 50–94 % und ist bei Frauen mit > 3 Jahren seit der Menopause höher.

3.7.4 Aufklärung vor Therapiestart und Frequenz der Wiedervorstellungen

Bevor Ihre Patientin nun Ihre Praxis verlässt, braucht sie noch ein paar zusätzliche Angaben und Aufklärung über die „Spielregeln". Dazu zählen:

- Information über mögliche Nebenwirkungen, die meist vorübergehend in den ersten 6 Wochen auftreten und als ein Zeichen einer Überdosierung und/oder Prädisposition zu verstehen sind (Prävalenz 5–10 %) (siehe Abschn. 3.5).
- Sollte irgendein Symptom mit hoher Frequenz (z. B. Migräne) und/oder ungewohnter Intensität (z. B. abnorme uterine Blutungen, einseitige Beinschwellung) auftreten, dann soll sie sich (sofort) ärztlich vorstellen und das HRT-Präparat absetzen.
- Nach 3 bis 4 Wochen erfolgt die Überprüfung der Wirksamkeit und Nebenwirkungen der HRT (digital oder in personam).
- Nach 3 Monaten erfolgt die Überprüfung der Wirksamkeit und Sicherheit der HRT in personam. Falls nötig, wird die Therapie angepasst. Wenn trotz Dosisanpassung die Symptomatik weiterhin bestehen bleibt, erfolgt die entsprechende Differenzialdiagnostik (siehe Kap. 4).
- Klinische Verlaufskontrollen sollten am Anfang alle 6 Monate, dann bei guter Verträglichkeit und stabiler medizinischer Situation einmal jährlich stattfinden.
- Die individuelle Nutzen-Risiko-Abwägung der HRT sollte mindestens jährlich überprüft werden. Dies bedeutet nicht automatisch einen Auslassversuch.
- Unter einer Kurzzeit-HRT versteht man einen Therapiezeitraum von bis zu 5 Jahren.
- Es gibt keine Limitation der HRT-Anwendungsdauer.
- Es ist unklar, ob, um ein VMS-Rezidiv zu vermeiden, eine HRT ausgeschlichen werden sollte oder abrupt gestoppt werden kann. Wenn eine orale HRT

ausgeschlichen werden soll, dann kann z. B. die wöchentliche Tablettenanzahl (Östrogen und Progestagen gleichermaßen) um jeweils eine Tablette pro Woche oder Monat reduziert werden (cave: Off-Label-Use).
- Bei der prämaturen (< 40 Jahren) und frühen Menopause (≤ 45 Jahren) sollte eine standarddosierte HRT bis mindestens zum 50. Lebensjahr fortgesetzt werden, sofern keine Kontraindikationen vorliegen (siehe Kap. 5).

Literatur

1. Hamoda, H. and B.m.a. council, *British Menopause Society tools for clinicians: Progestogens and endometrial protection.* Post Reprod Health, 2022. **28**(1): p. 40–46.
2. Becker, C.M., et al., *ESHRE guideline: endometriosis.* Hum Reprod Open, 2022. **2022**(2): p. hoac009.
3. Panel, T.H.T.P.S.o.T.N.A.M.S.A., *The 2022 hormone therapy position statement of The North American Menopause Society.* Menopause, 2022. **29**(7): p. 767–794.
4. Göretzlehner, G., et al., *Praktische Hormontherapie in der Gynäkologie.* 6 ed. 2012, Berlin/Boston: Walter de Gruyter GmbH & Co. KG. 396.
5. Inwald, E.C., et al., *Perimenopause and Postmenopause – Diagnosis and Interventions. Guideline of the DGGG and OEGGG (S3-Level, AWMF Registry Number 015-062, September 2020).* Geburtshilfe Frauenheilkd, 2021. **81**(6): p. 612–636.
6. Leitlinienprogramm Onkologie (Deutsche Krebsgesellschaft, D.K., AWMF) *S3-Leitlinie Endometriumkarzinom, Langversion 2.0, 2022, AWMF Registernummer: 032/034-OL.* 2022.
7. Davis, S.R., et al., *The 2023 Practitioner's Toolkit for Managing Menopause.* Climacteric, 2023. **26**(6): p. 517–536.
8. Hipolito Rodrigues, M.A. and A. Gompel, *Micronized progesterone, progestins, and menopause hormone therapy.* Women Health, 2021. **61**(1): p. 3–14.
9. Kaemmle, L.M., et al., *The impact of micronized progesterone on cardiovascular events – a systematic review.* Climacteric, 2022: p. 1–10.
10. Stute, P., J. Neulen, and L. Wildt, *The impact of micronized progesterone on the endometrium: a systematic review.* Climacteric, 2016. **19**(4): p. 316–328.
11. Formoso, G., et al., *Short-term and long-term effects of tibolone in postmenopausal women.* Cochrane Database Syst Rev, 2016. **10**: p. CD008536.
12. Davis, S.R., et al., *Testosterone for low libido in postmenopausal women not taking estrogen.* N Engl J Med, 2008. **359**(19): p. 2005–17.
13. Portman, D.J., et al., *Lack of effect of intravaginal dehydroepiandrosterone (DHEA, prasterone) on the endometrium in postmenopausal women.* Menopause, 2015. **22**(12): p. 1289–95.
14. Inwald, E.C., et al., *Perimenopause and Postmenopause – Diagnosis and Interventions. Guideline of the DGGG and OEGGG (S3-Level, AWMF Registry Number 015-062, September 2020).* Geburtshilfe Frauenheilkd, 2021. **81**(6): p. 612–636.
15. Miller, K.K., et al., *Effects of testosterone replacement in androgen-deficient women with hypopituitarism: a randomized, double-blind, placebo-controlled study.* J Clin Endocrinol Metab, 2006. **91**(5): p. 1683–90.
16. Scheffers, C.S., et al., *Dehydroepiandrosterone for women in the peri- or postmenopausal phase.* Cochrane Database Syst Rev, 2015. **1**: p. CD011066.
17. Inwald, E.C., et al., *Perimenopause and Postmenopause – Diagnosis and Interventions. Guideline of the DGGG and OEGGG (S3-Level, AWMF Registry Number 015-062, September 2020).* Geburtshilfe Frauenheilkd, 2021. **81**(6): p. 612–636.
18. Panel, T.H.T.P.S.o.T.N.A.M.S.A., *The 2022 hormone therapy position statement of The North American Menopause Society.* Menopause, 2022. **29**(7): p. 767–794.

19. von Wolff, M. and P. Stute, *Gynäkologische Endokrinologie und Reproduktionsmedizin: Das Praxisbuch*. 1 ed. 2013: Schattauer GmbH, Hölderlinstrasse 3, 70174 Stuttgart, Germany. 450.
20. Panay, N., *British Menopause Society Tool for clinicians: Testosterone replacement in menopause*. Post Reprod Health, 2022. **28**(3): p. 158–160.
21. Sahu, P., B. Gidwani, and H.J. Dhongade, *Pharmacological activities of dehydroepiandrosterone: A review*. Steroids, 2020. **153**: p. 108507.
22. Manson, J.E. and A.M. Kaunitz, *Menopause Management – Getting Clinical Care Back on Track*. N Engl J Med, 2016. **374**(9): p. 803–6.
23. Collaborative Group on Hormonal Factors in Breast, C., *Type and timing of menopausal hormone therapy and breast cancer risk: individual participant meta-analysis of the worldwide epidemiological evidence*. Lancet, 2019. **394**(10204): p. 1159–1168.
24. Kaemmle, L.M., et al., *The impact of micronized progesterone on cardiovascular events – a systematic review*. Climacteric, 2022: p. 1–10.
25. Stute, P., L. Wildt, and J. Neulen, *The impact of micronized progesterone on breast cancer risk: a systematic review*. Climacteric, 2018: p. 1–12.
26. Zürcher, A., et al., *Influence of the levonorgestrel-releasing intrauterine system on the risk of breast cancer: a systematic review*. Arch Gynecol Obstet, 2022.
27. Formoso, G., et al., *Short-term and long-term effects of tibolone in postmenopausal women*. Cochrane Database Syst Rev, 2016. **10**: p. CD008536.
28. Nelson, H.D., et al., *Use of medications to reduce risk for primary breast cancer: a systematic review for the U.S. Preventive Services Task Force*. Ann Intern Med, 2013. **158**(8): p. 604–14.
29. Panel, T.H.T.P.S.o.T.N.A.M.S.A., *The 2022 hormone therapy position statement of The North American Menopause Society*. Menopause, 2022. **29**(7): p. 767–794.
30. Hamoda, H., et al., *The British Menopause Society & Women's Health Concern 2020 recommendations on hormone replacement therapy in menopausal women*. Post Reprod Health, 2020. **26**(4): p. 181–209.
31. Manson, J.E., et al., *Menopausal Estrogen-Alone Therapy and Health Outcomes in Women With and Without Bilateral Oophorectomy: A Randomized Trial*. Ann Intern Med, 2019. **171**(6): p. 406–414.
32. Boardman, H.M., et al., *Hormone therapy for preventing cardiovascular disease in postmenopausal women*. Cochrane Database Syst Rev, 2015. **2015**(3): p. CD002229.
33. Mendoza, N., et al., *Eligibility criteria for Menopausal Hormone Therapy (MHT): a position statement from a consortium of scientific societies for the use of MHT in women with medical conditions. MHT Eligibility Criteria Group*. Maturitas, 2022. **166**: p. 65–85.
34. Scott, A., et al., *The testosterone prescribing practice of BMS menopause specialists*. Post Reprod Health, 2021. **27**(2): p. 77–88.
35. Achilli, C., et al., *Efficacy and safety of transdermal testosterone in postmenopausal women with hypoactive sexual desire disorder: a systematic review and meta-analysis*. Fertil Steril, 2017. **107**(2): p. 475–482.e15.
36. Maclaran, K. and N. Panay, *The safety of postmenopausal testosterone therapy*. Womens Health (Lond), 2012. **8**(3): p. 263–75.
37. Davis, S.R., *Cardiovascular and cancer safety of testosterone in women*. Curr Opin Endocrinol Diabetes Obes, 2011. **18**(3): p. 198–203.
38. van Staa, T.P. and J.M. Sprafka, *Study of adverse outcomes in women using testosterone therapy*. Maturitas, 2009. **62**(1): p. 76–80.
39. Islam, R.M., et al., *Safety and efficacy of testosterone for women: a systematic review and meta-analysis of randomised controlled trial data*. Lancet Diabetes Endocrinol, 2019. **7**(10): p. 754–766.
40. Dimitrakakis, C. and C. Bondy, *Androgens and the breast*. Breast Cancer Res, 2009. **11**(5): p. 212.
41. Nachtigall, L., et al., *Safety and tolerability of testosterone patch therapy for up to 4 years in surgically menopausal women receiving oral or transdermal oestrogen*. Gynecol Endocrinol, 2011. **27**(1): p. 39–48.

42. Davis, S.R., et al., *Testosterone for low libido in postmenopausal women not taking estrogen.* N Engl J Med, 2008. **359**(19): p. 2005–17.
43. Panay, N., et al., *Testosterone treatment of HSDD in naturally menopausal women: the ADORE study.* Climacteric, 2010. **13**(2): p. 121–31.
44. Davis, S.R., et al., *The incidence of invasive breast cancer among women prescribed testosterone for low libido.* J Sex Med, 2009. **6**(7): p. 1850–6.
45. Glaser, R.L. and C. Dimitrakakis, *Reduced breast cancer incidence in women treated with subcutaneous testosterone, or testosterone with anastrozole: a prospective, observational study.* Maturitas, 2013. **76**(4): p. 342–9.
46. Glaser, R.L., A.E. York, and C. Dimitrakakis, *Incidence of invasive breast cancer in women treated with testosterone implants: a prospective 10-year cohort study.* BMC Cancer, 2019. **19**(1): p. 1271.
47. Glaser, R.L., A.E. York, and C. Dimitrakakis, *Subcutaneous testosterone-letrozole therapy before and concurrent with neoadjuvant breast chemotherapy: clinical response and therapeutic implications.* Menopause, 2017. **24**(7): p. 859–864.
48. Gera, R., et al., *Does Transdermal Testosterone Increase the Risk of Developing Breast Cancer? A Systematic Review.* Anticancer Res, 2018. **38**(12): p. 6615–6620.
49. *The 2020 genitourinary syndrome of menopause position statement of The North American Menopause Society.* Menopause, 2020. **27**(9): p. 976–992.
50. Stute, P., et al., *Swiss consensus on the role of DHEA in the management of genitourinary syndrome of menopause.* Climacteric, 2022. **25**(3): p. 246–256.
51. CMDh, *CORE PACKAGE LEAFLET FOR HORMONAL REPLACEMENT THERAPY PRODUCTS based on core SmPC HRT revision 7, June 2020.* 2020.
52. Cho, L., et al., *Rethinking Menopausal Hormone Therapy: For Whom, What, When, and How Long?* Circulation, 2023. **147**(7): p. 597–610.

Die Gourmetküche

Inhaltsverzeichnis

4.1	Einleitung	85
4.2	Vasomotorische Beschwerden	86
4.3	Depressive Störung	97
4.4	Angststörung	108
4.5	Schlafstörung	115
4.6	Müdigkeit und Brain Fog	123
4.7	Gelenk- und Muskelschmerzen	134
4.8	Genitourinäres Menopausensyndrom	138
4.9	Sexuelle Funktionsstörung	147
4.10	Übergewicht und Adipositas	156
4.11	Abnorme uterine Blutung	164
4.12	Ästhetik – Hyperandrogenismus	174
Literatur		191

4.1 Einleitung

Im Kap. 3 haben Sie das Grundrezept für eine Hormonersatztherapie (HRT) kennengelernt. In diesem Kapitel werden wir nun die typischen Wechseljahresbeschwerden und mögliche Therapiestrategien genauer betrachten. Die Therapieentscheidung hängt von verschiedenen Faktoren ab: Eigen- und Familienanamnese, chronologisches Alter, Menopausenalter bzw. reproduktives Stadium gemäß STRAW+10, Kontrazeptionsbedarf, Lifestyle (Ernährung, Bewegung, Nikotin, Alkohol), Risiko für chronische nichtübertragbare Erkrankungen wie kardiovaskuläre Erkrankungen (CVD), Diabetes mellitus Typ 2 (T2DM), Malignome, muskuloskelettale Erkrankungen, chronische Lungenerkrankungen, Demenz und Präferenz Ihres Gasts – Ihrer Patientin.

4.2 Vasomotorische Beschwerden

Diese Situation kennen wir sowohl als Gastgeberin als auch als Gast ab einem bestimmten Alter (fast) alle: *Frau* „wirft" sich für ein Abendessen „in Schale" und kaum sitzt sie am gedeckten Tisch und trinkt ein Glas Wein, kommt – Schwupps – eine Wallung und ruiniert gefühlt das Make-up.

4.2.1 Definition

Der Begriff vasomotorische Beschwerden (VMS) umfasst Hitzewallungen und Schweißausbrüche. Hitzewallungen beginnen typischerweise mit einem plötzlichen Hitzegefühl, das sich auf den oberen Brustbereich und das Gesicht konzentriert und schnell zu einem allgemeinen Gefühl wird. Das Hitzegefühl hält oft 2–4 Minuten an, geht häufig mit starkem Schwitzen und gelegentlich Herzklopfen einher und wird manchmal von Schüttelfrost, Frösteln und einem Gefühl der Beklemmung begleitet. Die Anzahl der Hitzewallungen kann von durchschnittlich weniger als einer pro Tag bis zu einer pro Stunde während des Tages und der Nacht reichen, wobei nächtliche Hitzewallungen häufiger in den ersten 4 Stunden des Schlafs auftreten, während der REM-Schlaf in den folgenden 4 Stunden Hitzewallungen, Erregung und Erwachen unterdrückt [1].

4.2.2 Epidemiologie

VMS treten bei etwa 40 % der Frauen in der frühen Menopausalen Transition (MT) und bei 60 bis 80 % der Frauen in der späten MT und frühen Postmenopause auf [2, 3]. Viele Frauen beurteilen die Intensität der VMS als schwerwiegend [2]. Die Verläufe von VMS lassen sich in vier Cluster unterteilen: frühes Auftreten 18,4 %, Beginn nahe der letzten Menstruation mit späterem Rückgang 29,0 %, frühes Auftreten mit anhaltend hoher Frequenz 25,6 % und mit anhaltend niedriger Frequenz 27,0 % [4]. VMS dauern im Mittel 7.4 Jahre an, bei einem Drittel der Frauen sogar mehr als 10 Jahre [5].

4.2.3 Ätiologie

Das Thermoregulationszentrum im Hypothalamus wird von Kisspeptin/Neurokinin B/Dynorphin (KNDy)-Neuronen innerviert, die durch Neurokinin B (NKB) stimuliert und durch Östrogen gehemmt werden. Nach der Menopause sinkt der Östrogenspiegel und die NKB-Signalisierung wird verstärkt. Es wird angenommen, dass dies zu einer unkontrollierten Aktivierung der KNDy-Neuronen und damit zur Entwicklung von VMS führt (siehe Abschn. 2.4.5) [6, 7]. Die thermoneutrale Zone ist bei Frauen mit Hitzewallungen verengt [8]. Während prämenopausale Frauen bei einem Anstieg der Körperkerntemperatur um 0,4 °C Mechanismen zur Wärmeabfuhr einleiten, geschieht dies bei Frauen in den Wechseljahren bei einem viel geringeren Temperaturanstieg [9]. Das Wärmegefühl resultiert aus einer unangemessenen peripheren Vasodilatation mit erhöhter kutaner Durchblutung. Das Schwitzen führt zu einem raschen Wärmeverlust und zu einem Absinken der Körperkerntemperatur unter den Normalwert. Schüttelfrost kann dann ein Kompensationsmechanismus sein, um die Kerntemperatur wieder zu normalisieren [7]. VMS treten gleichzeitig mit LH-Impulsen auf, werden aber nicht durch diese verursacht [10].

4.2.4 Risikofaktoren

Zu den Risikofaktoren von VMS zählen unter anderem Adipositas [11, 12], Rauchen [11, 12], reduzierte körperliche Aktivität, induzierte Menopause, soziodemografische Faktoren (niedriges Einkommen, niedriger Bildungsgrad) [11], ethnische Faktoren (afroamerikanische Frauen berichten häufiger über VMS als kaukasische Frauen, japanische und chinesische Frauen dagegen seltener [11]) und genetische Varianten [13].

4.2.5 Diagnostik

Die Erfassung von VMS erfolgt klinisch, z. B. mit dem validierten Fragebogen MRS-II (siehe Abschn. 1.4). Aufsteigende Hitze und Schweißausbrüche werden hier auf einer 5-Punkte-Likert-Skala beurteilt (0 = keine bis 4 = sehr stark).

4.2.6 Differenzialdiagnostik

Im Rahmen der Differenzialdiagnostik ist es zunächst sinnvoll, sich die Definitionen verschiedener „Schwitzformen" in Erinnerung zu rufen:

- Eine generalisierte Hyperhidrose ist eine übermäßige Schweißabsonderung, die über das Maß hinausgeht, das zur Kontrolle der Körpertemperatur erforderlich ist. Sie kann primär (idiopathisch) oder sekundär (aufgrund einer zugrunde liegenden Ursache) sein. Wenn das Schwitzen auf bestimmte Körperregionen beschränkt ist, spricht man von einer primären fokalen Hyperhidrose.
- Nächtliches Schwitzen (Schlafhyperhidrose) sind Episoden einer generalisierten Hyperhidrose, die während des Schlafs auftreten und in ihrem Schweregrad von mäßigem, diffusem Schwitzen bis hin zu Schweißausbrüchen reichen können, die einen Wechsel der Bettwäsche erfordern.
- Hitzewallungen können schwer von nächtlichen Schweißausbrüchen zu unterscheiden sein, obwohl erstere mehrere charakteristische Merkmale aufweisen. Hitzewallungen können mit einem unangenehmen Hitzegefühl in der Brust, im Nacken oder im Unterleib beginnen. Es folgt eine plötzliche Wärme und sichtbare Hautrötung in den Bereichen Brust, Kopf und Nacken. Das Wärmegefühl

hält 3 bis 4 Minuten an und wird in der Regel von Schweißausbrüchen in denselben Bereichen begleitet.
- Flushing, eine erhöhte Hautdurchblutung aufgrund von Gefäßerweiterung, wird als Wärme und Rötung des Gesichts und gelegentlich des Rumpfes empfunden, was mit Schwitzen einhergehen kann. Es kann manchmal schwierig sein, einen Flush mit verstärktem Schwitzen von Schwitzen aufgrund von Hitzewallungen oder Nachtschweiß zu unterscheiden.

Eine ausführliche Anamnese ist das wichtigste Element bei der Untersuchung einer Patientin mit generalisierter Hyperhidrose oder nächtlichem Schwitzen. Tab. 4.1 zeigt die lange Liste potenzieller Ursachen von VMS. In den meisten Fällen

Tab. 4.1 Ursachen für nächtliche Schweißausbrüche mit typischen Merkmalen und entsprechenden Befunden

Ätiologie	Typische Merkmale in der Anamnese	Typische körperliche Untersuchungsbefunde oder Ergebnisse von spezifischen Tests
Malignome	• Malignom in der Anamnese • Ungewollter Gewichtsverlust, Fieber, Müdigkeit oder Juckreiz (Lymphom) • Vergrößerte Lymphknoten	• Lymphadenopathie • Pathologische Labordiagnostik • Pathologische Bildgebung
Infektionen		
Tuberkulose (Tb)	• Symptome einer aktiven Tb (Husten, Auswurf, Müdigkeit, ungewollter Gewichtsverlust) • Risikofaktoren für Tb (z. B. Kontakt zu einer Person mit Tb, Einwanderung aus einem endemischen Gebiet oder Arbeit im Gesundheitswesen)	• Abnorme pulmonale Untersuchung • Bildgebung im Einklang mit aktiver Tb • Positive Kultur von Sputum oder anderen Körperflüssigkeiten
Bakteriämie	• Lokalisierte Schmerzen, v. a. Rücken- oder Gelenkschmerzen, die, v. a. wenn sie von Fieber begleitet sind, auf Endokarditis, Abszess oder Osteomyelitis hindeuten können • Risikofaktoren für Endokarditis (z. B. kürzlich durchgeführte zahnärztliche Eingriffe, Immunsuppression)	• Klinische Anzeichen einer Infektion • Positive Blutkulturen • Herzklappenveränderungen in der Herzechografie • Andere pathologische bildgebende Verfahren

4.2 Vasomotorische Beschwerden

Tab. 4.1 (Fortsetzung)

Ätiologie	Typische Merkmale in der Anamnese	Typische körperliche Untersuchungsbefunde oder Ergebnisse von spezifischen Tests
HIV	• Soor, Diarrhoe, ungewollter Gewichtsverlust, vergrößerte Lymphknoten • Risikofaktoren für eine HIV-Infektion	• Positive HIV-Serologie
Geografisches Infektionsrisiko	• Wohnsitz oder Reise in Gebiete, in denen bestimmte Infektionen wie Malaria oder durch Zecken übertragene Krankheiten endemisch sind	• Spezifische Labortests bei V. a. eine Infektion
Endokrine Erkrankung		
Veränderungen des Östrogenserumspiegels	• Alter und Menopausenstatus	• Erfassen des gesamten klimakterischen Syndroms per MRS-II
Hyperthyreose	• Gewichtsverlust, Zittern, Hitzeunverträglichkeit, Diarrhoe	• Pathologische Schilddrüsenfunktionstests
Phäochromozytom (Tumor des Nebennierenmarks)/ Paragangliom (Tumor im Grenzstrang des Sympathikus)	• Episodische Kopfschmerzen, Schweißausbrüche, Tachykardie	• Anhaltender oder intermittierender Bluthochdruck • Erhöhte (Nor-)Metanephrine im Plasma und/oder Katecholamine (Dopamin, Noradrenalin, Adrenalin) im Sammelurin
Karzinoid-Syndrom	• Flushing, mit Diarrhoe und/oder Keuchen	• Erhöhtes 5-HIAA im Sammelurin, ggf. Leberrundherde in der Oberbauchsonografie
Insulinom	• Ungeklärte Gewichtszunahme, hypoglykämische Episoden	• Hypoglykämie z. B. ≤ 60 mg/dl, die mit Schwitzanfällen einhergeht • Erhöhtes C-Peptid i. S.
Akromegalie	• Wachstum der Akren und Weichteile, Kopfschmerzen, Hautverdickung, Makrognathie, Makroglossie	• Erhöhtes IGF-1 i. S.
Schlafbezogene Atmungsstörung		
Obstruktives Schlafapnoesyndrom (OSAS)	• Schnarchen, Müdigkeit, Apnoephasen beim Schlafen • Alter > 50 Jahre, BMI > 35, (therapierte) arterielle Hypertonie, Halsumfang ≥ 41 cm (Frauen)	• Pathologischer STOP-BANG Fragebogen
Sonstiges: Gastro-ösophagealer Reflux, temporale Arteriitis, Diabetes insipidus, Sarkoidose, myalgische Enzephalomyelitis/chronisches Erschöpfungssyndrom, Quecksilbervergiftung		

Abkürzungen: 5-HIAA = 5-Hydroxyindol-Essigsäure, IGF-1 = Insulin-like-growth-factor-1, MRS = Menopause Rating Scale, Tb = Tuberkulose

Tab. 4.2 Medikamente, die Schwitzen verursachen können

Medikamentenklasse	Beispiele
Antidepressiva	Bupropion, SSRI, SNRI, trizyklische Antidepressiva
Cholinergika	Bethanechol, Pilocarpin, Pyridostigmin
(Anti-)Hormone	GnRH-Agonisten, Aromatasehemmer, Selektive Östrogenrezeptormodulatoren (SERM)
Antidiabetika	Insulin, Sulfonylharnstoffe, Thiazolidindione, Glinide
Sympathomimetika	Beta-Agonisten, Phenylephrin
Sonstiges	Betablocker, Bromocriptin, Kalziumkanalblocker, Cyclosporin, Clozapin, Hydralazin, Triptane, Ethanol, Interferon alfa-2b, Methadon (und andere Opioide), Donepezil, Niacin, Omeprazol, Analgetika, Antipyretika

Abkürzungen: GnRH = Gonadotropin-Relasing-Hormon, SNRI = Selektive Serotonin-Noradrenalin-Wiederaufnahmehemmer, SSRI = Selektive Serotonin-Wiederaufnahmehemmer

wird man diese gar nicht brauchen, aber bei Frauen mit persistierenden VMS wird man dann doch mitunter nervös und fragt sich, ob man etwas übersehen hat. *Merke*: Die Medikamentenanamnese sollte sowohl verschreibungspflichtige als auch rezeptfreie Präparate umfassen (Tab. 4.2).

Während die Anamnese der Eckpfeiler der klinischen Bewertung einer Patientin mit nächtlichen Schweißausbrüchen ist, kann eine gezielte körperliche Untersuchung zusätzliche diagnostische Informationen liefern. Hierzu zählen:

- Allgemeines Erscheinungsbild (allgemeiner Gesundheitszustand inkl. Ernährungszustand)
- Temperatur, Herzfrequenz, Blutdruck und Gewicht
- Untersuchung aller Lymphknotenketten auf pathologisch vergrößerte Lymphknoten
- Untersuchung des Oropharynx auf Soor und der Schleimhäute auf Petechien oder Blässe
- Beurteilung der Augen auf Lidschlag oder Exophthalmus
- Beurteilung der peripheren Reflexe und der Schilddrüse auf Struma oder Knötchen
- Untersuchung des Abdomens auf Knoten und/oder Splenomegalie
- Kardiovaskuläre Untersuchung auf neue oder veränderte Herzgeräusche
- Untersuchung der Lunge
- Gezielte neurologische Untersuchung, wenn die Anamnese dies nahelegt

Wenn nach der klinischen Anamnese und/oder der körperlichen Untersuchung eine Ätiologie erkennbar ist, werden die entsprechenden nächsten Schritte für die Behandlung oder die weitere Abklärung dieser spezifischen Ursache eingeleitet. Wenn die klinische Anamnese und die körperliche Untersuchung keine spezifische Ätiologie nahelegen, aber objektives Fieber dokumentiert wird, besteht eine höhere Wahrscheinlichkeit für eine verborgene Infektion oder ein malignes Geschehen. Wenn die klinische Anamnese und/oder die körperliche Untersuchung keine Ursache ergeben und objektives Fieber ausgeschlossen werden kann, richtet sich das weitere Vorgehen nach dem Charakter (Schweregrad und Muster) des Schwitzens (Abb. 4.1). In vielen Fällen bleibt die Ursachenforschung erfolglos. Man spricht dann von einer „idiopathischen" Hyperhidrose, die etwa 5 % der Allgemeinbevölkerung betreffen soll.

4.2 Vasomotorische Beschwerden

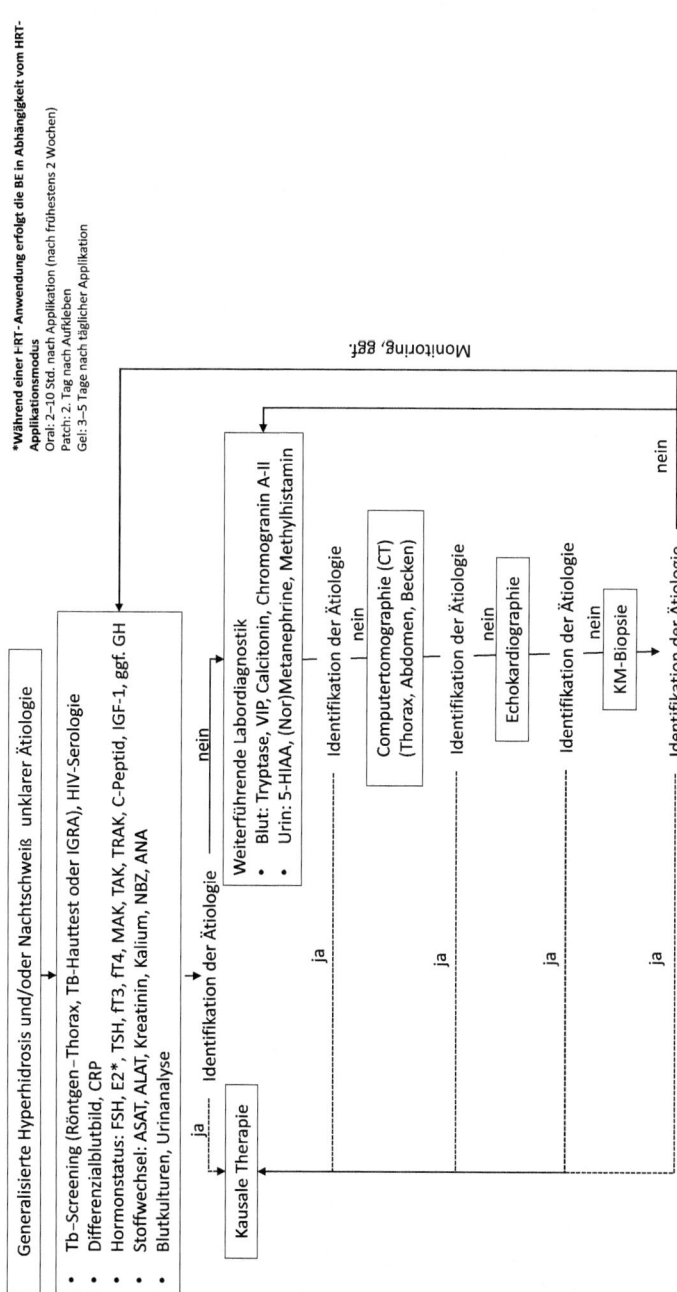

Abb. 4.1 Differenzialdiagnostik bei generalisierter Hyperhidrose oder Nachtschweiß. Abkürzungen: 5-HIAA = 5-Hydroxyindol-Essigsäure, ALAT = Alanin-Aminotransferase = Glutamat-Pyruvat-Transaminase (GPT), ANA = Antinukleäre Antikörper, ASAT = Aspartat-Aminotransferase = Glutamat-Oxalacetat-Transaminase (GOT), BE = Blutabnahme, CRP = C-reaktives Protein, E2 = Östradiol, fT3 = freies Trijodthyronin, fT4 = freies Thyroxin, FSH = Follikel-Stimulierendes Hormon, GH = Wachstumshormon, IGF-1 = Insulin-like-growth-factor-1, KM = Knochenmark, MAK = Mikrosomale Antikörper = Thyreoperoxidase (TPO)-Antikörper, TAK = Thyreoglobulin-Antikörper, NBZ = Nüchternblutzucker, Tb = Tuberkulose, TRAK = TSH-Rezeptor-Antikörper, TSH = Thyreoidea-stimulierendes Hormon, VIP = Vasoaktives intestinales Peptid

4.2.7 Therapie

Die Interpretation der Wirksamkeit verschiedener in klinischen Studien untersuchter Wirkstoffe wird durch den Placebo-Effekt beeinträchtigt, der Hitzewallungen um etwa 20 bis 50 % reduzieren kann [14, 15]. Bei Frauen mit höheren Angstwerten ist die Wahrscheinlichkeit höher, dass sie auf Placebo ansprechen [16]. Diese Beobachtungen deuten darauf hin, dass selbst statistisch signifikant wirksame Mittel zumindest teilweise über einen Placebo-Mechanismus wirken können.

4.2.7.1 Einfache Verhaltensmaßnahmen
Bei leichten Hitzewallungen (Hitzewallungen, die die üblichen Aktivitäten nicht beeinträchtigen) wenden viele Frauen zunächst in Eigenregie einfache Verhaltensmaßnahmen an. Hierzu zählen das Senken der Raumtemperatur, das Benutzen von Ventilatoren, das Anziehen von Kleidungsschichten, die sich leicht ablegen lassen, das Vermeiden von Auslösern (wie Alkohol, scharfe Speisen und stressige Situationen) und Gewichtsabnahme. Letztere wurde von der Nordamerikanischen Menopause Gesellschaft (NAMS) als wirksam gegen VMS eingestuft [17].

4.2.7.2 Hormonersatztherapie
Die HRT gilt international als First-Line-Therapie von menopausalen VMS [5, 18, 19]. Frauen mit VMS soll eine HRT angeboten werden, nachdem sie über die kurz- (bis zu 5 Jahre) und langfristigen Nutzen und Risiken informiert wurden. Für Frauen mit Uterus kommt eine Östrogen-Progestagen-Therapie (EPT) mit adäquatem Progestagenanteil, für hysterektomierte Frauen eine Östrogenmonotherapie (ET) in Betracht [18]. Die Östrogendosis richtet sich nach der Intensität der VMS. Die Progestagendosis richtet sich nach der Östrogendosis. Das EPT-Kombinationsregime (sequenziell- oder kontinuierlich-kombiniert) richtet sich nach dem reproduktiven Stadium (MT, Postmenopause). Der Applikationsmodus der Östrogene (oral, non-oral) hängt im Wesentlichen von den Komorbiditäten ab (siehe Kap. 3). Die Wirksamkeit einer HRT zur Reduktion von VMS beträgt ca. 90 %. Das heißt, wenn 1000 Frauen eine HRT bekommen, werden 900 eine signifikante Reduktion von Hitzewallungen spüren [20].

4.2.7.3 Nichthormonelle Pharmakotherapie
In diese Kategorie fallen Antidepressiva, Antikonvulsiva, Antihypertensiva, Anticholinergika und NK3R-Antagonisten (siehe Abschn. 2.4).

4.2.7.3.1 Antidepressiva
Zu den wirksamsten pharmakologischen Alternativen zu Östrogenen gehören einige der Antidepressiva der SSRI- und SNRI-Klassen [14, 15, 21, 22]. Ihre Wirksamkeit wurde in einzelnen PC-RCT [23–32], einer Metaanalyse von sieben Studien zu SSRI/SNRI [14] und einer Metaanalyse von 43 Studien zu nichtöstrogenen Therapien [15] nachgewiesen. SSRI und SNRI reduzieren VMS um ca. 40 bis 60 % (*Merke*: großer Placebo-Effekt s. o.) [33]. In den deutschsprachigen Ländern unterliegen sie dem Off-Label-Use. Sie sollen daher nicht routinemäßig als Mittel der

4.2 Vasomotorische Beschwerden

ersten Wahl gegen VMS angeboten werden [18]. Selbstverständlich müssen vor der Verschreibung von Antidepressiva die Kontraindikationen und Interaktionen mit anderen Medikamenten berücksichtigt werden!

Im Folgenden werden die wichtigsten Aspekte zum Einsatz von SSRI und SNRI bei VMS dargestellt [17]:

- Das klinische Ansprechen ist schneller (Tage) als das typische Ansprechen auf SSRI bei Depressionen (Wochen) [30].
- SSRI und SNRI scheinen bei Frauen mit Brustkrebs (mit oder ohne Tamoxifen) und bei Frauen mit operativer oder natürlicher Menopause gleichermaßen wirksam zu sein [34].
- Indirekte Vergleiche deuten darauf hin, dass (Des-)Venlafaxin, Paroxetin und (Es-)Citalopram einen ähnlichen Nutzen bei VMS haben. Die SSRI Fluoxetin und Sertralin sind nicht wirksam.
- Die Startdosis des SSRI Paroxetin beträgt 10 mg/Tag (Ziel: 10–20 mg/Tag). Der SSRI Citalopram wird in der Dosierung 10–20 mg/Tag empfohlen.
- Venlafaxin hat eine stärkere akute Toxizität (Übelkeit und Erbrechen) und kann bei einzelnen Patientinnen zu Entzugserscheinungen führen [23, 26, 35, 36]. Wenn Venlafaxin verwendet wird, sollte ein Retard-Präparat gewählt werden, das mit 37,5 mg/Tag für eine Woche beginnt und nach der ersten Woche auf 75 mg/Tag erhöht wird, um die Häufigkeit der anfänglichen Übelkeit zu verringern. Wenn die Patientin die Therapie abbricht, sollte sie angewiesen werden, die Dosis eine Woche lang auf 37,5 mg zu reduzieren, bevor sie ganz abgesetzt wird. In einer Studie wurde berichtet, dass Venlafaxin (75 mg/Tag) in Bezug auf die Linderung von VMS ähnlich wirksam ist wie eine niedrige Dosis von oralem Östradiol (0,5 mg) [35]. Desvenlafaxin, der wichtigste aktive Metabolit von Venlafaxin, hat ähnliche Vorteile bei VMS und ein ähnliches Nebenwirkungsprofil wie Venlafaxin [37].
- Da Paroxetin die Umwandlung von Tamoxifen in aktive Metaboliten durch CYP2D6 blockiert, sollte es bei Frauen, die Tamoxifen einnehmen, nicht angewendet werden. Venlafaxin blockiert dieses Enzym nur geringfügig und wird bei Frauen, die dieses Antiöstrogen einnehmen, bevorzugt. Die Wirkung von CYP2D6 auf die Wirksamkeit von Tamoxifen ist jedoch umstritten [38].
- Wenn ein SSRI/SNRI ausprobiert wird, aber nicht wirkt oder vertragen wird, kann ein zweiter ausprobiert werden, bevor zu einer anderen Medikamentenklasse gewechselt wird.
- Bei einigen Antidepressiva sind regelmässige Labor- und EKG-Kontrollen durchzuführen (Packungsbeilage beachten!).

4.2.7.3.2 Antikonvulsiva

Die für die Behandlung von VMS eingesetzten Antikonvulsiva heißen Gabapentin und Pregabalin (siehe Abschn. 2.4). Ihr Einsatz unterliegt dem Off-Label-Use. Gabapentin ist ein Antikonvulsivum, das häufig für andere Indikationen verwendet wird, darunter postherpetische Neuralgie und schmerzhafte diabetische Neuropathie. Bei einigen Frauen ist es jedoch auch bei Hitzewallungen wirksam. Gabapentin 900 mg/Tag (in der Regel als 3 × 300 mg/Tag verabreicht) hat sich in einer Reihe von Studien als wirksamer erwiesen als Placebo [14, 31, 32]. Wenn VMS vor allem nachts auftreten, kann eine einmalige Gabe von Gabapentin vor dem Schlafengehen die Hitzewallungen häufig lindern. Außerdem können viele Frauen aufgrund der beruhigenden Wirkung von Gabapentin leichter wieder einschlafen, wenn sie aufgrund von nächtlichen VMS erwacht sind. Aufgrund der unterschiedlichen Empfindlichkeit von Patientinnen gegenüber diesem Wirkstoff ist eine individuelle Dosierung erforderlich. Daher wird empfohlen, mit 100 mg 1 h vor dem Schlafengehen zu beginnen und die Dosis alle drei Nächte um 100 mg zu erhöhen, bis die Hitzewallungen oder die Nebenwirkungen nachlassen oder die Höchstdosis von 900 mg/Tag erreicht ist. In höherer Dosierung kann Gabapentin genauso wirksam sein wie Östrogene; allerdings nimmt die Häufigkeit von Nebenwirkungen auch zu. In einer Studie mit Frauen, die Gabapentin (in einer bis zu 2400 mg titrierten Dosis über 12 Tage), konjugierte equine Östrogene (CEE) à 0,625 mg/Tag oder Placebo erhielten, verringerten sowohl Gabapentin als auch CEE den Schweregrad der Hitzewallungen im Vergleich zu Placebo in ähnlichem Maße (72 %, 71 % bzw. 54 %) [39]. Bei dieser Dosis verursachte Gabapentin jedoch erhebliche Nebenwirkungen wie Kopfschmerzen, Schwindel und Desorientierung. Eine Kombinationstherapie mit Gabapentin und einem Antidepressivum (SSRI oder Venlafaxin) scheint bei Frauen, die ihre Hitzewallungen mit einem Antidepressivum allein nicht ausreichend kontrollieren können, nicht wirksamer zu sein als Gabapentin allein [40]. Dennoch könnte es bei der Umstellung von einem Antidepressivum auf Gabapentin am besten sein, das Antidepressivum in den ersten 2 Wochen beizubehalten und dann herunterzutitrieren. Der Grund dafür ist, dass bei den Patientinnen, die das Antidepressivum absetzten, mehr Nebenwirkungen auftraten als bei denen, die beide Medikamente einnahmen. Dies ist wahrscheinlich auf die Entzugserscheinungen nach dem Absetzen des Antidepressivums zurückzuführen, die die Patientin sonst fälschlicherweise auf das neu begonnene Gabapentin zurückführen könnte.

Pregabalin wird wie Gabapentin für eine Reihe von Indikationen eingesetzt, darunter Krampfanfälle, neuropathische Schmerzen und postherpetische Neuralgie, und ist wirksam bei der Linderung von Hitzewallungen. Die Startdosis von Pregabalin beträgt 0-0-0-50 mg/Tag (Ziel 150–300 mg/Tag). Mögliche dosisabhängige Nebenwirkungen sind Benommenheit, Kopfschmerz (oft selbstlimitierend nach 2 bis 4 Wochen) und suizidale Gedanken. Selbstverständlich müssen vor der Verschreibung von Antikonvulsiva die Kontraindikationen und Interaktionen mit anderen Medikamenten berücksichtigt werden! In ihrem aktuellen Positionspapier zur nichthormonellen Therapie von VMS wird Pregabalin aufgrund von Nebenwirkungen und Missbrauchsrisiko neuerdings nicht mehr von der NAMS zur Behandlung von VMS empfohlen [17].

4.2.7.3.3 Antihypertensiva
Aus der Gruppe der Antihypertensiva wird nur Clonidin zur Therapie von VMS eingesetzt. Sein Einsatz unterliegt dem Off-Label-Use. Clonidin ist ein zentral wirksamer Alpha-2-Adreno-Agonist, das heißt, es bewirkt eine zentrale Dämpfung des Sympathikus (siehe Abschn. 2.4). In einer Metaanalyse von zehn Studien war es etwas wirksamer als Placebo [15]. Angesichts seines Nebenwirkungs-

profils (Mundtrockenheit, Schwindel, Verstopfung und Sedierung) und der Verfügbarkeit anderer wirksamer nichthormoneller Medikamente gegen VMS wird Clonidin heute nur noch selten eingesetzt. Wenn es eingesetzt wird (das heißt, wenn alle anderen Optionen unwirksam sind oder nicht vertragen werden), könnten die transdermalen Präparate den Tabletten überlegen sein, da sie stabilere Blutspiegel aufweisen. Es wird empfohlen, mit einem Clonidin-Pflaster, das 0,1 mg pro Tag abgibt, zu beginnen und je nach Wirksamkeit und Nebenwirkungen auf höher dosierte Pflaster (0,2 mg/Tag oder 0,3 mg/Tag) zu erhöhen. Orales Clonidin in einer Dosierung von 0,1 bis 1 mg/Tag in geteilten Dosen kann ebenfalls verwendet werden. In ihrem aktuellen Positionspapier zur nichthormonellen Therapie von VMS wird Clonidin aufgrund von Nebenwirkungen und der Verfügbarkeit wirksamerer Alternativen von der NAMS neuerdings nicht mehr zur Behandlung von VMS empfohlen [17].

4.2.7.3.4 Anticholinergika

Die genital-axillären Schweißdrüsen werden durch adrenerge Rezeptoren reguliert, die ubiquitären ekkrinen Schweißdrüsen unterliegen einer cholinergen Regulation. Die übergeordnete Regulation erfolgt über den Sympathikus. Aus der Gruppe der Anticholinergika (siehe Abschn. 2.4) ist vor allem Oxybutynin, welches sonst bei überaktiver Blase eingesetzt wird, bei VMS in den Wechseljahren untersucht worden. Seine Gabe unterliegt dem Off-Label-Use. Bisherige Studien haben eine Überlegenheit von Oxybutynin bei der Reduktion von VMS im Vergleich zu Placebo beschrieben [41, 42]. Die eingesetzten Dosierungen betrugen 5–15 mg/Tag. Leichte Mundtrockenheit, Schwierigkeiten beim Wasserlassen und Bauchschmerzen zählen zu den am häufigsten berichteten Nebenwirkungen [42]. Es gibt Hinweise dafür, dass Oxybutynin und andere Anticholinergika mit einem erhöhten Demenzrisiko bei älteren Erwachsenen in Verbindung stehen [43].

4.2.7.3.5 Neurokinin-(1)/3-Rezeptor-Antagonisten

Der Wirkmechanismus von Neurokinin-(1)/3-Rezeptor (NK(1)/3R)-Antagonisten wurde in Abschn. 2.4.5 beschrieben. Fezolinetant wurde als erster NK3R-Antagonist 2023 von der FDA, EMA und Swissmedic zur Behandlung von menopausalen VMS zugelassen. Fezolinetant ist ein orales, nichthormonelles Präparat à 45 mg/Tag. Die Zulassungsstudien für Fezolinetant heißen Skylight 1 und 2 [44, 45]. In diesen reduzierte Fezolinetant 45 mg/Tag die VMS-Frequenz von durchschnittlich 11,8 VMS/Tag bei Baseline auf 4,5 VMS/Tag in der Woche 12 (Placebo: 11,6 VMS/Tag bei Baseline und 6,7 VMS/Tag in der Woche 12). Dies entsprach einer VMS-Reduktion nach 12 Wochen um 64,3 % (Placebo 45,4 %). Die VMS-Reduktion trat bereits nach einer Woche Therapie mit Fezolinetant ein und hielt bis zur Woche 52 an. Die einjährige Sicherheitsstudie zu Fezolinetant heißt Skylight 4 [46]. Kopfschmerzen waren sowohl unter Fezolinetant als auch unter Placebo die häufigste berichtete Nebenwirkung (je 9 %). Da es bei 0,5 % der Frauen unter Fezolinetant bzw. 0,7 % der Frauen unter Placebo zu einem vorübergehenden Anstieg der Transaminasen bis zu mehr als dem Fünffachen der oberen Norm kam, empfiehlt die FDA eine Bestimmung von Aspartat-Aminotransferase (ASAT), Alanin-Aminotransferase (ALAT) und gesamt Bilirubin vor Therapiestart und 3, 6 und 9 Monate nach Therapiestart. Die Swissmedic und EMA fordern die Bestimmung der genannten Laborparameter vor Therapiestart und monatlich innerhalb der ersten drei Behandlungsmonate.

4.2.7.4 Phytotherapie und Mikronährstofftherapie

In Abschn. 2.6 haben Sie bereits einen Überblick zu den in der Menopausemedizin häufig eingesetzten pflanzlichen Präparaten und den verschiedenen Mikronährstoffgruppen bekommen. Fast schon traditionell spricht sich die NAMS in ihrem Positionspapier gegen die Anwendung sämtlicher Phytoöstrogene (Sojalebensmittel, -extrakte, -metaboliten) und Phytotherapeutika (Traubensilberkerze (Cimicifuga racemosae), Pollenextrakt, Sibirischer Rhabarber (Rheum rhaponticum), wilde Yamswurzel (z. B. Dioscorea villosa), Dong Quai (Angelica sinensis), Nachtkerze (Oenothera biennis L.), Maca (z. B. Lepidium meyennii Walp), Ginseng (z. B. Panax ginseng), Labisia pumila/Eurycoma longifolia, Mönchspfeffer (Vitex agnus castus), Mariendistel, Cannabinoide) sowie vereinzelter Mikronährstoffe (Omega-3-Fettsäuren, Vitamin E) zur Reduktion von VMS aus [17]. Der Grund liegt wohl darin, dass in den USA alle genannten Substanzen den Nahrungsergänzungspräparaten zugeordnet werden und somit bei der Beurteilung der wissenschaftlichen Evidenz nicht unterschieden wird, ob z. B. in einer Studie ein (in anderen Ländern) als Arzneimittel zugelassenes Phytotherapeutikum eingesetzt wurde. Die meisten Diskussionen löst hierbei das Phytotherapeutikum Traubensilberkerze aus, das in zahlreichen Studien und Metaanalysen eine signifikante Reduktion von VMS bewirkt, wenn nur als Arzneimittel registrierte Präparate berücksichtigt werden [47].

4.2.7.5 Nichtmedikamentöse Interventionen

In Abschn. 2.7 sind die gegen VMS eingesetzten nichtmedikamentösen Interventionen zusammengefasst. Die NAMS hat in ihrem aktuellen Positionspapier folgende Statements hierzu abgegeben (Tab. 4.3) [17]. Ich denke, dass eine zumeist negative Beurteilung von Verfahren vor allem dann zu finden ist, wenn sie keinem standardisierten Protokoll folgen. So werden alle von Ihnen, die Yoga praktizieren, wissen, dass es viele verschiedene Yoga-Stile gibt, die vielleicht unterschiedlich wirksam bei VMS sein können. Ähnliches mag bei der Akupunktur eine Rolle spielen; so vermute ich, dass die gewählten Akupunkturpunkte nicht in allen Studien die gleichen sind. Daher ist mein Fazit an dieser Stelle, dass, wenn Ihr Gast – Ihre Patientin – gerne ein solches Verfahren ausprobieren möchte, aus meiner Sicht in Anbetracht des geringen Risikos von Nebenwirkungen nichts gegen einen Therapieversuch spricht.

Tab. 4.3 Beurteilung der Wirksamkeit und Empfehlung von nichtmedikamentösen Interventionen zur Behandlung von VMS durch die Nordamerikanische Menopause Gesellschaft (NAMS) [17]

Verfahren	Empfehlungsgrad
Kognitive Verhaltenstherapie (KVT)	Stufe 1, empfohlen
Achtsamkeitsbasierte Interventionen	Stufe 2, nicht empfohlen
Klinische Hypnose	Stufe 1, empfohlen
Rhythmisierte Atmungsübungen	Stufe 1, nicht empfohlen
Entspannungstechniken	Stufe 2, nicht empfohlen
Akupunktur	Stufe 2, nicht empfohlen
Ganglion Stellatum Blockade	Stufe 2–3, empfohlen
Yoga	Stufe 2, nicht empfohlen

Merke: Stufe 1 = gute und konsistente wissenschaftliche Evidenz, Stufe 2 = begrenzte oder widersprüchliche wissenschaftliche Evidenz, Stufe 3 = Konsens- und Expertenmeinung

4.3 Depressive Störung

Manchmal hat man es als Gastgeber/-in schwer. Wenn Ihr Gast – Ihre Patientin – z. B. recht wortkarg am liebevoll gedeckten Tisch sitzt, im Essen stochert und bei der Frage nach dem Befinden in Tränen ausbricht. Das ist dann nicht persönlich zu nehmen, sondern möglicherweise leidet Ihr Gast an einer depressiven Störung.

4.3.1 Definition

Depressionen stellen eine Gruppe heterogener Störungen dar, die phänotypisch ähnlich sind. Nach der ICD-10-Klassifikation handelt es sich bei depressiven Störungen um psychopathologische Syndrome innerhalb der Kategorie „Stimmungsstörungen" (F30–F39). Die Depression ist eine psychische Störung, die durch einen Zustand deutlich gedrückter Stimmung, Interesselosigkeit und Antriebsminderung über einen längeren Zeitraum gekennzeichnet ist. Depressive Störungen weisen eine hohe Komorbidität mit anderen psychischen (z. B. Angststörung, Essstörungen) und somatischen Störungen (z. B. Herz-Kreislauf-Erkrankungen, Malignome) auf. Eine unipolare Depression kann unterschiedlich verlaufen (Abb. 4.2). Eine depressive Episode klingt häufig ohne Therapie ab (durchschnittliche Dauer 6–8 Monate). Mit einer Therapie verkürzt sich eine depressive Episode auf durchschnittlich 4 Monate. Eine unvollständige Remission (b) erhöht das Risiko für ein Rezidiv (c). Mehr als die Hälfte der Betroffenen entwickelt ein Rezidiv. Im Gegensatz zur Depression ist die Dysthymie eine chronische (mindestens 2 Jahre andauernde) depressive Verstimmung, die derzeit nicht die Kriterien für eine rezidivierende depressive Störung erfüllt [48].

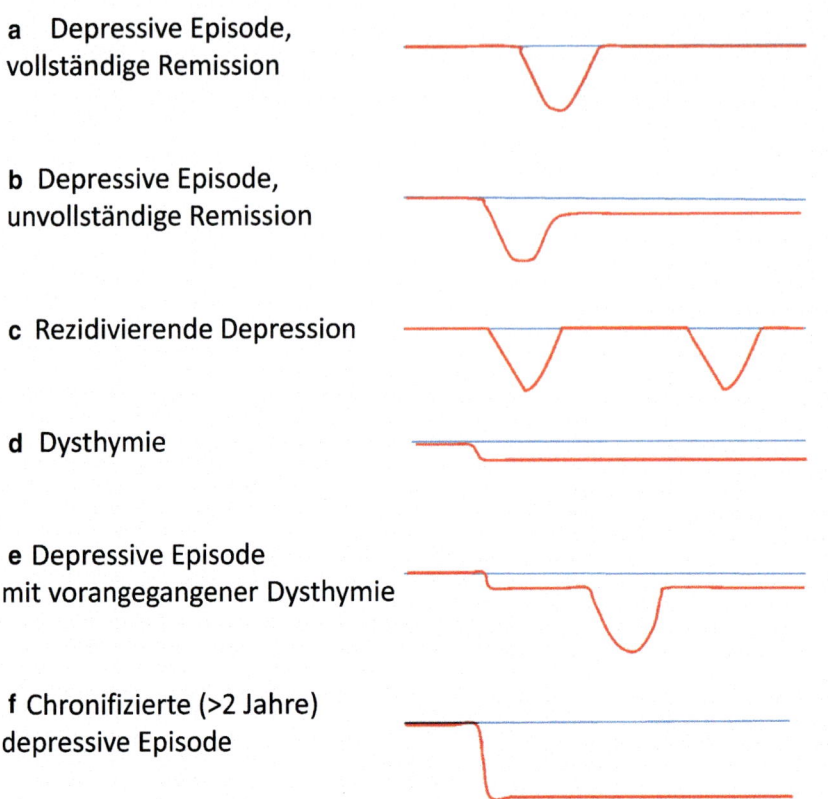

Abb. 4.2 Verlaufsformen einer depressiven Störung [48]

4.3.2 Epidemiologie

Die Lebenszeitprävalenz jeglicher Art von Depression beträgt 16–20 % [49, 50] und ist bei Frauen doppelt so hoch wie bei Männern [51]. Außerdem dauert eine depressive Episode bei Frauen länger [52], und das Rückfallrisiko ist höher [53]. Hormonelle Veränderungen wie der Übergang in die Wechseljahre haben in den meisten Studien ein erhöhtes Risiko für eine neu auftretende Depression gezeigt [54–59]. In einer achtjährigen Längsschnittstudie zur Ermittlung von Risikofaktoren für depressive Störungen war für eine Frau die Wahrscheinlichkeit einer Depressionsdiagnose während des Übergangs in die Wechseljahre 2,5-mal höher als in der Prämenopause [58]. Nach der Menopause nimmt das Risiko ab. Auch das Alter bei der Menopause hat einen Einfluss, wobei ein höheres Alter bei der Menopause eine schützende Wirkung zeigt [60].

4.3.3 Ätiologie

Die Ätiologie der depressiven Störung ist multifaktoriell, entsteht also aus Wechselwirkungen von biologischen (genetischen) und psychosozialen Faktoren. Das Auftreten einer affektiven Störung soll nach dem Vulnerabilitäts-Stress-Modell erst im Zusammenspiel mit Auslösefaktoren wie hormoneller Umstellung im Wochenbett oder körperlichen Erkrankungen sowie psychosozialen Faktoren (z. B. Verluste, Trennungen, berufliche Enttäuschungen, Überforderungen, Beziehungskrisen, mangelnde soziale Unterstützung) bedingt werden. Diese Wechselwirkungen sind auf verschiedenen Ebenen messbar und haben unter anderem zur Entwicklung von verschiedenen – im Kontext der Menopausemedizin interessanten – neuroendokrinologischen Hypothesen zur Entstehung einer Depression geführt (Tab. 4.4):

Tab. 4.4 Neuroendokrinologische Hypothesen zur Entwicklung einer Depression

Hypothese	Bedeutung
Monoamin-Hypothese	Eine Störung im Stoffwechsel der Neurotransmitter Dopamin, Noradrenalin, Adrenalin und Serotonin führt zu einer Minderfunktion der aufsteigenden Aktivierungssysteme aus dem Hirnstamm zu den limbischen Strukturen.
Stresshormon-Hypothese	Die stressinduzierte Sekretion von Cortisol ist zu hoch oder zu tief (beides ist schlecht). Durch eine Abschwächung der zirkadianen Rhythmik der Cortisolsekretion ist das physiologische nächtliche Tief geringer. Durch eine parallele Abschwächung des negativen Feedback-Mechanismus kommt es zur CRH-Überaktivität, welche die Hypothalamus-Hypophyse-Ovar-Achse und die GH-Sekretion hemmt. Die gesamthaft zu hohen stressinduzierten Cortisolspiegel machen sich psychisch durch sozialen Rückzug, Misstrauen und Aggressionszunahme bemerkbar (Reduktion der sozialen Kompetenz).
Neurobiologische Hypothese (Bsp.)	Durch eine Reduktion des Hippokampus (Volumen, Funktion) nimmt dessen hemmender Einfluss auf die Hypothalamus-Hypophyse-Nebennierenrinde-Achse (Stresshormonachse) ab. Ähnliche Veränderungen sind für den präfrontalen Cortex beschrieben worden, der ebenfalls die Stresshormonachse und emotionale Reaktionen reguliert. Durch eine parallele Hyperaktivität der Amygdala kommt es zur Dissoziation von Kognition und Emotionen.
Immunsystem-Hypothese	Eine Depression entspricht einem chronisch inflammatorischen Zustand. Dadurch verschieben z. B. pro-inflammatorische Zytokine den Tryptophan-Stoffwechsel in Richtung Kynurenin- und weg von der Serotoninsynthese.

Abkürzungen: CRH = Corticotropin-releasing Hormone, GH = Growth Hormone (Wachstumshormon)

4.3.4 Risikofaktoren

Zu den Risikofaktoren einer depressiven Störung zählen: frühere depressive Episoden, bipolare oder depressive Störungen in der Familienanamnese, Suizidversuche in der Eigen- oder Familienanamnese, komorbide somatische Erkrankungen, komorbider Substanzmissbrauch, aktuell belastende Lebensereignisse, Mangel an sozialer Unterstützung und weibliches Geschlecht. In den Wechseljahren sind Frauen, die unter vasomotorischen Beschwerden (VMS) leiden, eher depressiv [61].

4.3.5 Diagnostik

Die Diagnose einer Depression kann dadurch erschwert werden, dass Patienten selten spontan über typische Kernsymptome einer Depression berichten. Der Verdacht auf eine Depression kann sich ergeben, wenn eine Patientin eher unspezifische Beschwerden wie Schlafstörungen mit morgendlichem Früherwachen, Appetitminderung, allgemeine Kraftlosigkeit, anhaltende Schmerzen und/oder körperliche Beschwerden angibt. Eventuell liegen Risikofaktoren für eine depressive Störung vor. Bei Frauen in den Wechseljahren kann der Verdacht auf eine Depression auch dann bestehen, wenn die Bewertung der Wechseljahresbeschwerden auf der psychologischen Subdomäne des MRS-II positiv ausfällt (Items: Depression, Reizbarkeit, Angst, Müdigkeit; 5-Punkte-Likert-Skala: 0 = nicht vorhanden, 4 = sehr stark; Kategorien der psychologischen Beeinträchtigung: keine/minimal: Punktzahl 0–1, leicht: Punktzahl 2–3, mittel: Punktzahl 4–6, schwer: Punktzahl 7) (siehe Abschn. 1.4) [62–64].

Bei Verdacht auf eine Depression kann der „Zwei-Fragen-Test" zur Fallfindung eingesetzt werden (Sensitivität 96 %, Spezifität 57 %) (Tab. 4.5) [65]:

Werden beide Fragen mit „Ja" beantwortet, ist die klinische Erfassung der formalen Diagnosekriterien erforderlich, da nur durch die explizite Erhebung aller relevanten Haupt- und Zusatzsymptome eine adäquate Diagnosestellung nach ICD-10 möglich ist (Tab. 4.6) [48].

Im nächsten Schritt wird der Schweregrad einer depressiven Episode bestimmt (Tab. 4.7). Wenn zusätzlich psychotische Symptome vorhanden sind (z. B. Wahnideen, Halluzinationen [meist akustischer Art], depressiver Stupor), liegt immer eine schwere depressive Episode vor.

Im Allgemeinen ist eine Person mit leichten depressiven Symptomen durch die Symptome belastet und kann gewisse Schwierigkeiten bei der normalen Arbeit haben, aber es ist unwahrscheinlich, dass sie ihre Arbeit vollständig aufgibt. Perso-

Tab. 4.5 „Zwei-Fragen-Test" bei V. a. Depression

„Zwei-Fragen-Test" bei V. a. Depression
1) Fühlten Sie sich im *letzten Monat* häufig niedergeschlagen, traurig, bedrückt oder hoffnungslos?
2) Hatten Sie im *letzten Monat* deutlich weniger Lust und Freude an Dingen, die Sie sonst gerne tun?

4.3 Depressive Störung

Tab. 4.6 Erfassung von Haupt- und Zusatzsymptomen depressiver Episoden [48]

Symptome	Charakteristika
Hauptsymptome	
Gedrückte, depressive Stimmung	• Niedergeschlagenheit, Verzweiflung, Gefühllosigkeit gegenüber positiven wie negativen Ereignissen, rasche Irritierbarkeit, Gefühl der Überforderung • Häufig in Kombination mit Angstgefühlen/Zukunftsangst und Unsicherheit • Änderung der Stimmung von Tag zu Tag, unabhängig von den Lebensumständen • Charakteristische Tagesschwankungen, z. B. ausgeprägtes „Morgentief"
Interessenverlust, Freudlosigkeit	• Kein Interesse und Engagement für Alltagstätigkeiten (Beruf, Haushalt) • Kein Interesse und keine Freude an bisherigen Hobbys und Freizeitaktivitäten • Rückgang des Aktivitätsniveaus
Antriebsmangel, erhöhte Ermüdbarkeit	• Vernachlässigung von und schnelle Erschöpfung durch einfache Alltagstätigkeiten (Haushalt, Körperpflege) • Kein Interesse an sozialen Kontakten • Rückzug
Zusatzsymptome	
Verminderte Konzentration und Aufmerksamkeit	• Einschränkung im Denkvermögen • Entscheidungsschwierigkeiten bzw. Entscheidungslosigkeit • Wiederkehrende Grübeleien, Selbstzweifel und Ängste
Vermindertes Selbstwertgefühl und Selbstvertrauen	• Verlust des Vertrauens in die eigenen Kompetenzen (z. B. Beruf, Haushalt, Freizeitaktivitäten, soziale Kontakte)
Schuldgefühle	• Selbstvorwürfe • Unrealistische/übertriebene Schuldgefühle im beruflichen oder sozialen Kontext
Psychomotorische Agitiertheit oder Hemmung	• Innerliche Unruhe, Gefühl des Getriebenseins • Zappeln, Rededrang • Wortkargheit, leise monotone Sprache, langsames Sprechen • Verzögerte Reaktionen, langsame Bewegungen, reduzierte Mimik
Hoffnungslosigkeit	• Unrealistisch pessimistische Zukunftserwartungen inkl. Gesundheitsprognose • Allgemein negative Selbst- und Weltsicht und Gefühl der Aussichtslosigkeit
Schlafstörungen	• Schlaflosigkeit • Durchschlafstörungen, Frühwachen, auch Einschlafstörungen • Seltener Hypersomnie, vermehrter Schlaf tagsüber, verlängerter Nachschlaf
Appetitstörungen	• Gefühl, sich zum Essen zwingen zu müssen • Erheblicher Gewichtsverlust
Suizidgedanken/-handlungen	• Wunsch, rasch an einer unheilbaren Krankheit oder einem Unfall zu sterben • Mehr oder minder konkrete Überlegungen für die aktive Beendigung des eigenen Lebens • Teilweise in Zusammenhang mit Wahnsymptomen und Halluzinationen: z. B. Überzeugung, nur durch den eigenen Tod die Familie retten oder eine große Schuld ausgleichen zu können

Tab. 4.7 Bestimmung des Schweregrads depressiver Episoden [48]

Haupt- und Zusatzsymptome einer depressiven Episode			
Hauptsymptome 1) Depressive Stimmung, in einem für den Betroffenen deutlich ungewöhnlichen Ausmaß, die meiste Zeit des Tages, fast jeden Tag, im Wesentlichen unbeeinflusst von den Umständen 2) Interessen- oder Freudeverlust an Aktivitäten, die normalerweise angenehm sind 3) Antriebsminderung oder gesteigerte Ermüdbarkeit	≥ 2	≥ 2	3
	+	+	+
Zusatzsymptome 1) Verlust des Selbstvertrauens oder des Selbstwertgefühls 2) Unbegründete Selbstvorwürfe oder ausgeprägte, unangemessene Schuldgefühle 3) Wiederkehrende Gedanken an den Tod oder an Suizid oder suizidales Verhalten 4) Klagen über oder Nachweis eines verminderten Denk- oder Konzentrationsvermögens, Unschlüssigkeit oder Unentschlossenheit 5) Psychomotorische Agitiertheit oder Hemmung (subjektiv oder objektiv) 6) Schlafstörungen jeder Art 7) Appetitverlust oder gesteigerter Appetit mit entsprechender Gewichtsveränderung			
Summe der Symptome	4–5	6–7	≥ 8
Dauer der Symptome ≥ 2 Wochen	↓	↓	↓
Schweregrad nach ICD-10-GM	leicht	mittelgradig	schwer

Abkürzungen: GM = German Modification

nen mit mittelschweren depressiven Symptomen haben oft erhebliche Schwierigkeiten, ihren sozialen, beruflichen oder häuslichen Aktivitäten nachzugehen. Bei einer schweren depressiven Episode ist es unwahrscheinlich, dass die betroffene Person in der Lage ist, sozialen, beruflichen oder häuslichen Aktivitäten nachzugehen. Alle depressiven Patienten müssen speziell zu Suizidgedanken und -verhalten befragt werden. Im Hinblick auf den Verlauf einer depressiven Episode werden vier Aspekte unterschieden: monophasisch, grenzwertig remittiert, rezidivierend/chronisch, im Rahmen eines bipolaren Verlaufs.

4.3.6 Differenzialdiagnostik

Die Differenzialdiagnostik umfasst den Ausschluss anderer psychischer Erkrankungen bzw. Komorbiditäten, somatischer Erkrankungen bzw. Komorbiditäten und psychotroper Medikamente (Tab. 4.8).

Die Beurteilung der Patientin umfasst daher die Anamnese der gegenwärtigen Erkrankung, aktuelle und frühere Erkrankungen, Familienanamnese, Sozialanamnese, die Untersuchung des geistigen Zustands, die körperliche Untersuchung und, falls angezeigt, gezielte Labortests (z. B. FSH, Östradiol, TSH,

Tab. 4.8 Differenzialdiagnosen einer depressiven Störung (nicht abschließend)

Differenzialdiagnosen einer depressiven Störung	
Psychische Erkrankungen bzw. Komorbiditäten	Angststörung, Ess- und Persönlichkeitsstörungen, komplizierte Trauer, Aufmerksamkeitshyperaktivitätsstörung, bipolare Störung, schizoaffektive Störung, Schizophrenie, Anpassungsstörung mit depressiver Stimmung
Somatische Erkrankungen bzw. Komorbiditäten	Endokrine oder metabolische Störungen (z. B. Menopause, Hyper- und Hypothyreose, Hyper- und Hypokortisolismus, Hyperparathyreoidismus, schwere Anämie), Infektionskrankheiten (z. B. Epstein-Barr-Virus-Infektion), neurologische bzw. neurodegenerative Erkrankungen, sonstige chronische Erkrankungen (z. B. systemischer Lupus erythematodes, chronisch-entzündliche oder Autoimmunerkrankungen, Herzinsuffizienz, Malignome)
Psychotrope Medikamente	Alpha-Methyldopa, Betablocker, Steroide, Opiate, Barbiturate, Benzodiazepine, Cholinesterasehemmer, Cimetidin, Chemotherapeutika, Clonidin, Interferone, Metoclopramid, Schwermetallvergiftungen

hCG, Differenzialblutbild, Serumchemie, Vitamin B12 [HoloTC], Folsäure, toxikologisches Urinscreening auf Drogenmissbrauch), Elektrokardiogramm und bildgebende Verfahren.

4.3.7 Therapie

Für einen optimalen Behandlungserfolg sind die Sensibilisierung für depressive Symptome, eine frühzeitige Erkennung, standardisierte Diagnoseverfahren, eine personalisierte Behandlung und ein geeigneter Nachsorgeplan erforderlich. Im Allgemeinen gehören zu den Hauptanbietern der Primärversorgung bei Depressionen die Fachrichtungen Allgemeine Innere Medizin/Allgemeinmedizin, Neurologie, Psychiatrie, Psychosomatik und Psychologie mit Facharzttitel. Bei Frauen (in den Wechseljahren) spielt außerdem der Gynäkologe/die Gynäkologin eine zentrale Rolle. Daneben gibt es mehrere sekundäre Gesundheitsdienstleister (Pflege, Sozialarbeiter, Ergotherapeuten, Selbsthilfeorganisationen).

4.3.7.1 Grundlegende Prinzipien

Ziel der Behandlung ist die Verringerung der Morbidität und Mortalität sowie die Verbesserung der Lebensqualität, psychosozialer Aspekte, Aktivität und Teilhabe. Zu den Handlungsoptionen zählen vor allem die medikamentöse Therapie (siehe Abschn. 2.4) und Psychotherapie.

Die Behandlung der Depression umfasst drei Phasen (Abb. 4.3): Akuttherapie (bis zur Remission), Erhaltungstherapie (6–12 Monate) und Rückfallprävention (> 1 Jahr bei hohem Rezidivrisiko). Es hat sich gezeigt, dass eine Erhaltungstherapie das Risiko eines Rückfalls um bis zu 70 % verringert [66]. In Abhängigkeit von der behandlungsbedingten Symptomentwicklung können fünf Krankheitsstadien unterschieden werden: 1) „Ansprechen", definiert als mindestens 50 %ige Reduktion der depressiven Ausgangssymptome während der Akuttherapie, 2) „Remission", definiert als (fast) vollständige Wiederherstellung des ursprünglichen Funktionsniveaus

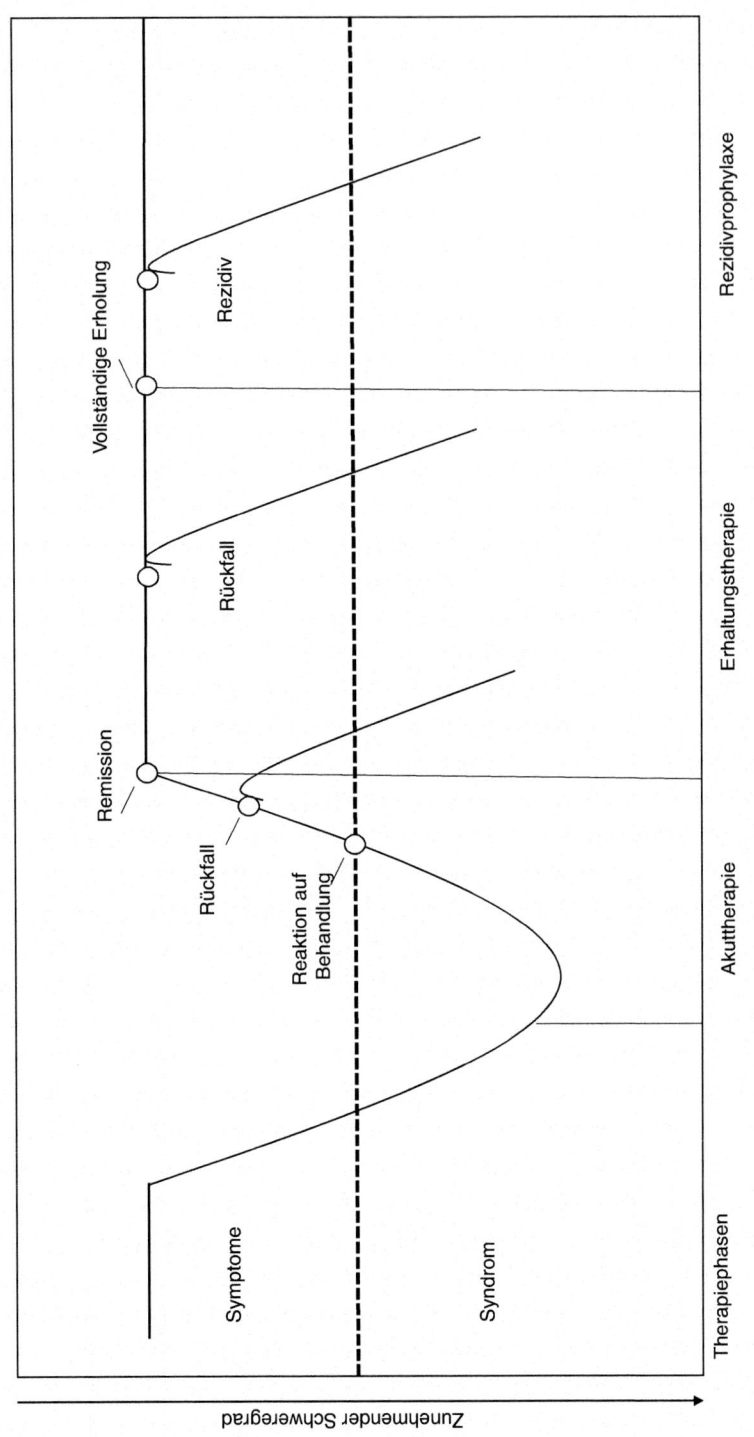

Abb. 4.3 Modell der Erkrankungs- und Behandlungsphasen [48]

4.3 Depressive Störung

nach Absetzen der Akuttherapie, 3) „Rückfall", definiert als eine wiederkehrende depressive Episode während der Erhaltungstherapie, 4) „vollständige Genesung", definiert als Symptomfreiheit für mindestens 6 Monate nach der Remission, und 5) „Rezidiv", definiert als neue depressive Episode nach vollständiger Genesung.

Die Abb. 4.4 und 4.5 zeigen grob orientierend die Algorithmen der Akuttherapie einer leichtgradigen bzw. mittelgradig/schweren depressiven Störung. Die Behandlung akuter leichter depressiver Störungen erfolgt nach einem therapeutischen Gesamtkonzept, das in jedem Fall psychoedukative Inhalte (z. B. Schlafhygiene) umfasst und durch unterstützende Angebote (z. B. Lichttherapie, Sport- und Bewegungstherapie) ergänzt wird. Psychoedukation ist eine evidenzbasierte therapeutische Maßnahme für Patienten und ihre Familien, die Informationen und Unterstützung zum besseren Verständnis und zur Bewältigung einer Krankheit bietet. Bei der Behandlung von Depressionen hat sich gezeigt, dass Psychoedukation die Prognose der depressiven Person verbessert und die psychosoziale Belastung der Familienmitglieder verringert [67].

Bei der Behandlung mittelgradiger/schwerer depressiver Störungen werden zusätzlich bei Bedarf psychosoziale Interventionen angeboten [48]. Die Komplexität der Diagnostik und Therapie macht deutlich, dass uns als Gynäkologen/Gynäko-

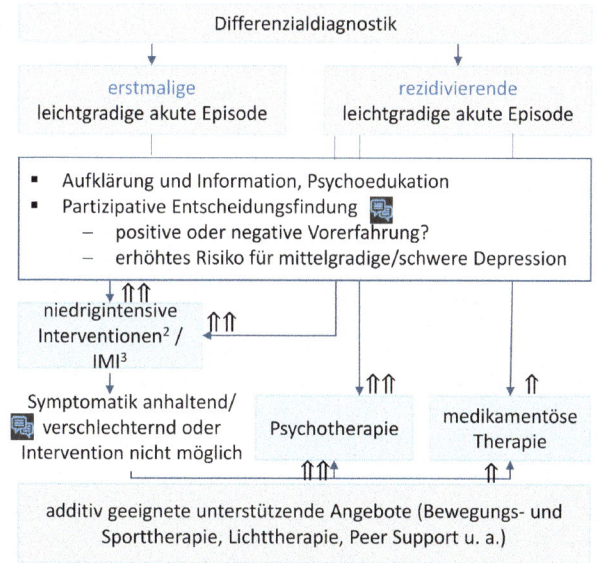

[1] z. B. frühere mittelschwere/schwere Episoden; psychosoziale Risikofaktoren; Komorbidität;
[2] angeleitete Selbsthilfe, hausärztliche (psychosomatische) Grundversorgung oder psychiatrische, psychosomatische bzw. psychotherapeutische Basisbehandlung (Gesprächsleistungen außerhalb der Richtlinien-Psychotherapie; inkl. psychotherapeutische Sprechstunde)
[3] Internet- und mobilbasierte Interventionen (IMI) *sollen* Patient*innen mit leichten depressiven Episoden angeboten werden, eingebettet in ein therapeutisches Gesamtkonzept.

⇑⇑ «soll»: starke Empfehlung ⇑ „sollte": abgeschwächte Empfehlung ⇔ „kann": offene Empfehlung   Gemeinsame Entscheidungsfindung

Abb. 4.4 Akuttherapie leichtgradiger depressiver Störungen [48]

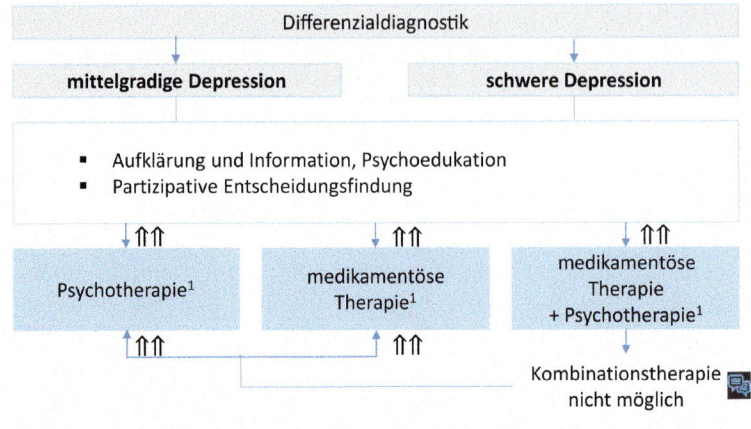

Abb. 4.5 Akuttherapie mittelgradiger und schwerer depressiver Störungen [48]

loginnen im Wesentlichen die Aufgabe des Vermutens/Erkennens einer möglichen depressiven Störung, die Zuweisung an einen Spezialisten und die Unterstützung unserer Patientin und des Spezialisten zukommt. Allenfalls bei einer leichten depressiven Episode in der Menopausalen Transition (MT) könnten wir mit der Initiierung einer HRT den Lead übernehmen.

Nach Beginn der Behandlung ist eine engmaschige Überwachung nötig, um die Wirksamkeit der Behandlung, die Nebenwirkungen und die Compliance zu bewerten. Nach Angaben der WHO sollten in den ersten vier Wochen nach Behandlungsbeginn wöchentliche Kontrollbesuche vorgesehen werden. Zur Überwachung können sowohl validierte Fragebögen zur Selbstbeurteilung (z. B. Hospital Anxiety and Depression Scale, HADS [68]) als auch zur Beurteilung durch den Arzt (z. B. Hamilton Depression Rating Scale, HDRS [69]) eingesetzt werden. Bei Frauen in den Wechseljahren sollte zusätzlich die MRS-II angewendet werden [64]. Eine klinische Bewertung der Wirksamkeit der Behandlung ist 3–4 Wochen nach Beginn der Behandlung angezeigt. Wenn die Symptome um mindestens 50 % zurückgegangen sind, kann die laufende Behandlung fortgesetzt und 3 Monate lang alle 2–4 Wochen kontrolliert werden. Danach können die Überwachungsintervalle ausgeweitet werden. Wenn sich die depressiven Symptome jedoch nach 3–4 Wochen nicht um 50 % gebessert haben, muss die Patientin an eine/-n Psychiater/-in überwiesen werden. Weitere Indikationen für die Überweisung an eine/-n Psychiater/-in sind mangelnde Fachkenntnisse und mangelndes Vertrauen des Primärversorgers/der Primärversorgerin in die Beurteilung, Diagnose und Behandlung von Depressionen, unsichere psychiatrische Differenzialdiagnosen, Depressionen, die auf die Erstbehandlung nicht ansprechen, Probleme bei der Psychotherapie und/oder Pharmakotherapie, Depressionen, die das Leben der Patientin gefährden (z. B. Suizidalität oder Unfähigkeit zur Selbsthilfe).

4.3.7.2 Hormonersatztherapie bei depressiven Störungen in der Perimenopause

Die HRT ist für die Behandlung von Depressionen nicht zugelassen. Es gibt aber Hinweise, dass eine Östrogentherapie (ET) bei depressiven Frauen in der Perimenopause mit oder ohne gleichzeitige VMS eine ähnlich starke antidepressive Wirkung hat wie Antidepressiva. Nach der Menopause ist eine ET zur Behandlung von depressiven Störungen jedoch unwirksam. Es gibt außerdem einige Hinweise darauf, dass eine ET die Stimmung und das Wohlbefinden von nichtdepressiven Frauen in der Perimenopause verbessert. Transdermales Östradiol mit sequenziellem mikronisierten Progesteron (MP) kann das Auftreten depressiver Symptome bei euthymischen Frauen in der Perimenopause verhindern, aber die Evidenz ist nicht ausreichend, um eine ET zur Vorbeugung von Depressionen bei asymptomatischen Frauen in der Peri- oder Postmenopause zu empfehlen. Östrogenbasierte Therapien können das klinische Ansprechen auf Antidepressiva bei Frauen in der Lebensmitte und bei älteren Frauen verbessern, vorzugsweise wenn sie auch für andere menopausale Symptome wie VMS indiziert sind. Die meisten Studien zur HRT zur Behandlung von Depressionen untersuchten die Wirkung einer reinen Östrogentherapie. Die Daten zur kombinierten HRT oder zu verschiedenen Progestagenen sind spärlich und nicht schlüssig [70, 71].

4.3.7.3 Sonstige Therapieansätze

Neben der genannten etablierten Psychopharmakotherapie gibt es weitere Therapieansätze, die bisher unzureichend untersucht wurden. Hierzu zählen unter anderem einige Verfahren aus der Phytotherapie und der orthomolekularen Medizin (Tab. 4.9).

In einem aktuellen Review wurden zudem weitere nichtmedikamentöse Therapien vorgeschlagen [84]. Reflexzonenmassage, Yoga, Laufen und Aromatherapie-Massage zeigten eine insgesamt signifikante Wirkung auf die Verringerung von Schlafstörungen und Depression bei Frauen in den Wechseljahren. Die meisten Bewegungs- und Dehnungsübungen zeigten ebenfalls eine Verbesserung der Schlafqualität, aber uneinheitliche Ergebnisse in Bezug auf Depressionen.

Tab. 4.9 Therapieansätze bei Depression aus dem Bereich der Phytotherapie und orthomolekularen Medizin

Therapieansatz	Beschreibung
Orthomolekulare Medizin	
Carnitin (1–3 g/Tag)	Gemäß einer Metaanalyse besteht eine signifikante Überlegenheit gegenüber Placebo und Äquipotenz mit Antidepressiva [72].
Kreatin (5 g/Tag)	Zur adjuvanten Therapie bei Antidepressiva [73]
Omega-3-Fettsäuren (reine Eicosapentaensäure 1–2 g/Tag oder Eicosapentaensäure 1–2 g/Tag plus Docosahexaensäure 1–2 g/Tag, in einem Verhältnis von mehr als 2:1)	Vor allem zur adjuvanten Therapie bei therapieresistenter Depression [74, 75]
S-Adenosyl-Methionin (SAMe) (bis 800 mg/Tag)	Heterogene Datenlage zur Wirksamkeit als Monotherapie oder adjuvante Therapie bei Antidepressiva [76, 77]
Sarcosin (N-Methylglycin) (900 mg/Tag)	Äquipotenz mit niedrigdosiertem SSRI [78]
5-Hydroxy-Tryptophan (150–3250 mg/Tag)	Gemäß einer Metaanalyse signifikante Remissionsrate (d. h. [fast] vollständige Wiederherstellung des ursprünglichen Funktionsniveaus) von 0,65 (95 % KI 0,55–0,78); aber sehr heterogene Studienlage [79]
Zink (25 mg/Tag)	Zur adjuvanten Therapie bei Antidepressiva [80]
Phytotherapie	
Glycyrrhizin (Süßholzpflanze) (3 × 150 mg/Tag)	Zur adjuvanten Therapie bei Antidepressiva [81]
Rhodiola rosea	Zur adjuvanten Therapie bei Antidepressiva [82]
Hypericum perforatum (Johanniskraut)	Gemäß diverser Metaanalysen ist Johanniskraut als Monotherapie besser als Placebo und vergleichbar mit Standard-Antidepressiva [83].

Abkürzungen: SSRI = Selektive Serotonin-Wiederaufnahmehemmer

4.4 Angststörung

Immer wieder berichten Gäste – Patientinnen –, dass sie plötzlich vor Dingen oder Situationen Angst haben, die ihnen früher überhaupt nichts ausgemacht haben; und zwar ohne, dass etwas Bestimmtes vorgefallen sei. Und dabei ist ja eigentlich die Erwartungshaltung, dass *frau* mit dem Älterwerden weniger Angstgefühle hat, da sie auf Jahre der Erfahrung zurückblicken kann. Die Wenigsten werden vermuten, dass die hormonellen Veränderungen der Wechseljahre ein möglicher Grund für dieses Gefühl sein könnten.

4.4.1 Definition

Panikstörung, Agoraphobie, generalisierte Angststörung, soziale Phobie und spezifische (isolierte) Phobie zählen zu den häufigsten Angststörungen (Tab. 4.10).

4.4 Angststörung

Tab. 4.10 Kurzbeschreibung der häufigsten Angststörungen nach ICD-10, modifiziert nach [85]

Angststörung (ICD-10-Klassifikation)	Beschreibung
Panikstörung	Plötzlich auftretende Angstanfälle mit den körperlichen Ausdrucksformen der Angst (z. B. Herzrasen, Schwitzen, Zittern, Atemnot, Druck oder Enge in der Brust, Übelkeit, Bauchschmerzen, Schwindel, Benommenheit, Hitzewallungen, Parästhesien) sowie die Angst, die Kontrolle zu verlieren, und die Angst, zu sterben. Die Panikattacken treten plötzlich auf und nehmen während 10 min an Stärke zu. Sie können isoliert auftreten, meistens sind sie jedoch mit einer Agoraphobie verbunden.
Agoraphobie	Angst vor Orten, die mit und ohne Panikstörung auftreten kann. Häufige Orte sind Menschenmengen, öffentliche Verkehrsmittel oder enge Räume.
Generalisierte Angststörung	Neben körperlichen Symptomen (siehe Panikstörung) treten psychische Symptome wie Konzentrationsstörung, Schlafstörung und Nervosität auf. Anders als beim anfallsartigen Auftreten der Symptome bei einer Panikstörung treten die Symptome in wechselnder Kombination als unterschwelliger Dauerzustand auf. Meistens kann keine genaue Angabe gemacht werden, wovor genau die Angst besteht. Häufig treten Sorgen vor der eigenen Besorgtheit auf („Meta-Sorgen").
Soziale Phobie	Angst vor Situationen, in denen man im Mittelpunkt der Aufmerksamkeit steht (z. B. Sprechen in der Öffentlichkeit).
Spezifische (isolierte) Phobie	Die Phobie beschränkt sich auf umschriebene Situationen (z. B. Höhenangst).
Angst und depressive Störung, gemischt	Gleichzeitiges Bestehen von Angst und Depression, wobei weder das eine noch das andere vorherrscht. Die Störung ist aber nicht so ausgeprägt, dass die Kriterien einer Angststörung oder Depression erfüllt werden.

4.4.2 Epidemiologie

Angststörungen sind die am weitesten verbreiteten psychiatrischen Störungen und gehen mit einer hohen Krankheitslast einher [86]. Die Lebenszeitprävalenz beträgt 14–29 %[85]. Am häufigsten tritt eine Angststörung zwischen 18 und 34 Jahren auf, gefolgt von der Altersgruppe von 35–49 Jahren. Frauen sind doppelt so häufig betroffen wie Männer. Die 1-Jahres-Prävalenz für irgendeine Angststörung liegt bei Frauen bei 21,3 % und für eine spezifische Phobie bei 15,4 %. Angststörungen treten häufig zusammen mit anderen Angststörungen, Depressionen, somatoformen Störungen, Persönlichkeitsstörungen und Substanzmissbrauch auf [87]. Das Suizidrisiko ist bei einer Angststörung erhöht.

4.4.3 Ätiologie und Risikofaktoren

Angststörungen werden multifaktoriell verursacht. Das derzeitige Konzept von Angststörungen geht von einer Wechselwirkung zwischen spezifischen genetischen Dispositionen, die sich in neurobiologischen Veränderungen manifestieren, und

Umweltfaktoren (einschließlich Widrigkeiten in der Kindheit, Stress oder Traumata) aus. Der Fokus neurobiologischer Veränderungen liegt dabei unter anderem auf Neurotransmittern wie Serotonin, Noradrenalin, Dopamin oder GABA und Hormonen wie der Hypothalamus-Hypophyse-Nebenniere-Achse. Bisher hat sich jedoch keiner der mutmaßlichen Biomarker als ausreichend und spezifisch für die Diagnose von Angststörungen erwiesen. Die Prävalenz von Angstzuständen scheint in der Menopausalen Transition (MT) erhöht zu sein [88–90], vor allem wenn gleichzeitig vasomotorische Beschwerden (VMS) vorhanden sind [91, 92]. Angstzustände haben einen signifikant negativen Einfluss auf die Lebensqualität [93] und beeinträchtigen das Arbeitsleben [94]. Es ist jedoch unklar, ob die hormonellen Veränderungen in den Wechseljahren einen direkten und zentralen Einfluss haben, oder ob Angstzustände infolge von VMS und Schlafstörungen auftreten und welchen Anteil andere Faktoren haben.

4.4.4 Diagnostik

Für die Diagnose von Angststörungen sollten die ICD- oder DSM-Kriterien herangezogen werden. In der Primärversorgung werden Angststörungen häufig nicht erkannt. Dies liegt auch daran, dass viele Patienten nicht das Symptom Angst als Leitsymptom angeben, sondern eher somatische Beschwerden (z. B. Schmerzen, Schlafstörungen). Vor der Diagnose einer Angststörung müssen andere psychische Störungen wie andere Angststörungen, schwere Depressionen, Persönlichkeitsstörungen und somatoforme Störungen sowie körperliche Erkrankungen ausgeschlossen werden.

4.4.5 Differenzialdiagnostik

Zu den häufigen somatischen Differenzialdiagnosen einer Angststörung zählen unter anderem Lungenerkrankungen (z. B. Asthma bronchiale, COPD, respiratorische Insuffizienz), kardiovaskuläre Erkrankungen (z. B. Angina pectoris, Herzinfarkt, Arrhythmien), neurologische Erkrankungen (Epilepsie, Migräne, Multiple Sklerose, andere Schwindelursachen), Erkrankungen aus dem HNO-Bereich (z. B. periphere Vestibularisstörung, M. Menière, benigner paroxysmaler Lagerungsschwindel), endokrine Erkrankungen (z. B. Hypoglykämie, Hyperthyreose, Wechseljahre, andere VMS-Ursachen) sowie Nebenwirkungen von Medikamenten. Die Differenzialdiagnostik einer Angststörung umfasst die in Tab. 4.11 dargestellten Untersuchungen.

Tab. 4.11 Differenzialdiagnostik der Angststörung, modifiziert nach [85]

Differenzialdiagnostik der Angststörung	
Allgemein	Ausführliche Anamnese und körperliche Untersuchung inkl. Vitalparameter (Blutdruck, Puls)
Labor	Blutbild, Blutzucker, Kalium, Kalzium, TSH, fT3, fT4, MAK, TAK, TRAK, FSH, E2, Progesteron
Gynäkologie	Reproduktives Stadium STRAW+10 (Abb. 1.1, Hormondiagnostik (s. o.)
Kardiologie/Innere Medizin	(Belastungs-)EKG, evtl. 24-Stunden-EKG und/oder 24-Stunden-Blutdruckmessung, Echokardiografie, Röntgen-Thorax
Neurologie	EEG, kranielle Bildgebung, evtl. Liquordiagnostik, Doppleruntersuchung
Hals-Nasen-Ohren-Heilkunde	Nystagmografie, kalorischer Reflextest, Vestibularisprüfung, Rotationsprüfung

Abkürzungen: E2 = Östradiol, EEG = Elektroenzephalografie, EKG = Elektrokardiogramm, fT3 = freies Trijodthyronin, fT4 = freies Thyroxin, FSH = Follikel-stimulierendes Hormon, MAK = Mikrosomale Antikörper = Thyreoperoxidase (TPO)-Antikörper, TRAK = TSH-Rezeptor-Antikörper, TSH = Thyreoidea-stimulierendes Hormon

4.4.6 Leitliniengerechte Therapie von Angststörungen

In der Regel wird die medikamentöse Therapie einer Angststörung von einem/-r Psychiater/-in initiiert. Aber ich denke, es ist hilfreich zu wissen, was Ihr Gast – Ihre Patientin – bei einem/-r anderen Gastgeber/-in serviert bekommt.

Eine Behandlung ist indiziert, wenn eine Patientin die Kriterien für eine Angststörung nach ICD oder DSM erfüllt, einen ausgeprägten Leidensdruck zeigt oder unter den Folgeerscheinungen der Störung leidet (z. B. Suizidalität, sekundäre Depression oder Substanzmissbrauch). Angststörungen können mit Psychotherapie, medikamentöser Behandlung und anderen Interventionen behandelt werden. Zu Letzteren zählen Internet-basierte psychologische Interventionen, Sport und Selbsthilfegruppen. In der S3-Leitlinie „Behandlung von Angststörung – Version 2" aus dem Jahr 2021 wird nicht auf den Einsatz von Hormonen bei Frauen mit Angststörung in den Wechseljahren eingegangen [85]. Zu den Medikamenten der ersten Wahl bei Angststörungen gehören SSRI und SNRI (Tab. 4.12) (siehe Abschn. 2.4).

Bei Start einer Pharmakotherapie (SSRI, SNRI, Trizyklische Antidepressiva) sollte darauf hingewiesen werden, dass die Medikamente im Allgemeinen erst nach einer Latenzzeit von etwa 2 Wochen wirken. Um die Therapietreue zu verbessern, sollte zudem über potenzielle Nebenwirkungen informiert werden und mit der Hälfte der normalerweise empfohlenen Dosis begonnen werden (Tab. 4.13). Die Medikamente sollten morgens oder mittags verabreicht werden, um Schlaflosigkeit zu vermeiden, die in den ersten Behandlungswochen auftreten kann. Um das Rezidivrisiko zu reduzieren, wird empfohlen, die medikamentöse Behandlung 6–12 Monate lang fortzusetzen, nachdem eine Remission eingetreten ist. Um Absetzsyndrome zu vermeiden, sollte die Dosis bei Beendigung der Behandlung langsam reduziert werden. Bei Patienten, die auf Medikamente nicht ansprechen,

Tab. 4.12 Pharmakotherapie der Angststörung. (Modifiziert nach [85])

Klasse	Medikament	Form der Angststörung			Tagesdosis (mg)
		Panikstörung	Generalisierte Angststörung	Soziale Phobie	
SSRI	Citalopram	x			20–40
	Escitalopram	x	x	x	10–20
	Paroxetin	x	x	x	20–50
	Sertralin	x		x	50–150
SNRI	Duloxetin		x		60–120
	Venlafaxin	x	x	x	75–225
Trizyklische Antidepressiva	Clomipramin	x			75–250
	Opipramol		x		50–300
Gabapentinoide/ Antikonvulsiva	Pregabalin		x		150–600
Azapirone	Buspiron		x		15–60
Reversibler Monoaminoxidase-A-Hemmer	Moclobemid			x	300–600

Abkürzungen: SNRI = Selektiver Serotonin-Noradrenalin-Reuptake-Hemmer, SSRI = Selektiver Serotonin-Reuptake-Hemmer

Tab. 4.13 Nebenwirkungsprofile von angstlösenden Medikamenten (eine Auswahl) [85]

Klasse	Nebenwirkungen (Auswahl)
SSRI	Nervosität, Übelkeit, Unruhe, Kopfschmerzen, Müdigkeit, gesteigerter oder verminderter Appetit, Gewichtszunahme, Gewichtsverlust, Zittern, Schwitzen, QT_C-Verlängerung, sexuelle Dysfunktion, Diarrhoe, Obstipation
SNRI	Nervosität, Übelkeit, Unruhe, Kopfschmerzen, Müdigkeit, gesteigerter oder verminderter Appetit, Gewichtszunahme, Gewichtsverlust, Zittern, Schwitzen, sexuelle Dysfunktion, Diarrhoe, Obstipation, Miktionsstörung
Trizyklische Antidepressiva	Anticholinergische Wirkungen, Schläfrigkeit, Schwindel, kardiovaskuläre Nebenwirkungen, Gewichtszunahme, Übelkeit, Kopfschmerzen, sexuelle Funktionsstörungen
Pregabalin	Schwindel, Schläfrigkeit, Mundtrockenheit, Ödeme, verschwommenes Sehen, Gewichtszunahme, Verstopfung, euphorische Stimmung, Gleichgewichtsstörungen, erhöhter Appetit, Konzentrations-/Aufmerksamkeitsstörungen, Entzugserscheinungen nach abruptem Absetzen
Buspiron	Schwindel, Übelkeit, Kopfschmerzen, Nervosität, Benommenheit, Aufregung, Schlaflosigkeit
Moclobemid	Unruhe, Schlaflosigkeit, Mundtrockenheit, Kopfschmerzen, Schwindel, gastrointestinale Symptome, Übelkeit
Opipramol	Schläfrigkeit, Mundtrockenheit, Tachykardie, Schwindel, Übelkeit, Herzrhythmusstörungen

Abkürzungen: SNRI = Selektiver Serotonin-Noradrenalin-Reuptake-Hemmer, SSRI = Selektiver Serotonin-Reuptake-Hemmer

wird in der Regel eine zusätzliche Psychotherapie empfohlen. Spricht das erste Medikament nach 4–6 Behandlungswochen nicht an, sollte stattdessen ein zweites Standardmedikament gegeben werden. Bei teilweisem Ansprechen nach 4–6 Wochen kann zunächst eine Erhöhung der Dosis erwogen werden.

4.4.7 Angstsymptome in den Wechseljahren

In den Wechseljahren werden Sie Gäste – Patientinnen – haben, die bereits in der Prämenopause die Diagnose einer Angststörung erhielten und in psychiatrischer Behandlung sind. Daneben werden Sie Gäste haben, die neu über Angstsymptome berichten, die entweder die Kriterien einer echten Angststörung erfüllen – oder nicht. Ein möglicher Grund für das Auftreten von Angstgefühlen in den Wechseljahren ist die verminderte Progesteronsynthese in den Ovarien, da der Progesteronmetabolit Allopregnanolon über die Bindung an den $GABA_A$-Rezeptorkomplex anxiolytisch wirkt.

4.4.7.1 Einfluss einer HRT auf Angstzustände

In ein systematisches Review wurden 22 Artikel eingeschlossen, die sich mit dem Thema „HRT und Angstzustände" befassten [95]. Während sechs Artikel keinen Einfluss beobachteten, berichteten die verbliebenen 16 über einen positiven Einfluss der HRT auf Angstsymptome. Da die untersuchten HRT-Präparate unterschiedlich waren, lässt sich zum jetzigen Zeitpunkt nicht abschätzen, welche HRT besonders gut geeignet wäre. Es ist zu vermuten, dass orales mikronisiertes Progesteron (MP) von Vorteil wäre.

4.4.7.2 Behandlungsalgorithmus für Frauen mit Angstsymptomen in den Wechseljahren

Es müssen zwei Gruppen von Frauen in den Wechseljahren unterschieden werden: 1) Frauen mit einer bereits bestehenden (behandelten) Angststörung, die sich während der Menopause verschlimmern kann, und 2) Frauen, die während der Menopause zum ersten Mal Angstsymptome erleben. Bei der letztgenannten Gruppe erfüllen die Angstsymptome möglicherweise nicht die Kriterien einer Angststörung, können aber dennoch irritierend und störend sein. Wichtig ist, dass Hitzewallungen in den Wechseljahren einige Merkmale mit einer Panikstörung gemeinsam haben (z. B. starkes Schwitzen, Herzklopfen). Außerdem sind Frauen in den Wechseljahren mit Hitzewallungen häufiger depressiv, was wiederum Merkmale einer generalisierten Angststörung aufweist (z. B. Konzentrationsschwäche, Schlafstörungen). Daher ist es wichtig, die Symptome richtig zu verorten und die Frauen über die Rolle der Sexualhormone beim Auftreten der Symptome und bei der Behandlung aufzuklären. Wie schon erwähnt, muss neben Östradiol (E2) die Rolle von Progesteron besonders berücksichtigt werden. Progesteron wird zu Allopregnanolon umgewandelt, das an den $GABA_A$-Rezeptorkomplex im Gehirn bindet. Je nach Dosis und Konzentration wurden diese Progesteron-Metaboliten mit Sedierung, Anästhesie, antiepileptischen und anxiolytischen Wirkungen, aber auch mit Aggression,

Reizbarkeit und Angst in Verbindung gebracht [96]. Dieser bi-modale Zusammenhang muss bei der Verschreibung von oralem MP an Frauen in den Wechseljahren berücksichtigt werden. Wenn orales MP die negative Stimmung verstärkt, könnte eine höhere Dosis besser geeignet sein. In der HRT wird orales MP in einer Dosierung von 100 bis 300 mg/Tag normalerweise zum Schutz der Gebärmutterschleimhaut, zur Unterstützung des Schlafs [97] und zur Linderung von VMS [98] eingesetzt. In einer experimentellen Studie erhielten Frauen jedoch orales MP in Einzeldosen von bis zu 1200 mg [99]. Abb. 4.6 zeigt den vorgeschlagenen Behandlungsalgorithmus für Frauen mit Angstsymptomen in den Wechseljahren [95].

Zunächst können die Wechseljahresbeschwerden einschließlich der Angstsymptome z. B. mit der MRS-II bewertet werden. Wenn Angstzustände und andere Wechseljahresbeschwerden vorliegen und keine Kontraindikationen für eine HRT bestehen, kann eine HRT zunächst für 3 Monate versucht werden. Es gibt einige Hinweise darauf, dass Östrogene die Stimmung und das Wohlbefinden auch bei nicht depressiven Frauen in der Perimenopause verbessern [100]. Da transdermales E2 in Kombination mit MP das Auftreten depressiver Symptome bei euthymischen perimenopausalen Frauen verhindern kann [100], wäre das bevorzugte HRT-Schema transdermales E2 in Kombination mit oralem MP in einer Dosierung von 100 bis 300 mg/Tag, entweder sequenziell- oder kontinuierlich-kombiniert. Eine kontinuierliche orale MP-Gabe hätte den Vorteil, dass sie täglich den Schlaf verbessert und angstlösend wirkt. Wenn jedoch eine kontinuierliche orale MP-Behandlung Blutungsstörungen hervorruft oder sich negativ auf die Stimmung auswirkt (selbst nach Erhöhung der Dosis), wäre eine sequenzielle Behandlung mit Dydrogesteron (DYD) in einer Dosis von 10 mg/Tag eine Alternative.

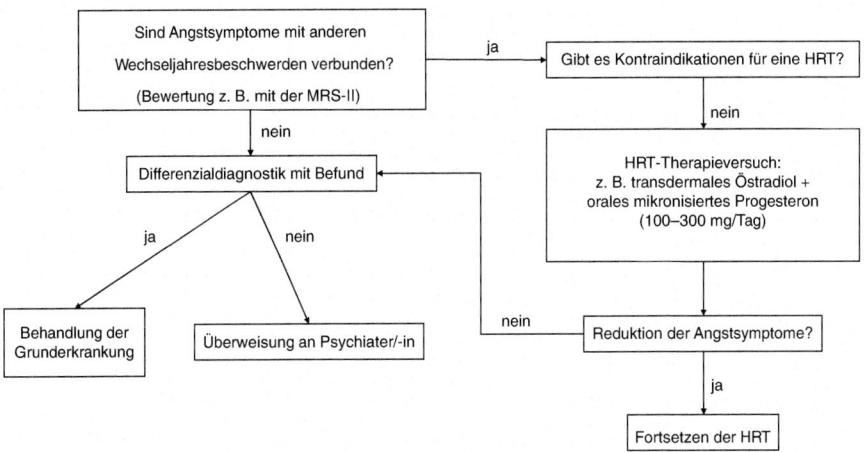

Abb. 4.6 Behandlungsalgorithmus für Frauen mit Angstsymptomen in den Wechseljahren. Abkürzungen: HRT = Hormonersatztherapie, MRS = Menopause Rating Scale

Wenn Angst das einzige Symptom ist, das berichtet wird, sollte eine Differenzialdiagnostik wie oben beschrieben durchgeführt werden. Wenn eine andere Ursache für die Angst festgestellt wird, ist die entsprechende Primärbehandlung angezeigt. Wird keine andere Ursache gefunden, können Psychotherapie und/oder Antidepressiva empfohlen werden, oder die Patientin kann direkt an eine/-n Psychiater/-in überwiesen werden, je nachdem, welche Strategie nach gemeinsamer Entscheidungsfindung bevorzugt wird.

4.5 Schlafstörung

Geht es Ihnen nicht auch manchmal so: Sie haben eine schlechte oder kurze Nacht z. B. wegen eines Nachtdienstes in der Klinik hinter sich und können kaum die Augen offenhalten. Am liebsten würden Sie sich auf die Couch legen und ein kleines Nickerchen machen. Und jetzt stellen Sie sich vor, Ihrem Gast – Ihrer Patientin – geht es seit Monaten so! Welches Patentrezept können Sie ihr nun anbieten, um diesem Elend ein Ende zu bereiten?

4.5.1 Definition

Die ICD-10- und DSM-V-Klassifikationen der Schlafstörung unterscheiden sich etwas (Tab. 4.14 und 4.16). Gemäß ICD-10 werden nichtorganische und organische Schlafstörungen unterschieden [101].
Die nichtorganische Insomnie wird dabei nach ICD-10 wie folgt definiert (Tab. 4.15):
Gemäß DSM-V werden Schlaf-Wach-Störungen wie folgt klassifiziert (Tab. 4.16):
Die Insomnie wird dabei nach DSM-V wie folgt definiert (Tab. 4.17):

Tab. 4.14 Klassifikation der chronischen Schlafstörung nach ICD-10

Nichtorganische Schlafstörungen	Organische Schlafstörungen
Nichtorganische Insomnie	Periodische Beinbewegungen im Schlaf (PLMS)
Nichtorganische Hypersomnie	Syndrom der unruhigen Beine (Restless-Legs-Syndrom)
Nichtorganische Störung des Schlaf-Wach-Rhythmus	Organisch bedingte Insomnie
Schlafwandeln	Krankhaft gesteigertes Schlafbedürfnis (idiopathische Hypersomnie)
Pavor nocturnus	Störungen des Schlaf-Wach-Rhythmus
Alpträume	Schlafapnoe-Syndrom
Andere nichtorganische Schlafstörungen	Narkolepsie und Kataplexie
	Sonstige Schlafstörungen (z. B. Kleine-Levin-Syndrom)

Abkürzungen: ICD = International Statistical Classification of Diseases and Related Health Problems

Tab. 4.15 Definition der nichtorganischen chronischen Insomnie nach ICD-10

Definition der nichtorganischen chronischen Insomnie nach ICD-10
• Es liegen Einschlafstörungen, Durchschlafstörungen oder eine schlechte Schlafqualität vor.
• Die Schlafstörungen treten wenigstens 3 × pro Woche über einen Zeitraum von einem Monat auf.
• Die Betroffenen denken vor allem nachts viel an ihre Schlafstörung und machen sich während des Tages übertriebene Sorgen über deren negativen Konsequenzen.
• Die unbefriedigende Schlafdauer oder -qualität verursacht entweder einen deutlichen Leidensdruck oder wirkt sich störend auf Alltagsaktivitäten aus.

Abkürzungen: ICD = International Statistical Classification of Diseases and Related Health Problems

Tab. 4.16 Klassifikation der chronischen Schlafstörung nach DSM-V

Insomnische Störung	
Hypersomnische Störung	
Narkolepsie	
Schlafbezogene Atemstörungen	Obstruktive Schlafapnoe/Hypopnoe Zentrale Schlafapnoe Schlafbezogene Hyperventilation
Zirkadiane Störungen des Schlaf-Wach-Rhythmus	Verzögerte Schlafphase Vorverlagerte Schlafphase Irreguläre Schlafphase Non-24 h-Schlafphase Schichtarbeit
Parasomnien	NREM-Schlaf-Arousal-Störung: Somnambulismus, Pavor nocturnus, Alptraumstörung REM-Schlaf-Verhaltensstörung
Restless-Legs-Syndrom	
Substanz-/Medikationsinduzierte Schlafstörung	
Sonstiges	

Abkürzungen: DSM = Diagnostic and Statistical Manual of Mental Disorders, (N)REM = (Non) Rapid Eye Movement

Tab. 4.17 Definition der Insomnie nach DSM-V

A	Eine im Vordergrund stehende Beschwerde der Unzufriedenheit mit der Schlafqualität oder -quantität, verbunden mit einem (oder mehreren) der folgenden Symptome: 1. Schwierigkeiten einzuschlafen 2. Schwierigkeiten durchzuschlafen, charakterisiert durch häufige Wachperioden oder Schwierigkeiten, nach nächtlichen Wachperioden wieder einzuschlafen 3. Frühmorgendliches Erwachen mit der Unfähigkeit, wieder einzuschlafen
B	Die Schlafstörung führt zu klinisch signifikantem Leiden oder Einschränkungen im sozialen, Ausbildungs- und beruflichen Leben oder anderen wichtigen Funktionsbereichen.
C	Die Schlafstörung tritt mindestens 3 Nächte pro Woche auf.
D	Die Schlafstörung hält mindestens 3 Monate an.
E	Die Schlafstörung tritt trotz ausreichender Gelegenheit für Schlaf ein.
F	Die Insomnie wird nicht besser erklärt und tritt nicht ausschließlich im Rahmen einer anderen Schlaf-Wach-Rhythmusstörung auf.
G	Die Insomnie ist nicht zurückführbar auf die physiologischen Effekte einer Substanz (z. B. einer Droge oder einer Medikation).
H	Die koexistierenden psychischen und körperlichen Erkrankungen erklären nicht das Auftreten der Insomnie.

Abkürzungen: DSM = Diagnostic and Statistical Manual of Mental Disorders

4.5.2 Epidemiologie

Die Prävalenzschätzungen variieren je nach Studiendesign und Definition von Schlafstörungen. Etwa 30–60 % der Erwachsenen geben Schlaflosigkeitssymptome jeglichen Schweregrads an, und etwa 10–15 % berichten von chronischer Schlaflosigkeit mit Auswirkungen auf den Tag [102]. In den Wechseljahren begünstigen vasomotorische Beschwerden (VMS) das Auftreten von Schlafstörungen. Peri- und postmenopausale Frauen leiden jedoch auch ohne VMS unter Schlafstörungen. Die geschätzte Prävalenz von Schlafstörungen liegt bei 32 bis 40 % in der frühen Menopausalen Transition (MT) und bei 38 bis 46 % in der späten MT [103]. Angst- und Depressionssymptome, die während der MT häufig auftreten, können ebenfalls zu Schlafstörungen beitragen [104]. Außerdem sind organische Schlafstörungen bei Frauen in den Wechseljahren häufig. So hatten in einer Studie 53 % der Frauen mit Schlafstörungen eine Schlafapnoe, ein Restless-Legs-Syndrom oder beides [104]. Eine chronische Insomnie wirkt sich nachteilig auf die „Funktionstüchtigkeit" im Alltag und die Lebensqualität aus. Viele Betroffene greifen häufig zu rezeptfreien Mitteln und haben ein erhöhtes Risiko für Drogenmissbrauch. Die physiologische Aktivierung, die mit chronischer Insomnie einhergeht, erklärt wahrscheinlich den Zusammenhang zwischen Schlaflosigkeit und Bluthochdruck, Herz-Kreislauf-Erkrankungen, Diabetes mellitus und Stoffwechselstörungen [105, 106].

4.5.3 Ätiologie und Risikofaktoren

Die meisten Insomnie-Modelle gehen davon aus, dass es prädisponierende (z. B. Persönlichkeitscharakteristika), auslösende (z. B. arbeitsbezogener Stress) und aufrechterhaltende Faktoren (z. B. maladaptive Coping-Strategien wie Mittagsschlaf) für eine Schlafstörung gibt. Akute Insomnien sind meist vorübergehender Natur und bilden sich nach dem Wegfall des Stressors wieder zurück. Für die Entwicklung einer chronischen Insomnie kommen meist aufrechterhaltende Faktoren oder weitere Stressoren hinzu. Zu den prädisponierenden Faktoren zählt auch eine mögliche neuroendokrine Vulnerabilität. Demnach kommt es nach einem akuten belastenden Ereignis nicht zu einer adäquaten Herabregulation der funktionellen Stressachsen mit in der Folge einer chronischen Überaktivität auf kognitiver, emotionaler und physiologischer Ebene. Die neurobiologische Ursache eines chronischen „Hyperarousals" wird in der Dominanz von Arousal-vermittelnden Hirnarealen gegenüber schlafinduzierenden Hirnarealen vermutet. Ein weiterer typischer auslösender bzw. aufrechterhaltender Faktor ist die Desynchronisation zirkadianer Rhythmen durch z. B. Schichtarbeit.

4.5.4 (Differenzial-)Diagnostik

An dieser Stelle soll nur auf das (differenzial)diagnostische Vorgehen bei nichtorganischer Insomnie (ICD-10) bzw. insomnischer Störung (DSM-V) eingegangen werden (Tab. 4.18). Die Insomnie ist eine klinische Diagnose, die auf einer anamnestischen Evaluation der diagnostischen Kriterien beruht.
Tab. 4.19 zeigt einen Überblick zu somatischen Erkrankungen, die mit Schlafstörungen verbunden sein können [107].
Tab. 4.20 zeigt einen Überblick zu Medikamenten, die Schlafstörungen begünstigen können [101, 107].
Tab. 4.21 gibt einen Überblick über psychische Erkrankungen, die mit Schlafstörungen einhergehen können [101].

Tab. 4.18 (Differenzial)diagnostische Vorgehen bei nichtorganischer Insomnie (ICD-10) bzw. insomnischer Störung (DSM-V)

1	Medizinische Anamnese	Frühere und aktuelle Erkrankungen (Tab. 4.19), Medikamente (Tab. 4.20), Nikotin, Drogen
	Labordiagnostik	TSH, ASAT, ALAT, gamma-GT, Blutbild, Nüchtern-Glukose, Ferritin, C-reaktives Protein
	ggf. Funktionsdiagnostik/Bildgebung je nach Klinik	Elektrokardiogramm (EKG), Elektroenzephalografie (EEG), Computertomografie (CT), Elektroenzephalografie Magnetresonanztomografie (MRI)
2	Psychiatrische/psychologische Anamnese	Frühere und aktuelle psychische Störung (Tab. 4.21, Persönlichkeitsfaktoren, Partnerschafts- und Arbeitsplatzsituation, aktuelle Konflikte
3	Schlafanamnese	Auslösende Faktoren inkl. Traumata, Arbeitszeiten/zirkadiane Faktoren, aktuelles Schlafverhalten, Vorgeschichte der Schlafstörung, Schlaftagebuch, Fremdanamnese (periodische Beinbewegungen/Atempausen)
	Fragebögen (Bsp.)	Pittsburgher Schlafqualitätsindex (PSQI), Insomnia Severity Index (ISI)
4	Aktometrie	
5	Polysomnografie (PSG) (Hauptindikationen: Therapieresistente Insomnie, nach Ausschöpfung anderer diagnostischer Maßnahmen bei V. a. eine organische Insomnie, vor allem im Zusammenhang mit Schlafapnoe-Syndrom oder Syndrom periodischer Beinbewegungen, Insomnie bei Risikogruppen in Verbindung mit Eigen- oder Fremdgefährdung, z. B. bei Berufskraftfahrern oder Patienten, die mit gefährlichen Maschinen arbeiten, V. a. erhebliche Diskrepanz zwischen subjektiv erlebter Schwere der Insomnie und PSG Befund.	

Abkürzungen: TSH = Thyreoidea-stimulierendes Hormon, ALAT = Alanin-Aminotransferase, ASAT = Aspartat-Aminotransferase

4.5 Schlafstörung

Tab. 4.19 Somatische Ursachen bzw. Risikofaktoren von Schlafstörungen

Medizinische Disziplin	Beispiele für Erkrankungen
Pulmologie	COPD, Asthma bronchiale
Rheumatologie	Arthritis, Fibromyalgie, chronisches Schmerzsyndrom
Kardiologie	Herzinsuffizienz, KHK, arterielle Hypertonie
Endokrinologie	Hyperthyreose, Menopause, Diabetes mellitus
Gastroenterologie	Gastroösophagealer Reflux
Urologie	Nykturie
Neurologie	Neurodegenerative Erkrankungen (Demenz, M. Parkinson), Neuropathie, Myalgien, Apoplex, Hirntumor, Hirntrauma, Kopfschmerzsyndrome/Migräne
Sonstiges	Malignome, Infektionen, Chronic Fatigue Syndrom

Abkürzungen: COPD = Chronisch-obstruktive Atemwegserkrankung, KHK = Koronare Herzerkrankung

Tab. 4.20 Medikamente und Substanzen, die Schlafstörungen begünstigen

Medikamente und Substanzen, die Schlafstörungen begünstigen
• ZNS-Stimulanzien/-Inhibitoren
• Bronchodilatatoren
• Antidepressiva
• Betablocker
• Diuretika
• Hormone: Glukokortikoide, Thyroxin
• Antibiotika
• Antidementiva
• Alkohol, Kaffee

Abkürzungen: ZNS = Zentrales Nervensystem

Tab. 4.21 Psychische Erkrankungen, die mit Schlafstörungen einhergehen

Erkrankung	Ein- oder Durchschlafstörung	Tiefschlafreduktion	REM-Schlaf Disinhibition	Hypersomnie
Affektive Erkrankung	+++	++	+++	+
Angststörung	+	–	–	–
Alkoholismus	+	+++	+	–
Borderlinestörung	+	–	+	–
Demenz	+++	+++	–	+
Essstörung	+	–	–	–
Schizophrenie	+++	+	+	+

Abkürzungen: +++ bei fast allen Patienten vorhanden, ++ bei ca. 50 % der Patienten vorhanden, + bei 10–20 % der Patienten vorhanden, – bisher nicht beschrieben. REM = Rapid Eye Movement

4.5.5 Therapie

4.5.5.1 Kognitive Verhaltenstherapie

Die Kognitive Verhaltenstherapie bei Insomnie (KVT-I) besteht aus Entspannungsmethoden, Psychoedukation, Methoden der Schlaf-Wach-Strukturierung wie Stimuluskontrolle und Schlafrestriktion sowie kognitiven Techniken zur Reduktion nächtlichen Grübelns und zur Veränderung dysfunktionaler Überzeugungen. Die besten Ansprechpartner hierfür sind Psychologen/Psychologinnen und Psychotherapeuten/Psychotherapeutinnen. In einem systematischen Review mit Metaanalyse wurde die Wirksamkeit der KVT-I auf den Schlaf von peri- und postmenopausalen Frauen nachgewiesen [108].

4.5.5.2 Pharmakotherapie

Für die Behandlung von Schlafstörungen können verschiedene Medikamente eingesetzt werden, die aber in der Regel nur für eine 3- bis 4-wöchige Kurzzeittherapie indiziert sind [101]. Einige von ihnen haben ein Abhängigkeitspotenzial. Bei chronischer Insomnie sollte daher besser die Zuweisung an ein interdisziplinäres Schlafzentrum erfolgen, da hier auch die nötige Differenzialdiagnostik erfolgt. Die nachfolgenden Tabellen sind somit mehr als ein Nachschlagewerk gedacht, für den Fall, dass Ihr Gast – Ihre Patientin – ein Medikament erwähnt und Sie es der Wirkstoffklasse zuordnen möchten (Tab. 4.22, 4.23 und 4.24; siehe Abschn. 2.4). Wich-

Tab. 4.22 Benzodiazepine und Benzodiazepinrezeptoragonisten

Wirkstoff	Empfohlene Dosierung (mg)	Halbwertzeit (h)	Anwendungsgebiete
Benzodiazepine mit Zulassung für isolierte Schlafstörungen			
Flunitrazepam	0,5–1	16–35	Zulassung zur Kurzzeitbehandlung von Schlafstörungen (alle Substanzen)
Flurazepam	15–30	48–120	
Lormetazepam	0,5–1	8–15	
Nitrazepam	5–10	25–35	
Temazepam	10–20	8–20	
Triazolam	0,125–0,25	1,4–4,6	
Benzodiazepinrezeptoragonisten mit Zulassung für isolierte Schlafstörungen (Z-Substanzen)			
Zolpidem	5–10	2–4	Kurzzeitbehandlung von Schlafstörungen
Zopiclon	3,75–7,5	5–6	
Gelegentlich eingesetzte Benzodiazepine ohne Empfehlung für isolierte Schlafstörungen			
Clonazepam	0,5–3	30–40	Epilepsie des Säuglings und des Kindes; Off-Label-Use bei schweren Parasomnien möglich
Diazepam	5–10	30–100	Erhöhter Muskeltonus, prä- und postoperativ

Hinweise zur Anwendung: 1. Sorgfältige Indikationsstellung. 2. Bei Abhängigkeitsanamnese besondere Vorsicht. 3. Kleinste Packungseinheit verordnen. 4. In möglichst niedriger, aber ausreichender Dosierung verordnen; Dosis möglichst frühzeitig reduzieren bzw. Dosierungsintervall vergrößern. 5. Therapiedauer vor Behandlungsbeginn vereinbaren und Behandlungsnotwendigkeit in kurzen Zeitabständen überprüfen. 6. Frühzeitig schrittweise Dosisreduktion. 7. Aufklärung, dass Benzodiazepine keineswegs an Dritte weiterzugeben sind. 8. Verordnungen von Benzodiazepinen stets eigenhändig ausfertigen und persönlich aushändigen. 9. Beachtung der Fach- und Gebrauchsinformation. 10. Alle Abhängigkeitsfälle an Arzneimittelkommission melden

4.5 Schlafstörung

Tab. 4.23 Sedierende Antidepressiva

Wirkstoff	Empfohlene Dosierung für die Indikation Insomnie (mg)	Halbwertzeit (h)	Anwendungsgebiete
Antidepressivum mit Zulassung für isolierte Schlafstörungen			
Doxepin	3–100	8–24	Depressive Erkrankungen, Angstsyndrome, leichte Entzugssyndrome bei Alkohol-, Arzneimittel- oder Drogenabhängigkeit, Unruhe, Angst, Schlafstörungen und funktionelle Organbeschwerden
Antidepressiva mit verbreiteter Anwendung bei Schlafstörungen			
Agomelatin	25–50	1–2	Behandlung von Episoden einer depressiven Erkrankung
Amitriptylin	25–100	10–28	Depressive Erkrankungen; langfristige Schmerzbehandlung im Rahmen eines therapeutischen Gesamtkonzeptes
Trazodon	25–100	4,9–8,2	Depressive Erkrankung
Trimipramin	5–100	15–40	Depressive Erkrankungen mit den Leitsymptomen Schlafstörungen, Angst, innere Unruhe
Mirtazapin	3,75–7,5	20–40	Depressive Erkrankung

Tab. 4.24 Antipsychotika

Wirkstoff	Empfohlene Dosierung für die Indikation Insomnie (mg)	Halbwertzeit (h)	Anwendungsgebiete
Antipsychotika mit Zulassung für isolierte Schlafstörungen			
Melperon	25–100	4–8	Zur Behandlung von Schlafstörungen, Verwirrtheitszuständen und zur Dämpfung von psychomotorischer Unruhe und Erregungszuständen, insbesondere bei: Patienten der Geriatrie und Psychiatrie, Psychosen, Oligophrenie, organisch bedingter Demenz, Psychoneurosen, Alkoholkrankheit
Pipamperon	40–120	17–22	Schlafstörungen, insbesondere bei geriatrischen Patienten; psychomotorische Erregungszustände
Antipsychotika ohne Empfehlung für isolierte Schlafstörungen			
Quetiapin, Olanzapin, Prothipendyl, Chlorprothixen, Levomepromazin			Geeignet zur Sedierung/Schlafunterstützung bei psychiatrischer Komorbidität, komplexes Nebenwirkungsprofil beachten

tig ist, die Halbwertzeit zu beachten, da hier ein Risiko für einen „Überhang" am Morgen bestehen kann.

4.5.5.3 Sonstiges
In der Praxis werden zudem viele weitere Therapieansätze verfolgt, die allerdings in der S3-Leitlinie aufgrund unzureichender Evidenz nicht empfohlen werden [101]. Da aber das Nebenwirkungsprofil im Allgemeinen günstig ist und kein Abhängigkeitsrisiko besteht, sind sie meiner Meinung nach durchaus einen Versuch wert.

- Alternativ-/Bewegungstherapie: Achtsamkeitsübungen, Akupunktur, Aromatherapie, Bewegung/Sport (Wirksamkeitsnachweis in den Wechseljahren [109]), Homöopathie, Hypnotherapie, Lichttherapie, Massage, Meditation, Musiktherapie, Öl-Therapie, Reflexzonenmassage, Yoga, Tai Chi, Chi Gong
- Phytotherapie: Baldrian, Hopfen, Melisse, Passionsblume
- Melatonin
- Mikronährstoffe: GABA (2–4 g/Tag), 5-Hydroxy-Tryptophan (100–400 mg/Tag), Magnesium (400–800 mg/Tag), B-Vitamine, Arginin (1-0-2 g/Tag)
- Antihistaminika: Diphenhydramin (25–50 mg, Halbwertzeit 3–9 h), Doxylamin (25–50 mg, Halbwertzeit 3–6 h).

4.5.5.4 Hormonersatztherapie
Da die Inzidenz von Schlafstörungen in den Wechseljahren zunimmt, ist der Gedanke naheliegend, eine HRT zur Verbesserung des Schlafs einzusetzen. In der Tat konnten Studien mit subjektiver (Fragebögen) und objektiver (PSG) Schlafbeurteilung zeigen, dass Frauen mit niedriger Östradiol (E2)-Serumkonzentration oft Schlafprobleme wie Insomnie, schlechte Schlafqualität, geringere Schlafeffizienz und schlafbezogene Atmungsstörungen aufweisen. Im Gegensatz dazu korrelieren höhere E2-Serumkonzentrationen mit weniger nächtlichem Aufwachen und weniger frühem Erwachen am Morgen. Interessanterweise kommt es dabei nicht nur auf die absolute E2-Serumkonzentration an: Für die Schlafqualität sind auch die Schwankungen der E2-Serumkonzentration entscheidend. Aber auch die sinkende ovarielle Progesteron-Produktion hinterlässt ihre Spuren. Frauen im späten reproduktiven Stadium haben während der letzten sieben Tage des Menstruationszyklus eine geringere Schlafeffizienz und kürzere Schlafdauer im Vergleich zur dritten Woche des Zyklus. Mit dem Übergang in die MT nehmen die Aufwachphasen in der Lutealphase zu. In Studien mit subjektiver Schlafbeurteilung korrelierten niedrige Progesteron- (P4) und Allopregnanolon-Serumkonzentrationen mit häufigeren Schlafstörungen, oberflächlichem Schlaf und Insomnie. Verschiedene Studien haben für die orale und transdermale Östrogenmonotherapie (ET), orale P4-Monotherapie und kombinierte HRT einen günstigen Einfluss auf verschiedene Schlafparameter nachgewiesen. Daneben haben Östrogene und Progestagene einen günstigen Effekt auf die Apnoe-Schwelle und reduzieren das Risiko für Schlafapnoe (zusammengefasst in [110]).

Besonders spannend ist in diesem Zusammenhang der Einfluss von mikronisiertem Progesteron (MP) auf den Schlaf. Oral appliziertes MP wird durch die Enzyme der Darmbakterien, Darmmukosa und Leber in über 30 Metabolite verstoffwechselt. Die klinisch nutzbaren Metabolite sind 5alpha- (Allopregnanolon) und 5beta-Pregnanolon, welche durch Bindung an die $GABA_A$-Rezeptoren schlafanstoßend, anxiolytisch, antidepressiv, analgetisch und antikonvulsiv wirken. Nach der oralen Applikation von 100 mg MP wird die maximale Serumkonzentration nach 1 bis 2 h erreicht; innerhalb von 4 bis 6 h fällt Progesteron i. S. wieder auf das Ausgangsniveau zurück. Die maximale Serumkonzentration von 5alpha- und 5beta-Pregnanolon wird zwei Stunden nach oraler Gabe von MP erreicht. Bei der vaginalen MP-Anwendung fehlt der zentralnervös beruhigende Effekt von MP, da das vaginale Mikrobiom nicht die Enzyme für die Synthese von 5alpha- und 5beta-Pregnanolon besitzt, die Darmmukosa umgangen wird und nur die Leber für eine geringe Produktionsmenge „übrig bleibt". Ein systematisches Review mit Metaanalyse von neun Placebo-kontrollierten randomisierten Studien hat gezeigt, dass oral appliziertes MP (100–300 mg/Tag) diverse Schlafparameter verbessert, z. B. die Gesamtschlafdauer, Einschlafzeit und Schlafqualität [111]. Einige Frauen berichten aber über einen gegenteiligen, „paradoxen" Effekt, wenn sie MP schlucken. Sie können schlechter schlafen, werden reizbar, ja aggressiv, und sogar ängstlicher. Wie kann das sein? In der Literatur wird von einem sogenannten bimodalen Muster gesprochen. Das bedeutet, dass sich der Effekt an den $GABA_A$-Rezeptoren umkehren kann, wenn eine bestimmte Konzentration von Allopregnanolon erreicht wird. Der Mechanismus heißt Disinhibition. Einige kennen diesen Effekt auch von anderen positiven $GABA_A$-Rezeptormodulatoren wie Alkohol: Den einen macht Alkohol müde, die anderen werden aufgedreht und vielleicht aggressiv. Interessanterweise kann man den Effekt durch Anpassung der Dosis überwinden, also entweder MP weglassen (Absetzen des Präparats) oder die MP-Dosis erhöhen [112]. Welches Fazit können wir also ziehen? Peri- und postmenopausale Frauen mit Insomnie können, sofern keine Kontraindikationen vorliegen, eine HRT zur Verbesserung des Schlafs versuchen. Dabei wird der Schlaf sowohl bei Frauen mit als auch ohne VMS durch eine HRT verbessert. Bei Frauen mit intaktem Uterus wird vorzugsweise transdermales Östrogen in Kombination mit oralem MP gewählt. Die Dosis von MP orientiert sich primär an der Dosis, die für die Endometriumprotektion erforderlich ist. Wenn unter der gewählten MP-Dosis ein „paradoxer" Effekt auftritt, dann entweder MP vaginal applizieren, ein anderes Progestagen wählen oder versuchshalber die orale MP-Dosis anheben. Hysterektomierte Frauen erhalten primär eine ET. Wenn der Schlaf subjektiv trotz Anpassung der Östrogendosis weiterhin suboptimal ist, spricht meiner Meinung nach nichts dagegen, nach entsprechender Aufklärung über das leicht erhöhte Brustkrebsrisiko zusätzlich orales MP zu verabreichen.

4.6 Müdigkeit und Brain Fog

Kaum ein Symptom wird von unseren Gästen – Patientinnen – häufiger berichtet als „Müdigkeit" und neuerdings „Brain Fog". Und meistens sind wir als Gastgeber/-innen dann etwas ratlos, was wir unseren Gästen Kulinarisches anbieten sollen und können. Vielleicht und hoffentlich sind Sie nach dem Lesen des Kapitels etwas schlauer.

4.6.1 Müdigkeit

4.6.1.1 Definition von Müdigkeit

Viele Menschen geben das Symptom Müdigkeit an, suchen aber nur in Ausnahmefällen medizinische Hilfe, z. B. wenn die Befindlichkeitsstörung aus ihrer Sicht nicht angemessen erklärt werden kann (z. B. durch Anstrengung oder Schlafmangel), die Beeinträchtigung nicht mehr akzeptabel erscheint oder die individuellen Kompensationsmöglichkeiten erschöpft sind. Das Symptom kann sich auf emotionaler (z. B. Unlust, Motivationsmangel), kognitiver (z. B. verminderte geistige Leistungsfähigkeit), verhaltensbezogener (z. B. „Leistungsknick") und/oder körperlicher Ebene (z. B. muskuläre Schwäche) manifestieren [113]. Davon ist das sogenannte Chronic-Fatigue-Syndrom (CFS) abzugrenzen (siehe Abschn. 4.6.1.5).

4.6.1.2 Epidemiologie

In einer deutschen populationsbasierten Studie gaben 31 % der über 16 Jahre alten Befragten an, manchmal oder häufig unter „Ermüdungserscheinungen" zu leiden. Frauen sind häufiger betroffen als Männer, Angehörige höherer sozialer Schichten und Menschen in Partnerschaften dagegen seltener.

4.6.1.3 Ätiologie

Das Symptom Müdigkeit hat viele Ursachen [113]. Dazu zählen psychische Erkrankungen (z. B. Depression, Angststörung), psychosoziale Belastung, Anämie, endokrine Erkrankungen (z. B. Schilddrüsenfunktionsstörung, Diabetes mellitus), stattgehabte Infektionen (z. B. Eppstein-Bar-Virus), chronische somatische Erkrankungen (z. B. Herzinsuffizienz, Multiple Sklerose, Rheumatoide Arthritis, Malignome), Schlafstörung und schlafbezogene Atmungsstörungen, Bewegungsmangel, Medikamente (z. B. Benzodiazepine, Antidepressiva, Neuroleptika, Antihistaminika, Antihypertensiva), Sucht und Umwelteinflüsse. Müdigkeit ist außerdem ein wichtiger Bestandteil funktioneller Syndrome mehrerer Organsysteme (z. B. Reizdarmsyndrom, Fibromyalgie, Spannungskopfschmerz, Multiple Chemical Sensitivity).

4.6.1.4 (Differenzial-)Diagnostik

Die (Differenzial-)Diagnostik umfasst die Anamnese, körperliche Untersuchung sowie Labordiagnostik. Bildgebende Verfahren wie z. B. ein MRI des Schädels sind in der Regel nicht indiziert [113]. Bei primär ungeklärter Müdigkeit wird empfohlen:

- *Anamnese:* Erheben der Charakteristika der Müdigkeit, assoziierte Beschwerden, zeitlicher Verlauf und der Grad der Beeinträchtigung im Alltag. Anhand von Screening-Fragen sollen eine Depression oder Angststörung sowie vorherige Infektionen erfasst werden. Zusätzlich sollten Vorerkrankungen, Schlaf, Verlauf des Körpergewichts, Nikotinabusus, kardiale, respiratorische, gastrointestinale,

4.6 Müdigkeit und Brain Fog

urogenitale und ZNS-Funktion sowie die Zufuhr von Medikamenten und psychotropen Substanzen, soziale, familiäre, berufliche Situation, chemische oder Lärmbelästigung, ähnliche Symptome im privaten/beruflichen Umfeld, Schnarchen, Einschlafen am Steuer und (habitueller) Schlafmangel erfasst werden.

- *Körperliche Untersuchung*: Beurteilung des Abdomens, der Lymphregionen, Herz, Puls und Blutdruck, Schleimhäute, Atemwege sowie der Muskeltrophik, der Muskelkraft, des Muskeltonus und der Muskeleigenreflexe.
- *Laborparameter*: Glukose, Differenzialblutbild, Blutsenkung/CRP, Transaminasen oder gamma-GT, TSH, Nierenretentionswerte, Elektrolyte und Kalzium, ggf. Kreatinkinase (wenn Muskelschmerzen oder -schwäche vorhanden sind).
- Ggf. Ausschluss eines Obstruktiven Schlafapnoesyndroms (OSAS).

Müdigkeit kann mit seltenen Erkrankungen assoziiert sein (Tab. 4.25), für die jedoch explizit kein Screening empfohlen wird [113]. Ich denke, es ist trotzdem sinnvoll, die Liste zu kennen und nach typischen Symptomen/Zeichen in der Anamnese zu fahnden. Immerhin enthält die Liste ein gynäkologisches Krankheitsbild (PMS); die Wechseljahre haben sich offensichtlich nicht für die S3-Leitline „Müdigkeit" „qualifiziert".

Tab. 4.25 Seltene Erkrankungen, die mit dem Symptom Müdigkeit assoziiert sein können [113]

Erkrankung	Klinische Hinweise	Diagnose
Endokrine Erkrankungen		
M. Addison	Hyperpigmentierung von Haut und Schleimhäuten in Verbindung mit gastrointestinalen Beschwerden, Appetitlosigkeit, Gewichtsverlust, Hypotonie, Hypoglykämie, Hyponatriämie, Hyperkaliämie	Überweisung Internistische Endokrinologie
Conn-Syndrom	Muskelschwäche und Erschöpfungsneigung, Polyurie, Polydipsie, diastolische Hypertonie, keine Ödeme, substitutionsrefraktäre Hypokaliämie, Hypernatriämie, verminderte Konzentrationsfähigkeit der Nieren	Überweisung Internistische Endokrinologie
Cushing-Syndrom	Meist iatrogen! Adipositas, Hypertonie, Osteoporose, Diabetes mellitus, Hautblutungen, Striae, Muskelschwäche, Virilisierung, bei Frauen, psychische Veränderungen	Überweisung Internistische Endokrinologie
Hypopituitarismus	M. Addison (aber ohne Pigmentierungsstörung), Hypothyreose, Gonadotropin-Mangel	Überweisung Internistische Endokrinologie

(Fortsetzung)

Tab. 4.25 (Fortsetzung)

Erkrankung	Klinische Hinweise	Diagnose
Metabolische Erkrankungen		
Meulengracht'sche Krankheit (Gilbert)	Milder, fluktuierender Ikterus, vermehrt nach Fasten, Anstrengung, Infektionen, Operationen, Alkohol	Indirektes (unkonjugiertes) Bilirubin erhöht, übrige Leberwerte normal
Hyperkalzämie	ZNS, gastrointestinale Symptome, Nierensteine, eingeschränkte Nierenfunktion; Ursache bei Erwachsenen meist primärer Hyperparathyreoidismus, Malignom oder iatrogen (Vitamin D-, Kalzium-Überdosierung)	Kalzium, Parathormon i. S.
Infektionen		
Tuberkulose	Soziale Umstände, Exposition, Immundefekt, konstitutionelle Symptome (Gewichtsverlust, leichtes Fieber, Nachtschweiß), Husten, Hämoptoe bei Lungen-TB.	Säurefeste Stäbchen in Sputum, Magensaft, Röntgen-Thorax, Überweisung/ Einweisung
Toxoplasmose	Bei intaktem Immunsystem: unspezifische Allgemeinsymptome mit Lymphknoten-Vergrößerung (v. a. Hals), mäßigem Fieber. Bei Immundefekt (AIDS): ZNS-Befall (Meningoenzephalitis, intrazerebrale Raumforderungen)	Serologie
Brucellose	Kontakt mit Tieren (z. B. Landwirtschaft, Fleischverarbeitung), oft schleichend, Vielzahl von Beschwerden bei geringen/ fehlenden Befunden, Osteomyelitis, Milzabszess, Harnwegs- und/oder Genitalinfektionen	Kultur (Ansteckungsgefahr!), Serologie
Malaria	Reise in Endemie-Gebiete (auch bei medikamentöser Prophylaxe), Fieberverläufe	Blutbild, „dicker Tropfen", stationäre Einweisung in internistische Abteilung mit entsprechenden Erfahrungen
AIDS	Exposition, opportunistische Infekte	Serologie
Borreliose/ Lyme-Krankheit	Oft kein Zeckenbiss erinnerlich, Erythema migrans, sekundäre Aussaat mit Fieber, Allgemeinbeeinträchtigung, radikuläre Symptomatik, meningeale Reizung	Serologie nur in Verbindung mit typischer Klinik
Sonstige entzündliche Erkrankungen		
Systemischer Lupus Erythematodes (SLE)	Arthralgien, Myalgien, hirnorganisches Psychosyndrom, Schmetterlingsexanthem, weitere Hautveränderungen, Multiorganbefall (Niere, Perikard, Pleura, ZNS, Blut, Magen-Darm), Entzündungsparameter erhöht	Antinukleäre Antikörper (ANA), Überweisung Rheumatologie

Tab. 4.25 (Fortsetzung)

Erkrankung	Klinische Hinweise	Diagnose
Kardiale Erkrankung		
Endokarditis	Anamnestisch rheumatische Herzerkrankung, kongenitales Vitium, i.v.-Drogenabhängigkeit, erhöhte Temperaturen, Hautveränderungen, Milzvergrößerung, Herzgeräusche, Nephritis, Anämie	Überweisung bzw. stationäre Einweisung Kardiologie
Neurologische Erkrankungen		
Hirntumor	Zunehmende Kopfschmerzen, Hirndruckzeichen, Verhaltensänderungen (oft eher von Angehörigen bemerkt!), neurologische Ausfälle	Überweisung bzw. Einweisung Neurologie
M. Parkinson	Gestörte Feinmotorik, verminderter Gesichtsausdruck, Gangstörung, Tremor	Überweisung Neurologie
Multiple Sklerose	Muskelschwäche, sensible und Sehstörungen, Ataxie, fluktuierende Symptome wechselnder und oft nicht eindeutiger Lokalisation, schubweiser Verlauf	Überweisung Neurologie
Z. n. Schädel-Hirn-Trauma		Überweisung Neurologie
Psychische Störungen		
Schizophrene Psychose	Wahrnehmungs-, Denkstörungen, gestörte Kohärenz des Ausdrucks oder des Verhaltens	Überweisung Psychiatrie
Demenz	Meist höheres Alter, Merkstörungen, weitere kognitive Störungen	Überweisung Psychiatrie/ Neurologie/ Geriatrie
Sonstige Erkrankungen		
Prämenstruelles Syndrom (PMS)	Vielfältige körperliche und seelische Beschwerden, Beginn 1–14 Tage vor Menstruation, dann Besserung, beschwerdefrei für den restlichen Zyklus	Überweisung Gynäkologie

Abkürzungen: AIDS = Acquired immunodeficiency syndrome, TB = Tuberkulose, ZNS = Zentrales Nervensystem

4.6.1.5 *Exkurs*: Chronic-Fatigue-Syndrom

Das chronische Erschöpfungssyndrom (CFS), auch bekannt als myalgische Enzephalomyelitis/chronisches Erschöpfungssyndrom (ME/CFS), ist eine Krankheit mit unklarer Ursache. Es wurden zwar diverse Veränderungen beschrieben, die das zentrale und autonome Nervensystem (ANS), das Immunsystem und den Energiestoffwechsel betreffen, doch haben diese objektiven Anomalien noch nicht zu einem klaren Verständnis der Pathophysiologie oder zu einem diagnostischen Test mit angemessener Sensitivität und Spezifität geführt [114].

Tab. 4.26 Kriterien für die myalgische Enzephalomyelitis/das chronische Müdigkeitssyndrom (ME/CFS)

Kriterien für die myalgische Enzephalomyelitis/das chronische Müdigkeitssyndrom (ME/CFS)
Die Diagnose setzt voraus, dass der Patient/die Patientin die folgenden 3 Symptome* aufweist:
1) Eine erhebliche Minderung oder Beeinträchtigung der Fähigkeit, berufliche, schulische, soziale oder persönliche Aktivitäten auf dem Niveau von vor der Erkrankung auszuüben, die länger als 6 Monate andauert und mit einer oft tiefgreifenden Müdigkeit einhergeht, die neu oder endgültig (nicht lebenslang) auftritt, nicht das Ergebnis anhaltender übermäßiger Anstrengung ist und durch Ruhe nicht wesentlich gelindert wird. 2) Postexertionales Unwohlsein, d. h. Verschlechterung der Symptome und der Funktionsfähigkeit eines Patienten/einer Patientin, nachdem er/sie körperlichen oder kognitiven Belastungen ausgesetzt war, die vor Ausbruch der Krankheit normalerweise toleriert wurden. 3) Nicht erholsamer Schlaf.
Mindestens eine der beiden folgenden Erscheinungsformen ist ebenfalls erforderlich*:
1) Kognitive Beeinträchtigung, d. h. Probleme mit dem Denken oder der Exekutivfunktion, die sich durch Anstrengung, Stress oder Zeitdruck verschlimmern. 2) Orthostatische Intoleranz, d. h. Verschlimmerung der Symptome bei Einnahme und Beibehaltung einer aufrechten Haltung. Die Symptome bessern sich, obwohl sie nicht unbedingt verschwinden, wenn man sich hinlegt oder die Füße hochlegt.

* Häufigkeit und Schweregrad der Symptome sollten bewertet werden. Die Diagnose ME/CFS sollte in Frage gestellt werden, wenn die Patientin diese Symptome nicht mindestens während der Hälfte der Zeit in mäßiger, erheblicher oder schwerer Intensität hat.

Das Institute of Medicine (IOM) hat 2015 die folgenden Diagnosekriterien für das ME/CFS vorgeschlagen (Tab. 4.26) [114]:

Die Häufigkeit in der hausärztlichen Praxis liegt in angelsächsischen Ländern deutlich unter 1 %. Das CFS stellt also eine sehr kleine Teilmenge derjenigen dar, die über chronische Müdigkeit klagen. Ähnlich wie für das Symptom Müdigkeit im Allgemeinen (siehe oben) werden für das CFS diverse mögliche Ursachen beschrieben. Hierzu zählen virologische (z. B. Mononukleose, Lyme-Krankheit, Long-COVID), myogene, immunologische, autonom-neurologische, endokrin-metabolische, umweltmedizinische, psychische und genetische Hypothesen. Häufig berichten die Patienten von begleitenden Ereignissen wie Stress, psychischer Belastung, Operationen oder einem Unfall.

Tab. 4.27 zeigt eine Übersicht typischer Symptome des CFS. Es gibt viele klinische Ähnlichkeiten zwischen einer Fibromyalgie, den Wechseljahren und einem CFS.

Zu den wichtigsten klinischen Merkmalen des CFS gehören außerdem:

- Der Beginn kann plötzlich erfolgen, oft im Zusammenhang mit einer typischen Infektion oder schleichend über mehrere Monate.
- Überwältigende Müdigkeit in Verbindung mit zusätzlichen Symptomen (z. B. Schlaf- und Wahrnehmungsstörungen).
- Die Symptome verschlimmern sich typischerweise durch übermäßige körperliche Aktivität.
- Typischerweise eine Anamnese vor dem CFS, die nicht aus mehreren somatischen Problemen besteht, d. h. bei den betroffenen Patienten handelt es sich in

Tab. 4.27 Häufigkeit verschiedener Symptome beim CFS [114]

Symptom	Symptomhäufigkeit bei Patienten mit CFS (%)
Leichte Ermüdbarkeit	100
Konzentrationsschwierigkeiten	90
Kopfschmerzen	90
Halsschmerzen	85
Empfindliche Lymphknoten	80
Muskelschmerzen	80
Gelenkbeschwerden	75
Erhöhte Temperatur/Fieber	75
Schlafstörungen	70
Psychische Symptome	65
Allergien	55
Unterbauchschmerzen	40
Gewichtsverlust	20
Hautausschlag	10
Tachykardie	10
Gewichtszunahme	5
Schmerzen in der Brust	5
Nächtliche Schweißausbrüche	5

der Regel um gut „funktionierende" Personen, die von dieser Krankheit „niedergestreckt" werden.
- Sobald die auslösende Krankheit (falls vorhanden) abgeklungen ist, ist die körperliche Untersuchung normalerweise normal.
- Obwohl sich die Patienten in der Regel fiebrig fühlen, weisen nur wenig erhöhte Temperaturen auf.
- Die Gelenke schmerzen (Arthralgie), aber es gibt keine objektiven Anzeichen einer Arthritis (d. h. kein Erythem, kein Erguss oder keine Bewegungseinschränkung).
- Die Muskeln sind zwar leicht ermüdbar, aber die Kraft ist normal, ebenso wie die Biopsien und Elektromyogramme.

4.6.1.6 Therapie
Die S3-Leitlinie „Müdigkeit" empfiehlt folgendes Vorgehen [114]:

- ein positives Akzeptieren der Person und Verständnis für die Beeinträchtigung durch das CFS,
- eine integrierte psychosoziale und somatische Betreuung,
- körperliche Aktivität unter Vermeidung einer Überlastung der Patientin (z. B. Yoga, aerobes Training),
- kognitive Verhaltenstherapie (KVT) und/oder symptomorientierte aktivierende Maßnahmen,
- die Behandlung von weiteren Symptomen (z. B. Schlafstörungen, Schmerzen),
- Raucherentwöhnung bei Nikotinabusus,
- keine Therapie mit Fluoxetin, Hydrocortison, Methylphenidat oder Modafinil; ggf. Mikronährstoffe (essenzielle Fettsäuren, NADH, Magnesium, Eisen), ggf. Nystatin.

4.6.1.7 Persönliche Überlegungen

Viele der genannten CFS-Symptome ähneln menopausalen Symptomen. Da das vorgeschlagene Therapiekonzept bei Müdigkeit bzw. CFS „überschaubar" ist, spricht meiner Meinung nach bei einer symptomatischen Patientin in den Wechseljahren nichts gegen einen 3-monatigen Therapieversuch mit einer HRT, ggf. mit zusätzlicher Androgengabe. Interessanterweise empfiehlt die S3-Leitlinie „Müdigkeit" schon einige Mikronährstoffe, sodass man den Ansatz ggf. ausbauen könnte. Hier also nun mein nicht evidenzbasierter Ansatz aus der orthomolekularen Medizin.

Sie erinnern sich an das sogenannte Neurostressprofil, das ich Ihnen in Abschn. 1.6 vorgestellt habe. In Tab. 4.28 zeige ich Ihnen einen Beispielbefund.

Interpretation
- Das Cortisol-Tagesprofil lässt eine funktionelle Stress-Regulationsstörung vermuten; die Tagesrhythmik ist erhalten, aber die absoluten Cortisol-Spiegel sind zu tief.
- Es lässt sich eine Neurotransmitterstörung vermuten, da der Syntheseweg von Dopamin über Noradrenalin zu Adrenalin insuffizient ist. Möglicherweise liegt das an den niedrigen Cortisol-Spiegeln, da Cortisol bzw. ACTH die Schnittstellen der Stressreaktion zwischen Nebennierenrinde und -mark darstellen (siehe Abschn. 1.6). Evtl. besteht außerdem ein Substrat- (Phenylalanin, Tyrosin) und/oder Kofaktor-Mangel. Des Weiteren besteht ein Verdacht auf eine Synthesestörung von Serotonin, was evtl. auf einen Substrat- (Tryptophan) und/oder -Kofaktor-Mangel zurückzuführen ist.
- Glutamat ist der im ZNS wichtigste exzitatorische Neurotransmitter, sein Gegenspieler GABA ist der am weitesten verbreitete inhibitorische Neurotransmitter. GABA dominiert vor allem nachts. Glutamat entsteht aus Glutaminsäure und Ammoniak, das enzymatisch mit Hilfe des Kofaktors Vitamin B6 in GABA umgewandelt wird. GABA wird dann im Citratzyklus wieder in Glutamat zurückgeführt. In dem Befundbeispiel sind Glutamat und GABA normwertig.

Tab. 4.28 Beispielbefund eines Neurostressprofils

Hormone aus Speichel: Cortisol-Tagesprofil (Referenzbereich)	Individueller Befund
Cortisol morgens nach dem Aufstehen (9–20 nmol/l)	5,9
Cortisol 12 Uhr (4–8 nmol/l)	3,6
Cortisol 16 Uhr (3–8 nmol/l)	2,4
Cortisol vor dem Schlafengehen (1–3 nmol/l)	1,4
Neurotransmitter aus Urin (Referenzbereich)	
Adrenalin (4–16 mcg/g Kreatinin)	< 1,0
Noradrenalin (20–90 mcg/g Kreatinin)	13,0
Dopamin (130–300 mcg/g Kreatinin)	159
GABA (1,5–8 mcmol/g Kreatinin)	3,6
Glutamat (8–30 mcmol/g Kreatinin)	19,4
Serotonin (130–210 mcg/g Kreatinin)	51

Abkürzung: GABA = Gamma-Aminobuttersäure

4.6 Müdigkeit und Brain Fog

Therapievorschlag

Basierend auf dem Neurostressprofil-Befund lassen sich Mikronährstoffkombinationen ableiten, die sowohl die Substrate der relevanten Enzymreaktionen als auch die nötigen Kofaktoren und ggf. zusätzliche pflanzliche Präparate enthalten. Hier ein Vorschlag aus meiner Praxis; die Dosis der Substanzen wird basierend auf dem Individualbefund festgelegt.

- Stressregulation: Taurin, Glycin, Rhodiola Rosea Wurzelextrakt, Sibirischer Ginseng (Eleutherococcus senticosus).
- Dopamin-Stoffwechsel: L-Tyrosin, SAMe, Phenylalanin, Eisen, Kupfer, Mucuna Pruriens Extrakt.
- Serotonin-Stoffwechsel: SAMe, 5-Hydroxy-Tryptophan (5HTP), Magnesium, Zink, alpha-Liponsäure.
- Energiehaushalt: L-Glutamin, L-Carnitin, Coenzym Q10, Camellia Sinensis Blattextrakt.
- Magnesium
- B-Komplex aktiv: Vitamin B1, B2, B3, B5, B6 (Pyridoxal-5-Phosphat und Pyridoxin), B12, Biotin, Folsäure.

Ich empfehle zunächst einen 3-monatigen Therapieversuch. Als Nebenwirkung können Übelkeit und sehr selten ein Gefühl der „Übererregbarkeit" auftreten. Die Übelkeit kann reduziert werden, indem man die Mikronährstoffe nicht nüchtern nimmt und ggf. einen Löffel Salatessig dazu nimmt, um die Mikronährstoffe schneller aus dem Magen zu transportieren. Beim Gefühl der „Übererregbarkeit" kann man vorübergehend die „Stressregulation" (vor allem Taurin) und den „Serotoninstoffwechsel" pausieren. Weder das Neurostressprofil noch die Mikronährstofftherapie werden von den gesetzlichen Krankenkassen übernommen.

4.6.2 Brain Fog

4.6.2.1 Östrogene und kognitive Funktion

Zahlreiche präklinische Studien belegen die Bedeutung der Östrogene für die kognitiven Funktionen. Östrogenrezeptoren wurden überall im Gehirn gefunden und scheinen vor allem im basalen Vorderhirn exprimiert zu werden. Diese Gehirnregion ist besonders relevant, da sie die Hauptquelle der cholinergen Innervation des Hippocampus ist. Das cholinerge System ist ein Neurotransmittersystem, das für die Regulierung des Gedächtnisses und des Lernens wichtig ist, während der Hippocampus die primäre Region des Gehirns ist, die kognitive Funktionen vermittelt. Neben dem cholinergen System beeinflussen Östrogene auch das Glutamat-Neurotransmittersystem, welches ebenfalls am Lernen und an der Gedächtnisbildung beteiligt ist. Durch z. B. eine Steigerung der Expression des N-Methyl-D-Aspartat (NMDA)-Rezeptors wird die Langzeitpotenzierung (der Prozess, durch den wir Neues lernen) verstärkt. Zu den weiteren protektiven Wirkmechanismen der Östrogene im Gehirn zählen 1) die Stimulation der Neuronen und ihre Fähigkeit, miteinander zu kommunizieren, 2) die Regulation der Genexpression, die die Differenzierung, die Regeneration und die Plastizität von Neuronen beeinflusst, 3) die Steigerung der Dendriten-Dichte im Hippocampus, 4) die Verbesserung der synaptischen Eigenschaften von Neuronen, 5) der Schutz der Nervenzellen vor einer Schädigung durch freie Radikale, 6) die Steigerung der ATP-Produktion und der mitochondrialen Atmung zur Energiegewinnung sowie 7) die Verbesserung der DNA-Reparatur.

4.6.2.2 Definition von Brain Fog

Laut WHO beschreibt der Begriff „Brain Fog" die kognitiven Einschränkungen von Long-COVID-Betroffenen. Hierbei steht der Begriff „Long-COVID" für verschiedene Symptomcluster, die während oder nach einer SARS-CoV-2-Erkrankung auftreten, mindestens 2 Monate nach der 1-monatigen akuten COVID-19-Erkrankung andauern, das Leben des/der Betroffenen beeinflussen und nicht durch andere Diagnosen erklärt werden können. Zu den kognitiven Einschränkungen bei Long-COVID zählen Einschränkungen in der Exekutivfunktion (z. B. Planung, Entscheidungsfindung, Flexibilität, Arbeitsgedächtnis), in der komplexen Aufmerksamkeit (z. B. Schwierigkeiten bei der selektiven, anhaltenden und geteilten Aufmerksamkeit, verringerte Verarbeitungsgeschwindigkeit), im Langzeitgedächtnis (z. B. freier Abruf, prozedurales Gedächtnis) und Sprachschwierigkeiten (z. B. Wortfindung, Syntax, Leseverstehen, Schreiben). Differenzialdiagnostisch werden unter anderem Apoplex, Epilepsie und Depression ausgeschlossen.

4.6.2.3 Brain Fog in den Wechseljahren

Seit der „Einführung" des Begriffs „Brain Fog" wird dieser auch zunehmend für kognitive Symptome in den Wechseljahren genutzt. Es liegen bisher keine ausreichenden Daten vor, um zwischen kognitiven Beschwerden aufgrund der Wechseljahre und aufgrund von Long-COVID unterscheiden zu können. Allerdings scheinen exekutive Funktionseinbußen bei SARS-CoV-2 ein herausragendes Merkmal zu sein, welches in der Regel in den Wechseljahren nicht beobachtet wird [115]. Stattdessen dominieren bei den kognitiven Symptomen in den Wechseljahren Schwierigkeiten beim Erfassen und Erinnern von Wörtern, Namen, Geschichten oder Zahlen, Schwierigkeiten, einen Gedankengang beizubehalten, Ablenkbarkeit, Vergessen von Absichten (z. B. den Grund für das Betreten eines bestimmten Raums) und Schwierigkeiten, zwischen Aufgaben zu wechseln. Etwa 60 % der perimenopausalen Frauen sind davon betroffen [116, 117]. Interessanterweise schnitten in einer Querschnittsstudie mit über 200 Männern und Frauen im Alter von 45 bis 55 Jahren Frauen in den späten reproduktiven Jahren oder in der Perimenopause bei kognitiven Tests besser ab als gleichaltrige Männer [118]. Diese Geschlechtsunterschiede schwächten sich in den Jahren nach der Menopause ab. Höhere E2-Serumkonzentrationen waren bei Frauen mit einer besseren kognitiven Leistung verbunden. Somit scheinen Frauen also in der frühen Lebensmitte bei Gedächtnistests besser als Männer abzuschneiden. Dieser Gedächtnisvorteil nimmt aber mit Beginn der Menopause und dem Absinken der E2-Serumkonzentration ab. Andererseits konnte in anderen Studien keine direkte Assoziation der kognitiven Leistung bzw. einem kognitiven Abbau im Laufe der Zeit

4.6 Müdigkeit und Brain Fog

mit E2- oder E1-Serumkonzentrationen festgestellt werden [119, 120]. Wenn kognitive Beschwerden auftreten, dann können sie störend und aufgrund von Angst vor einer Demenz subjektiv besorgniserregend sein. Eine Demenz vor 64 Jahren ist jedoch selten. In der Regel bleibt der normale kognitive Funktionsumfang bei Frauen in den Wechseljahren mit kognitiven Symptomen erhalten; nur etwa 11 bis 13 % der Frauen weisen eine klinisch signifikante Beeinträchtigung auf. Die kognitiven Symptome sind häufig mit vasomotorischen Beschwerden (VMS), Schlaf und Stimmung assoziiert. Die Behandlung dieser Symptome kann sich positiv auf die Kognition auswirken. Eine HRT wird derzeit international weder zur Behandlung kognitiver Beschwerden in den Wechseljahren noch zur Prävention eines kognitiven Abbaus bzw. Demenzentwicklung empfohlen. Fragen zum Einfluss einer HRT auf die kognitiven Fähigkeiten bei Frauen mit störenden VMS oder bei Frauen in der Perimenopause können mangels entsprechender Studien noch nicht beantwortet werden. Bei Frauen mit früher Menopause (< 45 Jahren) unterstützen Östrogene den Erhalt der kognitiven Funktion und reduzieren das Demenzrisiko. Wenn eine HRT in der frühen Postmenopause begonnen wird, ist kein negativer Einfluss auf die Kognition zu erwarten. Gleiches gilt für den Einsatz von reinen Östrogenen in der späten Postmenopause. Bisher konnte nur für die kombinierte HRT mit CEE plus MPA ein negativer Einfluss auf die kognitive Funktion beobachtet werden, wenn diese nach 65 Jahren gestartet (!) wird. Die Kombination von oralem E2 und vaginalem mikronisierten Progesteron (MP) scheint dagegen auch bei Start in der späten Postmenopause sicher zu sein [115]. Verschiedene modifizierbare Risikofaktoren sind mit der kognitiven Gesundheit assoziiert. Hierzu zählen Adipositas, Bluthochdruck, Diabetes mellitus, mangelnde körperliche Aktivität, Rauchen, mangelnde kognitive Aktivität, wenig soziale Interaktion, Schwerhörigkeit und Depression. Diese Risikofaktoren sollten möglichst gut gemanagt bzw. reduziert werden.

Wie könnte ein erster Schritt im Management von „Brain Fog" aussehen? Hier präsentiere ich Ihnen meinen nicht evidenzbasierten, sondern auf Gemeinsamkeiten im Management von Long-COVID und den Wechseljahren basierenden Vorschlag:

- Multidisziplinärer Ansatz, der je nach Symptomschwere Gynäkologen/Gynäkologinnen, Psychiater/-innen und Neurologen/Neurologinnen bzw. eine interdisziplinäre Memory Clinic umfasst
- HRT beim klimakterischen Syndrom [121]
- Berücksichtigung der sogenannten Life's Essential 8 [122]: gesunde Ernährung, körperliche Aktivität, Verzicht auf Nikotin, gesunder Schlaf, gesundes Körpergewicht, gesunde Blutfettwerte, Blutzucker und Blutdruck
- Pflegen von sozialen Kontakten
- Gedächtnistraining
- Reversible Ursachen behandeln bzw. beheben: Nebenwirkungen von Medikamenten (z. B. Benzodiazepine, Anticholinergika), Schlafstörungen, Depression, Angststörung, Aufmerksamkeitsdefizit-/Hyperaktivitätsstörung (ADHS), Hypothyreodismus, Vitamin-B12- und/oder Folsäure-Mangel, Anämie, Diabetes mellitus, Elektrolytstörung, Leber- oder Nierenerkrankung

4.7 Gelenk- und Muskelschmerzen

Sie haben bestimmt auch Gäste – Patientinnen –, die über wechselnde Gelenk- und Muskelschmerzen klagen. Ich frage mich dann oft, ob es sich „nur" um ein Symptom der Wechseljahre handelt oder ob ein internistisches, orthopädisches bzw. rheumatologisches Problem dahintersteckt; und wenn ja, um welches Problem es sich wohl handeln mag? Für den Fall, dass es Ihnen genauso geht, habe ich im Folgenden die möglichen Ursachen von Arthralgien und Myalgien zusammengetragen.

4.7.1 Allgemeines

Die Liste der Ursachen für polyartikuläre Schmerzen ist lang und umfasst unter anderem entzündliche Polyarthritis (Tab. 4.29), Arthrose (*engl.* osteoarthritis, OA), Fibromyalgie, Bursitis oder Tendinitis, Anomalien der Weichteile, Hypothyreose, neuropathische Schmerzen, metabolische Knochenerkrankung und Depression.

Die Liste der möglichen Ursachen einer diffusen Myalgie ist ebenfalls lang (Tab. 4.30) und bietet gewisse Überschneidungen mit den Ursachen von Arthralgien.

Die (Differenzial-)Diagnostik und Therapie von Arthralgien gehören selbstverständlich in die Hände der Primär- (Allgemeinmedizin) bzw. Sekundärversorger (Innere Medizin, Rheumatologie, Orthopädie). Deswegen möchte ich nur auf einige Aspekte, die für uns Gynäkologen/Gynäkologinnen relevant sind, eingehen. Grob orientierend umfasst die Diagnostik die Anamnese, Gelenk- bzw. Muskeluntersuchung, Labordiagnostik inkl. Urindiagnostik und ggf. eine Biopsie.

- Bei der Gelenkuntersuchung ist eine wichtige Fragestellung, ob eine Synovitis vorliegt. Zu den Kriterien einer Synovitis zählen: Weichteilschwellung, Gelenkerwärmung, Empfindlichkeit der Gelenklinie bei der Palpation, Gelenkerguss und Bewegungseinschränkung. Der Nachweis einer Synovitis erhöht die Wahrscheinlichkeit einer entzündlichen Arthritis oder einer systemischen rheumatischen Erkrankung.

Tab. 4.29 Die wichtigsten Ursachen der entzündlichen Polyarthritis

Die wichtigsten Ursachen der entzündlichen Polyarthritis
Infektiöse Arthritis: Bakteriell (z. B. Borreliose), viral, andere Infektionen
Postinfektiöse (reaktive) Arthritis: Rheumatisches Fieber, gastrointestinale Infektion
Andere seronegative Spondyloarthritiden: Spondylitis ankylosans (M. Bechterew), Psoriasis-Arthritis, chronisch-entzündliche Darmerkrankung
Rheumatoide Arthritis (RA)
Entzündliche Arthrose (OA)
Kristallinduzierte Arthritis
Juvenile idiopathische Arthritis
Systemische rheumatische Erkrankung: Systemischer Lupus erythematodes (SLE), systemische Vasculitis, systemische Sklerose, Polymyositis/Dermatomyositis, M. Still, Behcet-Syndrom, rezidivierende Polychondritis, Autoimmunerkrankungen
Andere systemische Erkrankungen: Sarkoidose, Malignome, Hyperlipoproteinämien

Tab. 4.30 Ursachen und Unterscheidungsmerkmale der diffusen Myalgie

Diagnose	Unterscheidungsmerkmale
Virale Infektion	Fieber, respiratorische und gastrointestinale Symptome, ggf. Virusserologie
Nichtentzündliches Schmerzsyndrom (Bsp.)	
Fibromyalgie	Tenderpoints, nicht erholsamer Schlaf, normale Testergebnisse
Chronisches Müdigkeitssyndrom (CFS)	Langanhaltende, tiefgreifende Müdigkeit ohne andere Erklärung
Systemische rheumatische Erkrankungen und Autoimmunerkrankungen (Bsp.)	
Polymyalgia rheumatica	Akut einsetzende proximale Myalgie, Morgensteifigkeit, > 55 Jahre alt, hohe ESR, rasche Besserung mit niedrig dosierten Glukokortikoiden
Polymyositis/ Dermatomyositis	Proximale Schwäche, Ausschlag, erhöhter Kreatinkinase (CK)-Wert, myopathisches EMG, Muskelhistologie
Rheumatoide Arthritis (RA)	Chronische, symmetrische Polyarthritis, positiver Rheumafaktor (RF) und/oder Antikörper gegen citrullinierte Peptide (ACPA)
Systemischer Lupus erythematodes (SLE)	Polyarthritis, Hautausschlag, Nephritis, Serositis, positive antinukleäre Antikörper (ANA), Anti-Doppelstrang-DNA-(DsDNA)-Antikörper und/oder Anti-Smith (sm)-Antikörper
Spondyloarthropathie	Psoriasis, Kolitis, Konjunktivitis, Urethritis, Rückenschmerzen in der Vorgeschichte
Vaskulitis	Entzündliche Multisystemerkrankung, tastbare Purpura, Parästhesien, fokales neurologisches Defizit, kavitäre Lungenknötchen, aktives Harnsediment, positive Anti-Neutrophile-cytoplasmatische Antikörper (ANCA)
Stoffwechsel (Bsp.)	
Osteomalazie	Vermindertes 25-Hydroxy-Vitamin D
Metabolische Myopathie	Belastungsintoleranz, Familienanamnese, Muskelschwäche, Muskelbiopsie
Endokrinologie (Bsp.)	
Hypothyreose	Erhöhtes TSH, vermindertes fT4
Nebenniereninsuffizienz	Niedriges Serum-Cortisol, 24-Stunden-Urin-Cortisol und/oder pathologischer ACTH-Stimulationstest
Medikamente (Bsp.)	Statine, Aromatasehemmer, Ciprofloxacin, Bisphosphonate, Absetzen von Antidepressiva
Psychische Erkrankung (Bsp.)	Depression

Abkürzungen: ACTH = Adrenocorticotropes Hormon, EMG = Elektromyografie, ESR = Erythrozytensedimentationsrate, fT4 = freies Thyroxin, TSH = Thyroidea-stimulierendes Hormon

- Folgende Parameter können zur Labordiagnostik im Blut gehören: Differenzialblutbild, Transaminasen, Nierenretentionswerte, Harnsäure, TSH, Cortisol, Kalzium, Albumin, Alkalische Phosphatase (AP), Kreatinkinase (CK), Vitamin D3 (25OHD3), Erythrozytensedimentationsrate (ESR), C-reaktives Protein (CRP), Hepatitis-B- und -C-Serologie, Parvovirus-Serologie, Antinukleäre-Antikörper (ANA), Rheumafaktor (RF), Antikörper gegen citrullinierte Peptide (ACPA), HLA B27, Anti-Doppelstrang-DNA-(DsDNA)-Antikörper, Anti-Smith (sm)-Antikörper, Anti-Neutrophile-cytoplasmatische Antikörper (ANCA).

Da viele Frauen gerne bei Gelenkschmerzen ihren RF bestimmen lassen wollen, hier noch ein paar Anmerkungen dazu.

Rheumafaktor
Der RF sollte bei klinischem V. a. RA bestimmt werden. Der Test hat jedoch nur einen begrenzten diagnostischen Wert. Etwa ein Drittel der Patienten mit RA bleibt während des gesamten Krankheitsverlaufs seronegativ. Darüber hinaus können Patienten mit anderen entzündlichen oder infektiösen Erkrankungen (z. B. SLE, infektiöse Endokarditis, Vaskulitis, virale Infektionen, Alter > 60 Jahren, Sarkoidose, Malignome) einen positiven Test aufweisen. Hohe RF-Titer haben einen besseren Vorhersagewert für die Diagnose einer RA und können auch schlechte Verläufe vorhersagen.

4.7.2 Menopause und Gelenke

Östrogene schützen die biomechanische Struktur und Funktion von Gelenken. Etwa 50 % der Frauen in den Wechseljahren haben Arthralgien. Dennoch ist der genaue Einfluss von Östrogenen auf die Arthrose nach wie vor umstritten. Es gibt keinen eindeutig beobachteten Zusammenhang zwischen einer HRT und Arthrose. In der WHI-Studie hatten Frauen, die CEE plus MPA einnahmen, im Vergleich zu denen, die Placebo einnahmen, weniger Gelenkschmerzen oder -steifheit und mehr Gelenkbeschwerden nach dem Absetzen. Hysterektomierte Frauen, die CEE erhielten, hatten nach einem Jahr eine signifikante Reduktion von Gelenkschmerzen im Vergleich zur Placebo-Gruppe (76,3 % vs. 79,2 %; p = 0,001). In der WHI-Studie wurden außerdem Gelenkersatzoperationen als klinische Indikatoren für eine sekundäre symptomatische Arthrose verwendet. Während die alleinige Gabe von CEE das Risiko für eine Gelenkersatzoperation knapp signifikant senkte, konnte dies nicht für CEE plus MPA gezeigt werden. Die Nordamerikanische Menopause Gesellschaft (NAMS) hält daher fest, dass Frauen in der WHI-Studie und in anderen Studien weniger Gelenkschmerzen oder -steifigkeit hatten als unter Placebo (Stufe I), dass aber dringend weitere Studien zum Einfluss einer HRT auf Gelenke nötig sind (Stufe 3) [123], um Fehldiagnosen wie Arthrose (OA), rheumatoide Arthritis (RA) und Fibromyalgie zu vermeiden [124]. Frauen mit Brustkrebs, die Aromataseinhibitoren erhalten, leiden besonders häufig an Arthralgien, die zu den sogenannten Aromatase inhibitor-induced musculoskeletal symptoms (AIMSS) gehören (siehe Abschn. 7.4).

4.7.3 Menopause und Muskulatur

Unter Sarkopenie versteht man den fortschreitenden und allgemeinen Verlust von Muskelmasse und Muskelkraft, der zu einer geringeren körperlichen Leistungsfähigkeit führen kann. Alterung und Hormonmangel scheinen sich negativ auf die

Muskelalterung auszuwirken, und regelmäßige körperliche Aktivität (Krafttraining 2–3 Mal pro Woche) scheint Muskelmasse und Gleichgewicht zu erhalten [125]. Präklinische Studien zeigen für Östrogene eine regulierende Wirkung auf den Grad der Muskelalterung. Klinische Studien sind widersprüchlich. Während eine Metaanalyse zeigte, dass postmenopausale Frauen, die eine HRT erhielten, eine um 5 % signifikant höhere Muskelkraft aufwiesen als Frauen, die keine HRT erhielten [126], zeigte eine weitere Metaanalyse keinen signifikanten positiven oder negativen Einfluss einer HRT auf die Muskelmasse [127]. Dennoch hält die Britische Menopause Gesellschaft (BMS) fest, dass Östrogene bei Sarkopenie von Vorteil sein können, da sie mit einer größeren Muskelkraft, der Regulierung der Muskelkontraktion und einer günstigen Muskelzusammensetzung einhergehen [125]. Analog dazu schreibt die Nordamerikanische Menopause Gesellschaft (NAMS) in ihrem Positionspapier, dass Sarkopenie und Osteoporose mit dem Altern, dem Östrogenabbau und der Menopause zusammenhängen (Stufe II) und dass präklinische Studien darauf hindeuten, dass Östrogene in Kombination mit körperlicher Betätigung dem Verlust von Muskelmasse, -kraft und -leistung entgegenwirken könnten (Stufe II).

4.7.4 Exkurs: Orthomolekulare Medizin

Auch wenn die folgende Rezeptur nicht evidenzbasiert ist, lohnt sich meiner Meinung nach ein Therapieversuch (Tab. 4.31) [128]:

Tab. 4.31 Therapieansatz mit Mikronährstoffen bei Fibromyalgie und Rheumatoider Arthritis

Arthrose	• Glucosaminsulfat 1500–2000 mg/Tag
	• Chondroitinsulfat 800–1200 mg/Tag
	• Methylsulfonylmethan (MSM) 200–800 mg/Tag
	• SAMe 600–1600 mg/Tag
	• Kollagenhydrolysat 10 g/Tag
	• Pycnogenol 100–300 mg/Tag
	• Niacinamid 500–3000 mg/Tag
	• Omega-3-Fettsäuren 1,5–3 g/Tag
	• Vitamin C 1000–2000 mg/Tag
	• Vitamin E 500–1000 IE/Tag
	• Vitamin D3 1000–4000 IE/Tag
	• Folsäure 0,4–1 mg/Tag
	• Vitamin B12 100–1000 mcg/Tag
	• Vitamin B6 5–50 mg/Tag
	• Kalzium 600–1200 mg/Tag
	• Magnesium 200–400 mg/Tag
	• Mangan 2–20 mg/Tag
	• Zink 10–20 mg/Tag
	• Selen 100–300 mcg/Tag
	• Bromelain 200–400 mg/Tag

(Fortsetzung)

Tab. 4.31 (Fortsetzung)

Fibromyalgie	• 5-HTP 100–400 mg/Tag • Magnesium 300–1000 mg/Tag • SAMe 400–1200 mg/Tag • Folsäure 0,4–1 mg/Tag • Vitamin B12 100–1000 mcg/Tag • L-Carnitin 3000 mg/Tag • Vitamin C 500–2000 mg/Tag • Omega-3-Fettsäuren 1–3 g/Tag • Eisen nur bei Eisenmangel • Coenzym Q10 100–300 mg/Tag • Vitamin-B-Komplex • Vitamin D3 1000–4000 IE/Tag • Vitamin E 200–1000 IE/Tag • Kalzium 600–1200 mg/Tag • Selen 100–300 mcg/Tag • Zink 15–30 mg/Tag
Rheumatoide Arthritis	• Omega-3-Fettsäuren 2,5–6 g/Tag • Vitamin D 1000–4000 IE/Tag • Selen 100–300 mcg/Tag • Vitamin C 1000–3000 mg/Tag • Coenzym Q10 100–200 mg/Tag • Vitamin E 500–3000 IE/Tag • Folsäure 0,4–1 mg/Tag (bei MTX-Therapie 15 mg/Tag) • Vitamin B5 500–2000 mg/Tag • Kalzium 600–1200 mg/Tag • Zink 15–30 mg/Tag • Mangan 5–15 mg/Tag

Abkürzungen: 5-HTP = 5-Hydroxy-Tryptophan, SAMe = S-Adenosyl-Methionin

4.8 Genitourinäres Menopausensyndrom

Ich bin immer wieder überrascht, wie sehr mit Scham behaftet die genitalen Beschwerden in den Wechseljahren immer noch sind – und zwar offensichtlich auf beiden Seiten: Patientin und Arzt/Ärztin. Umso wichtiger, sich diesem Thema ausführlich zu widmen!

4.8.1 Definition

Zugegeben, der Begriff „Genitourinäres Syndrom der Menopause (GSM)" bzw. „Genitourinäres Menopausensyndrom (GSM)" ist etwas sperrig. Aber im Grunde ist er „besser" als der Begriff „vaginale Atrophie", da GSM auch die urologischen und sexuellen Aspekte miterfasst. Denn: Der Begriff „GSM" beschreibt die Östrogenmangel-bedingten Veränderungen im vulvovaginalen und blasen-urethralen Bereich postmenopausaler Frauen. Er wurde 2014 von der Nordamerikanischen Menopause Gesellschaft (NAMS) eingeführt [129] und ersetzt bisherige Bezeichnungen wie „vulvovaginale Atrophie" oder „atrophische Kolpitis". Der Begriff „GSM" umfasst neben vaginalen Symptomen (z. B. Trockenheit, Brennen, Irritation) auch urologische (z. B. Drang, Dysurie, rezidivierende Harnwegsinfekte [HWI], Harninkontinenz [HIK]) und sexuelle Symptome (z. B. fehlende Lubrikation, Dyspareunie, sexuelle Dysfunktion).

4.8.2 Epidemiologie

Bis zu 85 % der Frauen über 40 Jahre berichten über Scheidentrockenheit und Juckreiz, und von diesen bis zu 60 % über Dyspareunie [130, 131]. Die GSM-Prävalenz nimmt mit fortschreitender hormoneller Alterung zu (3 % im reproduktiven Alter, 4 % in der frühen Menopausalen Transition [MT], 21 % in der späten MT, 47 % in der Postmenopause) [132, 133]. Es geben 52 % der Frauen mit symptomatischem GSM eine reduzierte Lebensqualität an [134]. Darüber hinaus haben Frauen mit symptomatischem GSM ein signifikant erhöhtes Risiko für eine Depression und Angststörung [135].

4.8.3 Ätiologie

Die Scheide setzt sich histologisch aus der sogenannten Tunica mucosa, muscularis und adventitia zusammen. Die Mukosa ist ein mehrschichtiges, unverhorntes Plattenepithel, das hormonellen Veränderungen unterworfen ist. Es kommen keine Drüsen vor. Das Vaginalsekret entsteht durch Transsudation aus den hier reichlich vorhandenen venösen Plexus. In den Epithelzellen der Mukosa finden sich reichlich Glykogeneinlagerungen. Nach der Abschilferung der Zellen entsteht beim Glykogenabbau durch Stäbchenbakterien (Lactobacillus acidophilus, Döderlein) Milchsäure. Das resultierende saure Milieu (pH-Wert 4–4,5) beugt einer Keimaszension vor. Vor der Menopause ist die Scheide durch eine verdickte Oberfläche mit Rugae, einer gesteigerten Durchblutung und Lubrikation gekennzeichnet. Nach der Menopause kommt es zur Involution der Scheide, welche durch dünne, blasse, trockene und manchmal entzündlich veränderte Scheidenwände charakterisiert ist. Die Scheide wird kürzer, enger und weniger elastisch. Die Durchblutung und somit auch die Lubrikation nehmen ab. Es bilden sich mehr Kapillaren, die aber fragil sind und Petechien und Blutungen verursachen können. Die Textur des Epithels der Urethra und des Blasentrigonums ist ebenfalls östrogenabhängig und wird bei einem Östrogenmangel atrophisch. Zusätzlich kommt es zu einer Reduktion der Durchblutung des vaskulären Plexus, der Elastizität und Muskelaktivität. Eine häufige Folge ist das Urethralsyndrom mit einer abakteriellen oder bakteriellen Urethritis bzw. Zystitis. Während die Reizblase bzw. Dranginkontinenz vorwiegend auf die Atrophie der Urethra- und Blasenmukosa zurückzuführen ist, stehen bei der Entwicklung der Stressinkontinenz degenerative Veränderungen des neuromuskulären Systems und Bindegewebes im Vordergrund.

4.8.4 (Differenzial-)Diagnostik

Die (Differenzial-)Diagnostik umfasst die Anamnese, gynäkologische Untersuchung und ggf. Labordiagnostik.

4.8.4.1 Anamnese

Eine gründliche Erhebung der Anamnese ist essenziell, da 1) die subjektive Intensität von Atrophie-bedingten urogenitalen Beschwerden nicht eindeutig mit dem klinischen Untersuchungsbefund und der Serumöstrogenkonzentration korreliert und 2) Frauen selten von sich aus das Thema gegenüber dem/der behandelnden Arzt/ Ärztin ansprechen [134]. Die Anamnese sollte folgende Aspekte berücksichtigen: allgemeine, gynäkologisch-geburtshilfliche sowie Sexual-Anamnese, Medikation, bisherige GSM-Therapieversuche (Dauer, Wirksamkeit, Nebenwirkungen), Einfluss des GSM auf die Lebensqualität und Partnerschaft sowie die Therapieziele der Patientin. In Studien kann z. B. der im Deutschen validierte Fragebogen DIVA (Day-to-Day Impact of Vaginal Aging) zur subjektiven Erfassung des GSM und dessen Einfluss auf die Lebensqualität eingesetzt werden [136–138]. Tab. 4.32 bietet eine Übersicht zu möglichen (sonstigen) Gründen für vaginale Symptome.

Tab. 4.32 Ursachen vaginaler Symptome, modifiziert nach [139, 140]

Östrogenmangel	Menopause, Ovarektomie
	Laktation
	Hyperprolaktinämie
	Hormonale Kontrazeptiva
Medikamente	Chemotherapie
	Gonadotropin-Releasing-Hormon (GnRH)-Analoga
	Antiöstrogene
	Radiatio
	Anticholinergika
	Antihistaminika
	Trizyklische Antidepressiva
	Antipsychotika
	Antibiotika
Lifestyle	Exzessiver Gebrauch von Seife und Waschmitteln
	Nikotinabusus
	Stress
Sonstiges	Diabetes mellitus
	Adipositas
	Neurologische Erkrankungen (z. B. Multiple Sklerose)
	Keine Schwangerschaften
	Kein Geschlechtsverkehr
	Autoimmunerkrankungen (z. B. Lupus erythematodes)
	Allergien
	Infektionen
	Inflammatorische Prozesse/Erkrankungen (z. B. Lichen sclerosus)
	Geburtstrauma, Genitaloperation
	Hypertoner Beckenboden
	Neuropathische Schmerzen
	Malignom
	Vestibulodynie, Vulvodynie
	Psychische Erkrankung

Tab. 4.33 Vaginal Health Index zur Erfassung objektiver Zeichen der Vaginalatrophie [141]

Gesamtelastizität	Fluor (Typ, Konsistenz)	pH	Epithel/Mukosa	Feuchtigkeit	Punkte
Keine	Nein	≥ 6,1	Petechien ohne Kontakt	Nein, Entzündung	1
Wenig	Wenig, dünn, gelb	5,6–6,0	Blutung bei leichtem Kontakt	Nein, keine Entzündung	2
Ausreichend	Oberflächlich, dünn, weiß	5,1–5,5	Blutung bei Kratzen	Wenig	3
Gut	Mäßig, dünn, weiß	4,7–5,0	Nicht fragil, dünne Mukosa	Mäßig	4
Sehr gut	Mäßig, dünn, weiß	≤ 4,6	Nicht fragil, normale Mukosa	Normal	5

4.8.4.2 Gynäkologische Untersuchung

Es werden verschiedene klinische Zeichen mit einem GSM in Verbindung gebracht [129]. Hierzu zählen: Gewebeverlust oder Fusion der Labia minora, Fissuren, Petechien, Retraktion des Introitus, Verlust des Hymenalsaums, prominenter urethraler Meatus, urethrale Vorwölbung, Karunkel oder Prolaps, blasse oder gerötete vulvovaginale Haut, Verlust der Rugae, reduzierte Sekretion/Lubrikation, reduzierte Elastizität. In Studien wird für die objektive Beurteilung der Vaginalatrophie meist der sogenannte Vaginal Health Index (VHI) eingesetzt [141] (Tab. 4.33). Je geringer der Score, desto ausgeprägter das objektive GSM.

Folgende Differenzialdiagnosen sollten bei vulvo-vaginalen oder urologischen Beschwerden neben den in Tab. 4.33 dargestellten Gründen im Rahmen der gynäkologischen Untersuchung berücksichtigt werden: Kolpitis, bakterielle Vaginosis, (Kontakt-)Dermatitis, Lichen sclerosus, Lichen planus, genitale Ulzera im Rahmen einer Systemerkrankung (z. B. M. Crohn), genitale Blutungen in Folge eines Traumas, Malignoms oder einer Infektion, Vulvodynie, andere Ursachen rezidivierender HWI, intestinale Zystitis sowie anatomische Besonderheiten.

4.8.4.3 Labordiagnostik

Im Allgemeinen ist keine Labordiagnostik zur Diagnosestellung des GSM nötig. Für die Differenzialdiagnostik kann es aber nötig sein, ein Nativpräparat unter dem Mikroskop zu beurteilen und ggf. mikrobiologische Abstriche zu entnehmen. Im Rahmen von Studien werden meist der vaginale pH und der vaginale Maturationsindex (VMI) bestimmt. Der VMI beurteilt die prozentuale Zusammensetzung der vaginalen Epithelzellen, wobei die Zahl an Superfizial-, Intermediär- und Parabasalzellen pro 100 Epithelzellen angegeben wird [142]. In der Prämenopause dominieren Superfizial- (30–60 %) und Intermediärzellen (40–70 %), wohingegen in der Postmenopause der Anteil der Parabasalzellen (65 %) stark erhöht ist. Bei der Diagnostik urologischer Beschwerden der Peri- und Postmenopause sollten neben Anamnese und gynäkologischer Untersuchung folgende Maßnahmen ergriffen werden: mikrobiologische Urinuntersuchung, Restharnbestimmung, klinische Untersuchung des Blasenverschlusses bei gefüllter Blase, ggf. Sonografie der ableitenden Harnwege, Urethrozystoskopie, urethralzytologische und urodynamische Untersuchung sowie neuropsychiatrische Abklärung.

4.8.5 Therapie

Das Ziel der Behandlung ist die Reduktion der mit einer atrophischen Genitalveränderung assoziierten lokalen Beschwerdesymptomatik. Neben freiverkäuflichen hormonfreien Vaginalpräparaten stehen verschiedene vaginale Hormonpräparate, die HRT und der Vaginallaser zur Verfügung. Daneben ist in einigen Ländern der orale selektive Östrogen-Rezeptormodulator (SERM) Ospemifen zur GSM-Therapie zugelassen. Wenn aufgrund des GSM die Scheide bereits stark verengt ist, kann ein vorsichtiges Dehnen mit befeuchteten Dilatoren, ggf. in Kombination mit Beckenbodentraining, hilfreich sein. Unabhängig von der gewählten Therapie ist die Aufrechterhaltung der sexuellen Aktivität empfehlenswert.

4.8.5.1 Hormonfreie Vaginalpräparate

Hormonfreie Vaginalpräparate sind Therapie der ersten Wahl (Level A) [140]. Es werden Gleitmittel (*engl. lubricant*), Feuchthaltegele (*engl. moisturizer*) und -cremes (*engl. emollient*) unterschieden. Gleitmittel sind nur während des Geschlechtsverkehrs wirksam, wohingegen Feuchthaltegele und -cremes einen bis zu 24-Stunden anhaltenden feuchtigkeitsspendenden Effekt besitzen. Die auf dem Markt freiverkäuflichen hormonfreien Vaginalpräparate unterscheiden sich von Land zu Land. Die wissenschaftliche Evidenz zu hormonfreien Vaginalgelen ist begrenzt. Die meisten Studien zeigen eine Äquipotenz mit vaginalen Östrogenen im Hinblick auf subjektive GSM-Symptome, aber nicht auf objektive GSM-Zeichen. Zwei randomisierte Studien verglichen eine hormonfreie Vaginalcreme mit entweder einem hormonfreien Vaginalgel [143] bzw. einer vaginalen Östriol (E3)-Creme [144]. In der ersten Studie war die Creme dem Gel im Hinblick auf die subjektive GSM-Symptomatik signifikant überlegen [143]. In der zweiten Studie wurde gezeigt, dass die hormonfreie Vaginalcreme der vaginalen E3-Creme im Hinblick auf eine Verbesserung der Trockenheit, Dyspareunie und der Lebensqualität nicht unterlegen war [144].

4.8.5.2 Vaginale Hormonpräparate

Vaginale Hormonpräparate werden dann empfohlen, wenn GSM-Symptome stark ausgeprägt sind oder unter einer vaginalen hormonfreien Therapie persistieren (Level A) [140]. Es werden vaginale Östrogene und vaginales Dehydroepiandrosteron (DHEA) unterschieden. Eine systemische HRT ist indiziert, wenn neben einem GSM noch weitere menopausale Symptome vorliegen.

4.8.5.2.1 Vaginale Östrogene

Vaginale Östrogenpräparate enthalten international verschiedene Östrogentypen: Östron (E1), Östradiol (E2), Östriol (E3) oder konjugierte equine Östrogene (CEE). An Applikationsformen stehen Vaginaltabletten, -suppositorien, -gel, -creme und -ring zur Verfügung. Tab. 4.34 bietet einen (nicht abschließenden) Überblick über international erhältliche vaginale Östrogenpräparate.

Ähnlich wie bei der systemischen HRT gibt es eine Dosiseinteilung der vaginalen Östrogene in hoch-, standard-, niedrig- und ultraniedrigdosiert (Tab. 2.11). Die Unter-

4.8 Genitourinäres Menopausensyndrom

Tab. 4.34 (Nicht abschließender) Überblick über international erhältliche vaginale Östrogenpräparate. (Quelle: Arzneimittelinformation für die Schweiz (https://www.swissmedicinfo.ch/), Arzneimittelinformation für Deutschland (https://www.rote-liste.de/), Positionspapier der Nordamerikanischen Menopause Gesellschaft (NAMS) [140])

Applikationsform	Östrogentyp	Initialdosis	Erhaltungsdosis	Produkt-Bsp.
Vaginalcreme	Östriol	0,5 mg täglich während 2–3 Wochen	0,5 mg 2 × wöchentlich	Ovestin® Creme, OeKolp®-Creme 1,0 mg/g Vaginalcreme
	Östriol	0,5 mg täglich während 1 Woche	0,5 mg 2–3 × wöchentlich	Oestro-Gynaedron® Creme, Estriol Wolff® Vaginalcreme
	Östradiol	0,2 mg alle 2 Tage während 1 Woche	0,2 mg 2 × wöchentlich	Linoladiol® N Creme Ö/W
	Östradiol	0,05–0,1 mg täglich während 2 Wochen	0,05–0,1 mg 1–3 × wöchentlich	Estrace® vaginal cream
	Konjugierte equine Östrogene (CEE)	0,312–0,625 mg täglich während 2 Wochen	0,312–0,625 mg 1–3 × wöchentlich	Premarin® vaginal cream
	Östron	–	0,5–4 mg täglich (zusätzliches Gestagen wird empfohlen)	Estragyn® vaginal cream
Vaginalsuppositorium	Östriol	0,5 mg täglich während 2–3 Wochen	0,5 mg 2 × wöchentlich	Ovestin® Ovula, OeKolp® Ovula 0,03 mg/-forte Ovula 0,5 mg Vaginalzäpfchen
	Östriol	0,03 mg täglich während 3 Wochen	0,03 mg 2 × wöchentlich	Kadefemin® Estriol Ovula 0,03 mg, OeKolp® Ovula 0,03 mg
Vaginaltablette	Östriol, Lactobacillus acidophilus cryodesiccatus	0,03 mg täglich während 12 Tage	0,03 mg 2–3 × wöchentlich	Gynoflor®
	Östradiol	0,01 mg täglich während 2 Wochen	0,01 mg 2 × wöchentlich	Vagifem®, Vagirux®
	Östradiol	0,004 mg täglich während 2 Wochen	0,004 mg 2 × wöchentlich	Imvexxy®
Vaginalgel	Östriol	0,05 mg täglich während 3 Wochen	0,05 mg 2 × wöchentlich	BLISSEL®
Vaginalring	Östradiol	–	0,0075 mg täglich	Estring® 2 mg Vaginalinsert

scheidung der vaginalen Östrogenpräparate im Hinblick auf ihre Erhaltungsdosis ist aus zwei Gründen wichtig: dem Wirksamkeits- und dem Sicherheitsaspekt. So kam ein systematisches Review von 30 randomisierten Studien mit über 6000 Patientinnen zu dem Schluss, dass alle vaginalen Östrogenbehandlungen (Cremes, Suppositorien, Tabletten, Ringe) ähnlich wirksam bei der Linderung der Symptome der vaginalen Atrophie waren. Es gab keine Hinweise auf einen Unterschied in der Gesamtevidenz zu unerwünschten Ereignissen zwischen den verschiedenen vaginalen Östrogenpräparaten im Vergleich zueinander oder zu Placebo [145]. Die im Review berücksichtigten Studien setzen entweder standard-, niedrig- oder ultraniedrigdosierte vaginale Östrogene ein. Wenn die gewählte Erhaltungsdosis sich jedoch über der in der Zulassung beschriebenen befindet (z. B. 0,5 mg Östriol täglich anstelle von 2–3 × wöchentlich), dann ist ein Einfluss auf das Endometrium zumindest nicht auszuschließen. Die Wahl der Erhaltungsdosis hat somit Konsequenzen bzgl. der Frage, ob ein Progestagen zur Endometriumprotektion nötig ist oder nicht (siehe unten).

Ein weiteres systematisches Review von 44 randomisierten Studien zeigte, dass es im Vergleich zu Placebo mit vaginalen Östrogenen neben der Reduktion von vaginalen GSM-Symptomen auch zu einer Verbesserung von urologischen Symptomen wie Harndrang, Häufigkeit, Stress- sowie Drangharninkontinenz (HIK) kam. Die Häufigkeit von HWI nahm ab. Die verschiedenen Östrogenpräparate hatten eine ähnliche Wirksamkeit und Sicherheit [146]. Hier gibt die S3-Leitlinie „Peri- und Postmenopause – Diagnostik und Interventionen" folgende evidenzbasierte Statements ab [147]: 1) Eine vaginale Östrogentherapie kann eine HIK bei postmenopausalen Frauen verbessern (Evidenzgrad 1a). 2) Postmenopausalen Frauen mit HIK sollen Beckenbodentraining und eine vaginale Östrogentherapie angeboten werden (Evidenzgrad 1a). 3) Eine vaginale Östrogentherapie kann bei überaktiver Blase (OAB) angeboten werden (Evidenzgrad 1b). 4) Wenn bei einer Drangsymptomatik urologische Erkrankungen ausgeschlossen wurden, kann eine lokale Östrogentherapie angeboten werden. Miktionsfrequenz und Drangsymptomatik können reduziert werden (Evidenzgrad 1b). 5) Bei rezidivierenden HWI postmenopausaler Frauen sollte vor Beginn einer antibiotischen Langzeitprävention eine vaginale Östrogentherapie durchgeführt werden (Evidenzgrad 2a). Die Nordamerikanische Menopause Gesellschaft (NAMS) empfiehlt, dass bei Frauen mit sowohl vaginalen als auch urologischen GSM-Symptomen zunächst ein Therapieversuch mit vaginalen Östrogenpräparaten erfolgen sollte. Wenn nach 3-monatiger Therapie die urologische Symptomatik weiterhin besteht, sollten andere evidenzbasierte Therapieoptionen versucht werden [140]. Die Behandlung mit vaginalen Östrogenen kann so lange wie erforderlich durchgeführt werden [147]. Darüber hinaus kann bei ausbleibender Besserung eine Dosisanhebung erwogen werden. Da eine niedrigdosierte systemische HRT nicht immer einen ausreichenden Effekt auf das Vaginalepithel hat, ist ggf. eine zusätzliche Lokaltherapie notwendig [147]. GSM-Symptome kehren häufig wieder, wenn die Behandlung beendet wird [148]. Das Hauptaugenmerk bei einer vaginalen Östrogentherapie gilt der Endometriumsicherheit. Hier sind die internationalen Empfehlungen vergleichbar (Tab. 4.35).

Informationen zu Kontraindikationen, Nebenwirkungen und Risiken der vaginalen Östrogentherapie finden Sie in Abschn. 3.4–3.6.

Tab. 4.35 Empfehlungen zum Management der Endometriumüberwachung bei einer vaginalen Östrogentherapie [140, 147]

Empfehlungen zum Management der Endometriumüberwachung bei einer vaginalen Östrogentherapie [140, 147]
Ein Progestagen zur Endometriumprotektion ist bei der Gabe einer niedrigdosierten vaginalen Östrogentherapie im Allgemeinen nicht nötig [Level B].
Eine routinemäßig durchgeführte Endometriumkontrolle ist bei asymptomatischen (= blutungsfreien) Frauen, die eine niedrigdosierte vaginale Östrogentherapie anwenden, im Allgemeinen nicht nötig.
Bei Frauen mit erhöhtem Endometriumkarzinomrisiko (z. B. Adipositas, Diabetes mellitus) kann eine transvaginale Sonografie zur Endometriumbeurteilung oder eine intermittierende Progestagentherapie erwogen werden [Level C].
Wenn unter einer vaginalen Östrogentherapie ein Spotting oder eine vaginale Blutung auftritt, muss diese standardgemäß weiter abgeklärt werden [Level A].

4.8.5.2.2 Vaginales DHEA

Vaginales DHEA unterscheidet sich in einigen Aspekten von vaginalen Östrogenen. Basierend auf dem Konzept der Intrakrinologie [149] gelangt ein inaktives Pro-Hormon in die Zellen der peripheren Zielorgane, wo es durch intrazellulär lokalisierte Enzyme in ein aktives Hormon umgewandelt wird. Somit übt das aktive Hormon seine Wirkung nur innerhalb der Zelle, nicht aber systemisch aus, da es innerhalb derselben Zellen inaktiviert wird. Dies minimiert die Veränderungen der Sexualsteroidserumspiegel nach täglicher vaginaler DHEA-Applikation [150, 151]. In ähnlicher Weise wurden nach einem Jahr täglicher Anwendung von vaginalem DHEA in einer Dosierung von 6,5 mg keine endometrialen Veränderungen berichtet [152]. Die Wirksamkeit von vaginalem DHEA auf die Symptome Dyspareunie und vaginale Trockenheit sowie auf drei Indikatoren der vaginalen Gesundheit (vaginaler pH-Wert und Prozentsatz der parabasalen und superfizialen Zellen) wurde in zwei zulassungsrelevanten 12-wöchigen Placebo-kontrollierten klinischen Studien gezeigt [152]. Darüber hinaus wurde bei Frauen, die an GSM leiden, eine Verbesserung der sexuellen Funktion bei vaginaler DHEA-Applikation gezeigt [153]. Auf den ersten Blick mag dies ein überraschender Befund sein, da die Sexualsteroid-Serumkonzentrationen bei postmenopausalen Frauen im Normalbereich liegen und das Gehirn somit z. B. nicht supraphysiologischen Androgenspiegeln ausgesetzt ist. Höchstwahrscheinlich wird der Effekt nicht durch zentrale endokrine Mechanismen vermittelt. Im Gegensatz zu vaginalen Östrogenen wirkt vaginales DHEA nicht nur auf das Scheidenepithel, sondern auch auf die darunter liegenden Zellschichten. So wurde bei ovarektomierten Ratten festgestellt, dass vaginales DHEA die Dichte der Nervenfasern in der Lamina propria und die Dichte der sympathischen Fasern in der Muskularis erhöht [154]. Sympathische Fasern induzieren rhythmische Kontraktionen der Vaginalwand (Orgasmus), sowie eine Dehnung und Erweiterung der Vagina. Bisher ist die Datenlage zu urologischen GSM-Symptomen unzureichend. Daher sollte bei Frauen, bei denen urologische GSM-Symptome im Vordergrund stehen, eine vaginale Östrogentherapie gewählt werden, die speziell bei z. B. HIK, OAB oder rezidivierenden HWI untersucht wurde.

4.8.5.2.3 Vaginales Testosteron
Es gibt erfolgsversprechende vaginale Therapieansätze mit Testosteron (z. B. 3 × 300 mcg/Woche) bei Frauen mit GSM (zusammengefasst in [155]).

4.8.5.3 Vaginallaser
Die Lasertherapie zur Behandlung von vulvo-vaginalen und urogynäkologischen Beschwerden ist relativ neu. In der vulvo-vaginalen Lasertherapie werden Laser mit unterschiedlichen Wellenlängen verwendet, wie der CO_2-, der Erbium:YAG- und der Neodymium:YAG-Laser. Abhängig von den Einstellungen kann ein Laser ablativ oder nichtablativ (thermisch) eingesetzt werden [156]. Der ablative Laser führt zur Gerinnung, Gewebenekrose sowie Wundheilungsreaktion mit Fibroblastenstimulation und Neokollagenese. Somit scheinen die positiven Effekte aus der Remodellierung des Vaginalgewebes zu resultieren [157]. Die meisten Studien zur Behandlung von vaginalen oder sexuellen GSM-Symptomen setzten entweder den mikroablativen fraktionierten CO_2- oder den nichtablativen Erbium:YAG-Laser (Verhältnis 2:1) ein [156]. Die Lasertherapie besteht typischerweise aus drei Laserbehandlungssitzungen über einen bestimmten Zeitraum (normalerweise eine Sitzung alle 4–6 Wochen). Es gibt nur wenige randomisierte Studien zur Laserbehandlung bei GSM [158, 159]. Zwei systematische Reviews von Beobachtungsstudien zeigten, dass die Laserintervention eine sichere und potenziell wirksame nichtpharmakologische Intervention bei GSM zu sein scheint [160, 161]. In einer multizentrischen randomisierten Studie aus dem Jahr 2020 mit 69 Patientinnen, in der die Behandlung der vaginalen Trockenheit entweder mit einem Vaginallaser oder einer Östrogencreme verglichen wurde, verbesserten sich die von den Patientinnen angegebenen Symptome der vaginalen Trockenheit, der sexuellen Funktion und des Harndrangs – unterschieden sich aber nicht zwischen den Gruppen [158]. Die Werte des VMI waren nach der Behandlung in der Östrogengruppe höher. Die Gesamtzufriedenheit der Patientinnen lag in beiden Gruppen zwischen 70 und 85 %, und es wurden keine schweren unerwünschten Ereignisse festgestellt. Weitere große klinische Studien, vor allem im Indikationsbereich HIK, Lichen sclerosus und Vulvodynie, sind erforderlich, um den Nutzen, die Risiken und die Kosteneffektivität der Lasertherapie bei GSM zu bestimmen.

4.8.6 Sondersituation: Mammakarzinom

In den letzten Jahren ist die Haltung internationaler Fachgesellschaften gegenüber einer vaginalen Hormontherapie bei Mammakarzinompatientinnen liberaler geworden [140, 147, 162]. Therapie der ersten Wahl ist auch in dieser Situation zunächst die Anwendung von hormonfreien Vaginalpräparaten, ggf. in Kombination mit Beckenbodengymnastik [140]. Wenn hierunter keine akzeptable Symptomreduktion erzielt werden kann, können niedrigdosierte vaginale Östrogene, vaginales DHEA und der Vaginallaser diskutiert werden. So unterstützt z. B. das American College of Obstetricians and Gynaecologists (ACOG) die Anwendung von niedrigdosierten vaginalen Östrogenen bei Frauen mit Brustkrebs, auch wenn dieser Hormonrezeptorpositiv ist [140]. ein systematisches Review mit Metaanalyse beobachtete bei Frauen mit Brustkrebs, die Aromatasehemmer anwendeten, kein erhöhtes Risiko bei der gleichzeitigen Gabe von niedrigdosierten vaginalen Östrogenen [163]. Auch die S3-Leitlinie „Peri- und Postmenopause – Diagnostik und Interventionen" hält fest, dass eine ultraniedrigdosierte vaginale Östrogentherapie mit 0,03 mg Östriol 2–3 × wöchentlich zu guten Therapieresultaten führt und dass es unwahrscheinlich ist, dass diese selbst bei chronischer Anwendung einen Einfluss auf das Brustkrebsrezidivrisiko hat [147].

Bezüglich vaginalem DHEA bei Brustkrebs gibt es international unterschiedliche Empfehlungen. Zum Beispiel ist in Europa und der Schweiz vaginales DHEA gemäß Packungsbeilage bei Brustkrebs kontraindiziert. Im Gegensatz dazu besagt die Clinical Practice Guideline der American Society of Clinical Oncology, dass vaginales DHEA für Frauen mit aktuellem oder zurückliegendem Mammakarzinom empfohlen werden kann, die Aromatasehemmer erhalten und auf die vorherige Behandlung nicht angesprochen haben [164]. Außerdem hat eine retrospektive Kohortenstudie gezeigt, dass vaginales DHEA nicht mit einem erhöhten Risiko eines Mammakarzinomrezidivs assoziiert war [165]. Ebenso zeigte eine Pilotstudie, dass bei Mammakarzinompatientinnen, die mit Aromatasehemmern behandelt wurden, die Serum-Östrogenspiegel bei der Anwendung von vaginalem DHEA nicht ansteigen [146]. Schließlich gibt es in der Packungsbeilage von Intrarosa® in Kanada und den USA keine Kontraindikation für Frauen mit Brustkrebs.

4.9 Sexuelle Funktionsstörung

Manchmal ist man zu einem Abendessen eingeladen und hat absolut keine Lust. Das liegt dann nicht unbedingt an dem/der Gastgeber/-in und seinen/ihren Kochkünsten. Der Kopf ist vielleicht einfach zu voll mit beruflichen Dingen, und man denkt schon mit Entsetzen an die Agenda des nächsten Tages, sodass man sich am liebsten früh ins Bett verkriechen würde. Und dann geht man dennoch hin und ist überrascht, wie schön der gesellige Abend ist. Es wäre schade gewesen, ihn verpasst zu haben! Und so ist es auch manchmal mit der Libido: Dann kommt der Appetit mit dem Essen, wie man so schön sagt. Es kann aber auch sein, dass er nicht kommt. Und deswegen möchte ich Ihnen einen Überblick über die sexuellen Funktionsstörungen der Frau geben, wobei der Fokus auf dem Libidomangel liegt.

4.9.1 Definition

Die Leitlinien der American Psychiatric Association (APA) für sexuelle Störungen verlangen, dass ein sexuelles Problem wiederkehrend oder anhaltend ist und persönliches Leid oder zwischenmenschliche Schwierigkeiten verursacht, um die Diagnose stellen zu können. Darüber hinaus muss das Problem seit mindestens 6 Monaten bestehen und kann nicht durch eine andere Diagnose (z. B. Depression) erklärt werden. Es werden fünf Kategorien unterschieden (Tab. 4.36).

Tab. 4.36 Kategorien der sexuellen Funktionsstörung der Frau

Kategorie	Kriterien/Charakteristika
Weibliche Störung des sexuellen Interesses/der sexuellen Erregung	[...] was sich in mindestens drei der folgenden Aspekte äußert: • fehlendes/vermindertes Interesse an sexueller Aktivität, • abwesende/reduzierte sexuelle/erotische Gedanken oder Fantasien, • keine/reduzierte Anbahnung von sexuellen Aktivitäten und typischerweise unempfänglich für die Anbahnungsversuche des Partners, • fehlende/verringerte sexuelle Erregung/Lust während der sexuellen Aktivität in fast allen oder allen (etwa 75–100 %) sexuellen Begegnungen (in bestimmten situativen Kontexten oder, wenn verallgemeinert, in allen Kontexten), • fehlendes/vermindertes sexuelles Interesse/Erregung als Reaktion auf interne oder externe sexuelle/erotische Hinweise (z. B. schriftlich, verbal, visuell), • fehlende/verminderte genitale oder nichtgenitale Empfindungen während der sexuellen Aktivität bei fast allen oder allen (ca. 75–100 %) sexuellen Begegnungen (in bestimmten situativen Kontexten oder, falls verallgemeinert, in allen Kontexten).
Weibliche Orgasmusstörung	Vorhandensein eines der folgenden Symptome, das bei fast allen oder allen (etwa 75–100 %) sexuellen Aktivitäten auftritt (in bestimmten Situationen oder, falls generalisiert, in allen Situationen): • deutliche Verzögerung, Seltenheit oder Ausbleiben des Orgasmus, • deutlich reduzierte Intensität der orgasmischen Empfindungen.
Genitopelvine Schmerzen/Penetrationsstörungen (umfasst die früheren Kategorien Dyspareunie und Vaginismus)	Anhaltende oder wiederkehrende Schwierigkeiten mit einem (oder mehreren) der folgenden Aspekte: • vaginale Penetration beim Geschlechtsverkehr, • ausgeprägte vulvo-vaginale oder pelvine Schmerzen beim vaginalen Geschlechtsverkehr oder bei Penetrationsversuchen, • ausgeprägte Angst vor vulvovaginalen oder pelvinen Schmerzen in Erwartung, während oder als Folge der vaginalen Penetration, • deutliches Anspannen der Beckenbodenmuskulatur beim Versuch der vaginalen Penetration.
Substanz-/Medikamenten-induzierte sexuelle Funktionsstörung	Aus der Anamnese, der körperlichen Untersuchung oder den Laborbefunden ergeben sich Hinweise auf folgende Punkte: • eine erhebliche Störung der Sexualfunktion, die sich während oder kurz nach einer Substanzintoxikation oder einem Entzug oder nach der Einnahme eines Medikaments entwickelt hat. • Die betreffende Substanz/das betreffende Medikament ist in der Lage, die Symptome hervorzurufen. • Die Störung lässt sich nicht besser durch eine sexuelle Funktionsstörung erklären, die nicht substanz- oder medikamenteninduziert ist.
Andere spezifizierte sexuelle Funktionsstörung	Die charakteristischen Symptome einer sexuellen Funktionsstörung und es besteht ein klinisch signifikanter Leidensdruck, aber es werden nicht alle Kriterien einer sexuellen Funktionsstörung erfüllt (z. B. „sexuelle Aversion").

4.9.2 Epidemiologie

Sexuelle Probleme werden weltweit von etwa 40 % der Frauen angegeben, und etwa 12 % (jede 8. Frau) haben eine sexuelle Funktionsstörung, die mit persönlichen oder zwischenmenschlichen Problemen verbunden ist. In der US-amerikanischen PRESIDE-Studie war geringes Verlangen das am häufigsten berichtete sexuelle Problem (39 % der Frauen) und wurde von 10–14 % als belastend empfunden [166]. Die Prävalenz von sexuellen Problemen, die mit einem Leidensdruck verbunden waren, war bei Frauen im Alter von 45 bis 64 Jahren am höchsten (15 %) und bei Frauen im Alter von 65 Jahren oder älter am niedrigsten (9 %) [166].

4.9.3 Ätiologie und Risikofaktoren

Die Ätiologie sexueller Funktionsstörungen ist oft multifaktoriell und kann psychische Erkrankungen wie Depression oder Angststörung, Konflikte in der Beziehung, unerfüllten Kinderwunsch, Müdigkeit, Stress, fehlende Privatsphäre, Probleme im Zusammenhang mit früherem körperlichen oder sexuellen Missbrauch, Komorbiditäten (z. B. Diabetes mellitus, Schilddrüsenfunktionsstörung, Hyperprolaktinämie, arterielle Hypertonie, neurologische Erkrankungen, Adipositas, chronisches Schmerzsyndrom, Malignome), Medikamente (z. B. Antidepressiva, Benzodiazepine, beta-Blocker, Antiöstrogene), Substanzkonsum (z. B. Nikotin, Alkohol, Drogen) oder körperliche Beschwerden/Erkrankungen, die eine sexuelle Aktivität unangenehm machen (z. B. Endometriose, Myome, GSM, Organprolaps, Inkontinenz), umfassen. Oft stellt sich die Frage, inwiefern Alter und Menopause eine Rolle spielen, da die Androgenproduktion der Ovarien und der Nebennieren mit dem Älterwerden abnimmt. Die Testosteronserumkonzentration sinkt bei einer Frau zwischen den 20er- und 50er-Jahren etwa um die Hälfte. Allerdings ist in Studien der Zusammenhang der Androgenserumkonzentration und der sexuellen Funktion unklar. Andere Faktoren wie menopausale Symptome, der allgemeine Gesundheitszustand und die Partnerschaft spielen in dieser Lebensphase sicherlich eine wesentliche Rolle.

4.9.4 (Differenzial-)Diagnostik

Für die Diagnosestellung einer sexuellen Funktionsstörung der Frau sind folgende Aspekte relevant: medizinische, gynäkologische und sexuelle Anamnese (Tab. 4.37), gynäkologische Untersuchung inkl. transvaginalem Ultraschall und Labordiagnostik (siehe Abschn. 1.6). Evtl. ist der Einsatz von validierten Fragebögen hilfreich (z. B. Female Sexual Function Index [FSFI], Brief Profile of Female Sexual Function [B-PFSF]) (Abb. 4.7). Von internationalen Fachgesellschaften wird die Bestim-

Tab. 4.37 Erhebung der Sexualanamnese

Erhebung der Sexualanamnese
Fragen zur sexuellen Aktivität sollten ergebnisoffen und nicht wertend gestellt werden. Es sollten keine Vermutungen über das Geschlecht oder die Anzahl der Sexualpartner/-innen einer Patientin oder darüber angestellt werden, wie die Patientin „sexuelle Aktivität" interpretiert.
Bei jeder Beschwerde ist es wichtig, eine Bewertung vorzunehmen: • Ist sie neu, chronisch oder intermittierend? • Verursacht sie persönliches Leid oder zwischenmenschliche Schwierigkeiten? • Ist sie allgemein oder tritt sie nur in bestimmten Situationen oder mit einem/-r bestimmten Partner/-in auf?
Nützliche Fragen: • Was ist Ihr wichtigstes sexuelles Anliegen (z. B. geringes Verlangen, Schwierigkeiten beim Orgasmus, Schmerzen beim Sex)? • Wann waren Sie zuletzt mit Ihrem Sexualleben zufrieden? Beschreiben Sie die Häufigkeit der sexuellen Aktivität und den Grad Ihres Verlangens, Ihrer Erregung und Ihrer Reaktion zu diesem Zeitpunkt im Vergleich zu heute. • Wann haben Sie begonnen, eine Veränderung zu bemerken, die Sie beunruhigt hat? Haben Sie eine Vorstellung davon, was zu diesem Zeitpunkt geschehen sein könnte, das zu dem Problem beigetragen hat (z. B. Unfruchtbarkeit, Geburt eines Kindes, Depression, neue Medikamente, Krebsdiagnose, Wechseljahre, Probleme mit dem Partner)? • Glauben Sie, dass Stress, Müdigkeit oder eine eingeschränkte Privatsphäre zu Ihren sexuellen Problemen beitragen? • Haben Sie und/oder Ihr/-e Partner/-in irgendetwas versucht, um Ihr Sexualleben zu verbessern: z. B. Urlaub, erotische Filme oder Bücher, Hilfsmittel, Beratung oder Sexualtherapie? War eine der Maßnahmen hilfreich?
Wenn die Patientin eine/-n Partner/-in hat: • Beschreiben Sie Ihre/-n Partner/-in (Alter, allgemeiner Gesundheitszustand, Dauer der Beziehung), einschließlich seines/ihres sexuellen Interesses und seiner/ihrer Funktion (z. B. erektile Dysfunktion). • Beschreiben Sie Ihre Beziehung zu Ihrem/Ihrer Partner/-in (z. B. fürsorglich, kommunikativ, liebevoll, angespannt). Wie oft verbringen Sie als Paar Zeit miteinander, ohne dass Familie oder Freunde anwesend sind? Beschreiben Sie Ihren letzten gemeinsamen Urlaub; war das sexuelle Problem immer noch vorhanden? Verbessert? • Verursacht Ihr sexuelles Problem Stress in Ihrer Beziehung? Sprechen Sie und Ihr/-e Partner/in über Sexualität? Haben Sie sich jemals mit einem Berater oder Sexualtherapeuten getroffen, um sexuelle Probleme zu besprechen?

mung der Androgene i. S. nicht empfohlen, da es weder ein klar definiertes Androgenmangelsyndrom der Frau noch altersbasierte normative Daten für die Serumkonzentrationen von Gesamttestosteron und freiem Testosteron gibt. Ich denke, die Bestimmung macht trotzdem Sinn, wenn man vielleicht im Hinterkopf schon an eine mögliche Testosterontherapie denkt, für die man die Ausgangswerte vor Therapiestart braucht.

4.9 Sexuelle Funktionsstörung

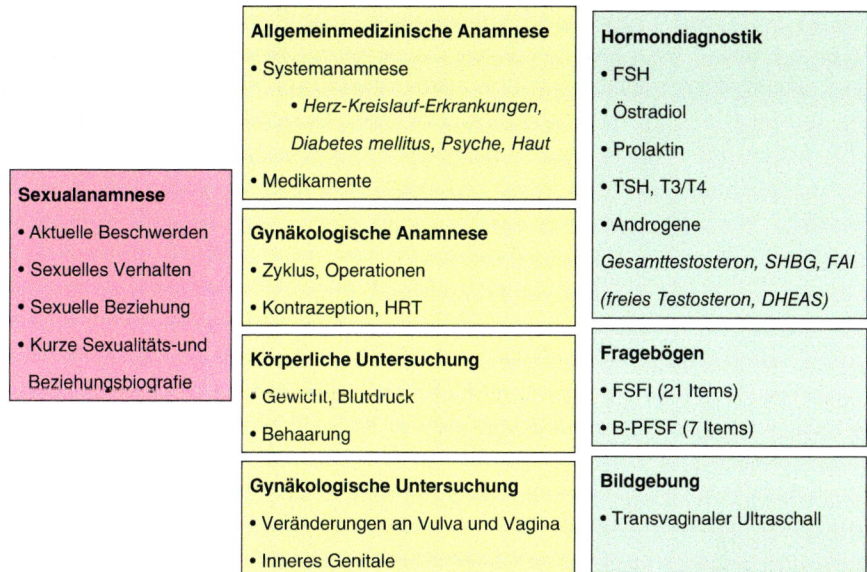

Abb. 4.7 Diagnostische Schritte bei einer sexuellen Funktionsstörung der Frau

4.9.5 Therapie der „Störung des sexuellen Interesses/der sexuellen Erregung"

An erster Stelle stehen nichtmedikamentöse bzw. kausale Therapieansätze, sofern vorhanden. Dazu zählen Paar- und Sexualtherapie, Psychotherapie und ggf. Psychopharmakotherapie, Änderung des Lebensstils, Verbesserung des Körperbildes und Behandlung von Beckenbodenfehlfunktionen. Mindestens ein Besuch bei einem Sexualtherapeuten wird vor einer medikamentösen Therapie empfohlen.

4.9.5.1 Medikamentöse Therapie
Die medikamentösen Therapieansätze umfassen Hormone (klassische HRT, Tibolon, transdermales Testosteron, orales DHEA), serotonerge und dopaminerge Substanzen (Flibanserin, Bupropion), Bremelanotid und Phosphodiesterase-Hemmer (PDE-5-Hemmer).

4.9.5.1.1 Klassische HRT und Tibolon
Gemäß einer Cochrane-Analyse hat eine klassische HRT größtenteils keinen Einfluss auf die Libido in der Peri- und Postmenopause. Tibolon ist dagegen wirksamer als eine klassische HRT [167].

Merke: Wenn eine orale HRT mit Östrogenen eingesetzt wird, macht es Sinn, diese auf eine transdermale HRT zu wechseln, damit durch die orale Östrogengabe nicht die hepatische SHBG-Produktion gesteigert wird und somit die freien Androgene gebunden werden.

4.9.5.1.2 Transdermale Testosterontherapie

In Europa und in den USA gibt es derzeit keine für Frauen zugelassene, systemisch wirksame Androgentherapie. Das war einmal anders: Von ca. 2006 bis 2012 gab es ein von der EMA zugelassenes TTS mit Testosteron für postmenopausale Frauen. Die Indikation lautete: Libidomangel mit Leidensdruck bei Frauen mit chirurgischer Menopause. Als Selbstzahlerleistung hat es wohl nicht den erhofften Umsatz gebracht, sodass es wieder vom Markt verschwand. Das Gute ist jedoch, dass für das Zulassungsverfahren die nötigen Wirksamkeits- und Sicherheitsstudien durchgeführt wurden. Es konnte gezeigt werden, dass im Vergleich zu Placebo ein TTS mit 300 mcg Testosteron/Tag bei postmenopausalen Frauen mit hypoaktivem sexuellem Verlangen (HSDD) signifikant die sexuelle Funktion verbesserte. Dies galt sowohl für Frauen mit natürlicher als auch mit chirurgischer Menopause und für solche mit oder ohne paralleler HRT [168]. Bezüglich Sicherheit wurde für transdermales Testosteron kein ungünstiger Effekt auf den Lipid- und Glukosestoffwechsel, Körperzusammensetzung und Kognition beobachtet. Akne und Haarwuchs waren etwas häufiger. Es traten keine schwerwiegenden unerwünschten Ereignisse auf [168]. Allerdings waren die Frauen, die an diesen Studien teilnahmen, körperlich und psychisch gesund, hatten vor der Menopause ein befriedigendes Sexualleben und wiesen keine anderen Ursachen für ihre HSDD wie z. B. Depressionen oder die Einnahme von Antidepressiva auf.

Da es also kein zugelassenes Präparat für Frauen gibt, bleibt nur der Off-Label-Use als Option. Gemäß der S3-Leitlinie „Peri- und Postmenopause – Diagnostik und Interventionen" kann „bei Frauen mit Libidoverlust in der Peri- und Postmenopause nach psychosexueller Exploration ggf. eine Testosterontherapie erwogen werden, wenn eine HRT nicht wirksam ist." [169]. Keine Indikationen für eine Testosterontherapie sind dagegen die Steigerung des Wohlbefindens, Affekts, Kognition, Muskelkraft und Körperzusammensetzung. Im Hinblick auf die Dosis empfiehlt die S3-Leitlinie eine Testosterontherapie in einer Dosis, mit der physiologische Testosteronwerte im Sinne der Prämenopause erreicht werden. Dies hat bei postmenopausalen Frauen mit Libidomangel (egal, ob operative oder natürliche Menopause; egal, ob parallel eine Östrogen-Gestagen-HRT eingesetzt wird oder nicht) einen signifikant positiven Effekt auf sämtliche Aspekte der sexuellen Funktion (Stufe 1) [169].

> **Übersicht**
> Transdermales Testosteron kann auf mindestens zwei Arten im Off-Label-Use eingesetzt werden:
>
> - Magistralrezeptur: Testosteroncreme auf Liposomenbasis, 3 mg/Tag, Dosierspender [169].
> - Testogel® für Männer (2,5-g-Beutel mit 40,5 mg Testosteron): Anfangsdosis 1/8 eines Beutels/Tag: ca. 5 mg/Tag, jeder Beutel sollte also für 8 Tage reichen [170].

Mit Sicherheit haben Sie jetzt viele Fragen, bevor Sie Ihrem Gast – Ihrer Patientin – Testosteron „servieren". Hierzu hat die Britische Menopause Gesellschaft (BMS) 2022 eine wunderbare Liste häufiger Fragen mit den entsprechenden Antworten publiziert [170]. Einen Auszug daraus möchte ich Ihnen präsentieren (Tab. 4.38). Zur Unterstützung des Monitorings soll Abb. 4.8 helfen [169, 171, 172].

Informationen zu Kontraindikationen, Nebenwirkungen und Risiken finden Sie in 3.4–3.6.

4.9.5.1.3 Orales DHEA

Ein weiteres Androgen, das gerne im Off-Label-Use therapeutisch eingesetzt wird, ist orales DHEA. Ihm wird eine Reihe potenzieller Vorteile zugeschrieben (z. B. für die Sexualfunktion, Depression, Kognition, Entzündung, Gewichtskontrolle, Muskelkraft), aber die verfügbaren Daten aus klinischen Studien stützen diese Behauptungen nicht/kaum. Eine Cochrane-Analyse aus dem Jahr 2015 kam zu dem Schluss, dass es unklar ist, ob DHEA menopausale Symptome lindert, dass aber orales DHEA die sexuelle Funktion im Vergleich zu Placebo leicht verbessern kann [173]. Die in den Studien eingesetzten oralen DHEA-Dosierungen variierten allerdings stark (10–1600 mg/Tag).

Tab. 4.38 Häufig gestellte Fragen und Antworten zur transdermalen Testosterontherapie [170]

Frage	Antwort
Sollte Testosteron ersetzt werden, nur weil der Serumspiegel niedrig ist?	Nein. Viele Frauen mit niedrigen Testosteronserumwerten klagen auch bei direkter Befragung nicht über eine belastend geringe Libido oder andere Symptome.
Sollte Testosteron allein oder zusammen mit einer HRT verschrieben werden?	Es wird empfohlen, zunächst eine konventionelle HRT zu erproben, bevor die zusätzliche Gabe von Testosteron in Betracht gezogen wird. • Orale Östrogene können die Wirksamkeit von Testosteron verringern, indem sie den Spiegel an SHBG erhöhen. Die Umstellung von oralem auf transdermales Östrogen kann vorteilhaft sein, da dies den Anteil des zirkulierenden freien Testosterons erhöhen kann, ohne dass exogenes Testosteron erforderlich ist. • Ein GSM sollte parallel behandelt werden. • Obwohl Studien gezeigt haben, dass Testosteron bei Frauen, die nicht gleichzeitig eine östrogenhaltige Hormontherapie anwenden, von Vorteil sein kann, ist die Inzidenz unerwünschter androgener Wirkungen wie Akne und Beharrungszunahme höher; daher wird die alleinige Testosterontherapie in der Praxis nicht empfohlen.
Wie lange sollte Testosteron verschrieben werden?	Es kann 3–6 Monate dauern, bis die Wirksamkeit der Behandlung vollständig beurteilt werden kann. Die fortlaufende Anwendung sollte mindestens 1 × jährlich neu bewertet werden, und zwar nach den gleichen Kriterien wie bei einer klassischen HRT, d. h. unter sorgfältiger Abwägung der Vor- und Nachteile einer langfristigen Anwendung.

(Fortsetzung)

Tab. 4.38 (Fortsetzung)

Frage	Antwort
Monitoring?	• Es wird empfohlen, den Gesamttestosteronspiegel vor Beginn der Behandlung zu bestimmen, um eine Ausgangsbasis für das Monitoring zu haben und um sicherzustellen, dass die Werte nicht im oberen Bereich liegen, bevor mit der Behandlung begonnen wird. • Idealerweise sollte das Gesamttestosteron mittels Flüssig-/Gaschromatografie und Tandem-Massenspektrometrie gemessen werden, obwohl in der klinischen Praxis auch direkte Assays verwendet werden können, um hohe Ausgangskonzentrationen und supraphysiologische Konzentrationen während der Behandlung auszuschließen. • Die Bestimmung des freien Testosterons wird nicht empfohlen, da die Korrelation mit der biologischen Aktivität von Testosteron nicht bestätigt wurde. • Die klinische Bewertung möglicher unerwünschter Wirkungen ist ebenso wichtig, da einige Frauen empfindlicher auf physiologische Androgenspiegel reagieren. • In den wissenschaftlichen Leitlinien wird außerdem empfohlen, die Testosteronwerte 3–6 Wochen nach Beginn der Behandlung erneut zu überprüfen. • Es ist wichtig, dass das Monitoring alle 6–12 Monate fortgesetzt wird, um sicherzustellen, dass die Werte innerhalb des weiblich-physiologischen Bereichs bleiben.
Wie sollte Testosterongel oder -creme angewendet werden?	Das/die Testosterongel/-creme sollte auf die saubere Haut (Unterbauch/Oberschenkel) aufgetragen werden und vor dem Ankleiden trocknen. Hautkontakt mit Partnern oder Kindern sollte bis zum Abtrocknen vermieden werden und die Hände sollten sofort nach dem Auftragen gewaschen werden. Die Applikationsstelle sollte 2–3 h nach der Anwendung nicht gewaschen werden.

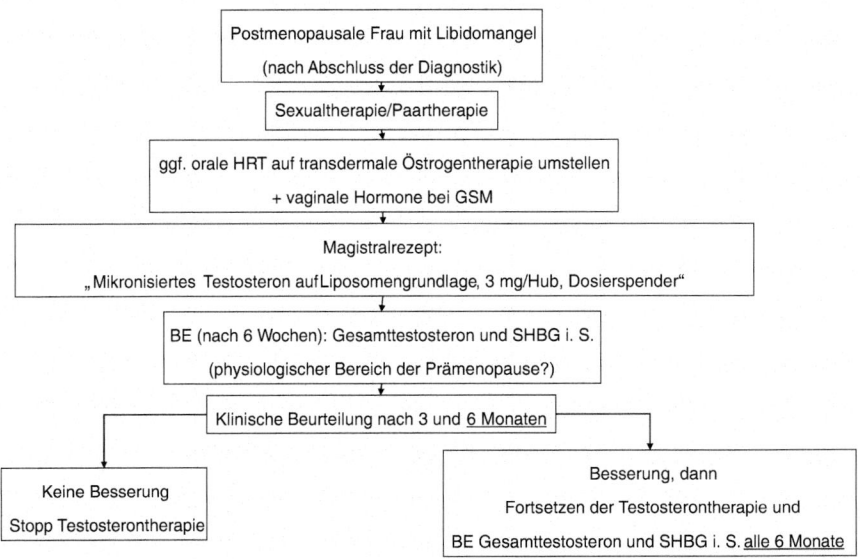

Abb. 4.8 Behandlungs- und Monitoring-Algorithmus bei transdermaler Testosterontherapie in der Postmenopause [169, 171, 172]

Wenn jemand trotz der bisher wenig überzeugenden Daten zum Einfluss von oralem DHEA auf die Libido dieses einsetzen möchte, dann werden meist im Off-Label-Use 25 mg/Tag am Morgen verschrieben. Analog zur Therapie mit transdermalem Testosteron wird eine Laborkontrolle von DHEAS i. S. nach 3–6 Wochen, ca. 4–5 h nach der Einnahme, empfohlen. Informationen zu Kontraindikationen, Nebenwirkungen und Risiken finden Sie in 3.4–3.6.

4.9.5.1.4 Serotonerge und dopaminerge Substanzen
- Flibanserin ist ein Agonist am Serotonin-Rezeptor 5-HT1A und ein Antagonist an 5-HT2A. Am Dopamin-Rezeptor D4 verhält sich Flibanserin als ein schwacher Partialagonist. Die FDA hat Flibanserin für prämenopausale Frauen mit geringem sexuellem Verlangen und damit verbundenem Leidensdruck in einer Tagesdosis von 100 mg vor dem Schlafengehen zugelassen. In Europa ist es nicht zugelassen.
- Bupropion ist ein Selektiver Noradrenalin-Dopamin-Reuptake-Inhibitor (SNDRI) (Tab. 2.17). In einer RCT mit 75 prämenopausalen Frauen mit HSDD und ohne prävalente Depression wurden unter Bupropion à 300 mg/Tag im Vergleich zu Placebo mehr sexuelle Lust, Erregung und Orgasmus beobachtet [174]. Bupropion ist von der EMA als Antidepressivum und zur Raucherentwöhnung zugelassen. Zu den möglichen Nebenwirkungen zählen Angstzustände, Schlaflosigkeit und Bluthochdruck. Die Patientin muss über die potenziellen Risiken und Nebenwirkungen und den Off-Label-Use informiert werden.

4.9.5.1.5 Bremelanotid
Bremelanotid, ein Melanocortin-Rezeptor-Agonist, wurde von der FDA 2019 für die Behandlung einer HSDD bei prämenopausalen Patientinnen zugelassen. Das Medikament wird bei Bedarf als subkutane Injektion (1,75 mg) mindestens 45 min vor der erwarteten sexuellen Aktivität verabreicht. Zu den möglichen Nebenwirkungen zählen Übelkeit, Erbrechen, Blutdruckanstieg und eine eventuell dauerhafte Hyperpigmentierung. Es soll nicht bei Frauen mit Herz-Kreislauf-Erkrankungen angewendet werden. Es ist nicht von der EMA zugelassen.

4.9.5.1.6 Phosphodiesterase-Hemmer
Phosphodiesterase-Hemmer (PDE-5-Hemmer) sind für Männer mit erektiler Dysfunktion zugelassen. Sie sind im Allgemeinen bei einer sexuellen Funktionsstörung der Frau unwirksam. Ausnahmen sind evtl. Frauen mit Libidomangel, Erregungs- oder Orgasmusstörung im Zusammenhang mit der Einnahme eines SSRI oder Komorbiditäten wie Diabetes mellitus, Multiple Sklerose oder Rückenmarksverletzung. Als Nebenwirkungen können Hitzewallungen, Kopfschmerzen und Übelkeit auftreten. Die Patientin muss über die potenziellen Risiken und Nebenwirkungen und den Off-Label-Use informiert werden.

4.10 Übergewicht und Adipositas

Ich wette, dass viele Ihrer Gäste beim Anblick des Gerichts, das Sie vorbereitet haben, sofort die Kalorienzahl im Geiste überschlagen und sich auf dem Weg nach Hause vornehmen, am nächsten Tag „dafür" weniger zu essen. Da viele Frauen in den Wechseljahren an Gewicht zunehmen und sehr darunter leiden, ist oftmals eine der ersten Fragen bei den vorgestellten Therapieoptionen, ob dieses Präparat mit einer Gewichtszunahme verbunden sei.

4.10.1 Veränderung des Körpergewichts und -zusammensetzung in den Wechseljahren

Die Gewichtszunahme in den Wechseljahren beträgt etwa 0,5 kg/Jahr bzw. 10 kg im Zeitraum zwischen 40 und 60 Jahren [175]. Parallel ändert sich die Körperzusammensetzung, und es kommt zu einer Abnahme der Muskelmasse um 1 % und Zunahme des Bauchumfangs um 6 % innerhalb von 6 Jahren. Frauen mit operativer Menopause haben ein fünffach erhöhtes Risiko, eine schwere Adipositas zu entwickeln im Vergleich zu altersgleichen, noch prämenopausalen Frauen [176]. In der US-amerikanischen prospektiven SWAN-Studie wurden Frauen während der Menopausalen Transition (MT) und Postmenopause beobachtet. Es zeigte sich, dass die Gewichtszunahme (+ 2,9 kg während 6 Jahren) und Veränderung der Körperzusammensetzung (+ 3,4 kg Fettmasse, + 5,7 cm Bauchumfang während 6 Jahren) bereits mindestens 5 Jahre vor der Menopause begann und dann ca. 2 Jahre nach der Menopause ein Plateau erreichte [177, 178].

4.10.2 Ätiologie und Risikofaktoren für eine Gewichtszunahme bzw. Adipositas

Zu den üblichen „Verdächtigen" bei einer Gewichtszunahme bzw. Adipositas im Allgemeinen zählen die Genetik, sozioökonomische und umweltbedingte Faktoren, fetale/kindliche Faktoren, Alter, Ernährung- und Bewegungsverhalten, Schlafverhalten, Raucherentwöhnung, Medikamente, Komorbiditäten (Hypothyreose, Cushing-Syndrom), Darmmikrobiom, Exposition gegenüber endokrin wirksamen Chemikalien – und bei Frauen die Menopause. Nach dem 65. Lebensjahr geht das Gewicht bei den meisten Menschen langsam um durchschnittlich 0,65 kg/Jahr zurück, was aber (leider) nicht auf einen Rückgang der Fettmasse, sondern mehr der Muskelmasse (Sarkopenie) zurückzuführen ist.

An dieser Stelle möchte ich gerne ein paar interessante Zahlen präsentieren:

- Der genetische Beitrag zum BMI im Erwachsenenalter beträgt bei den meisten Menschen 40–70 % [179].
- Es wird geschätzt, dass schon eine geringe positive Energiebilanz von etwa 100 kcal/Tag genügt, um zwischen 20 und 65 Jahren das Körpergewicht in den Bereich der Adipositas zu bringen [180].

4.10 Übergewicht und Adipositas

- Der Energieverbrauch nimmt mit dem Alter ab: − 103 kcal/Tag/Lebensdekade bei Frauen (zum Vergleich: − 165 kcal/Tag/Lebensdekade bei Männern) [181]. Dies ist auf einen Rückgang des Ruheenergieverbrauchs durch die Reduktion der Muskelmasse sowie auf einen geringeren Energieverbrauch bei körperlicher Aktivität zurückzuführen.
- Bei Schlafentzug werden Hirnregionen aktiviert, die mit der Belohnung durch Nahrung in Verbindung stehen; bevorzugt werden fettreiche Nahrungsmittel aufgenommen [182].
- Raucherentwöhnung ist mit einer mittleren Gewichtszunahme von 2,6 kg verbunden, wobei 10 % der Ex-Raucher nach einem Jahr 10 kg zugenommen haben [183].

Tab. 4.39 zeigt eine Übersicht der Medikamente, die mit einer Gewichtszunahme assoziiert sind, und mögliche Alternativen.

Tab. 4.39 Medikamente, die mit einer Gewichtszunahme einhergehen, und mögliche Alternativen [184]

Kategorie	Medikamentenklasse	Gewichtszunahme	Alternativen
Psychopharmaka	Antipsychotika	Clozapin, Risperidon, Olanzapin, Quetiapin, Haloperidol, Perphenazin	Ziprasidon, Aripiprazol
	Antidepressiva: Trizyklische Antidepressiva	Amytriptylin, Doxepin, Imipramin, Nortriptylin, Trimipramin, Mirtazapin	Bupropion, Nefazodon, Fluoxetin (kurzzeitig), Sertralin (< 1 Jahr)
	Antidepressiva: Selektive Serotonin-Reuptake-Hemmer	Fluoxetin, Sertralin, Paroxetin, Fluvoxamin	
	Antidepressiva: Monoaminooxidase-Hemmer	Phenylzine, Tranylcypromin	
	Lithium	–	
Neurologische Präparate	Antikonvulsiva	Carbamazipin, Gabapentin, Valproat	Lamotrigin, Topiramat, Zonidamit
Endokrinologische Präparate	Antidiabetika	Insulin (hängt von Art und Schema der Anwendung ab), Sulfonylharnstoffe, Thiazolidindione, Sitagliptin, Metaglinid	Metformin, Acarbose, Miglitol, Pramlintid, Edenatid, Liraglutid
Kardiologische Präparate	Antihypertensiva	Alpha-Blocker, beta-Blocker	ACE-Hemmer, Kalziumkanalblocker, Angiotensin-2-Rezeptor-Antagonisten
Antiinfektiologika	Antiretrovirale Therapie	Protease-Hemmer	–
Allgemein	Steroidhormone	Kortikosteroide	Nichtsteroidale Antiphlogistika
	Antihistaminika/Anticholinergika	Diphenhydramin, Doxepin, Cyproheptadin	Abschwellende Mittel, Steroid-Inhalatoren

4.10.3 Mögliche Gründe für einen Einfluss der Menopause auf Körpergewicht und -zusammensetzung

Da die MT und Menopause mit zahlreichen hormonellen Veränderungen assoziiert sind, gibt es viele Erklärungsansätze. Durch den Östrogenabfall kommt es zum Rückgang der Skelettmuskulatur und zur Zunahme des Fettgewebes. Die Skelettmuskulatur definiert jedoch den Ruheenergieverbrauch, der somit sinkt. Außerdem ist der Energieverbrauch des Fettgewebes dreimal niedriger als der der Skelettmuskulatur. Ein Rückgang der Östrogensynthese bedeutet zudem, dass LDL-Cholesterol nicht mehr für die E2-Synthese verwendet wird, sodass es im Blutkreislauf verbleibt. Ein Östrogenmangel reduziert auch den mitochondrialen Fettsäureoxidationsweg, der den größten Beitrag für die ATP-Produktion leistet (40–60 %). Ein Rückgang der Fettsäureoxidation führt daher zu einer Anhäufung von Lipiden, die nicht effizient zur Energiegewinnung genutzt werden können, was die Entwicklung einer Adipositas und Insulinresistenz begünstigt [185]. Östrogene hemmen den Appetit, erhöhen die Insulinsensitivität und schützen die Beta-Zellen des Pankreas [186]. Im Tiermodell konnte gezeigt werden, dass eine bilaterale Ovarektomie über unterschiedliche Mechanismen zu einer signifikanten Gewichtszunahme führt (z. B. reduzierter Ruheenergieverbrauch, Hyperphagie, reduzierte Spontanbewegungen), welche durch einen Östrogenersatz kompensiert werden konnten [187]. Der Abfall des Progesterons hat ebenfalls Konsequenzen. Wie wir alle von den Basaltemperaturkurven wissen, erhöht Progesteron die Körperkerntemperatur um 0,2–0,5 °C. In einer 12-wöchigen randomisiert-kontrollierten Studie mit 69 postmenopausalen Frauen, die entweder orales mikronisiertes Progesteron (MP) à 300 mg/Tag oder Placebo erhielten, wurde eine signifikante Erhöhung von fT4 i. S. gemessen; TSH und fT3 i. S. blieben unverändert [188]. Eine weitere Studie mit postmenopausalen Frauen zeigte unter einer dreiwöchigen Therapie mit oralem MP à 300 mg/Tag einen Anstieg des nächtlichen GH-Spitzenwerts [189]. GH wiederum stimuliert die Lipolyse (Gegenspieler von Insulin) und das Muskelwachstum (Gegenspieler von Cortisol). Progesteron triggert nachts neben dem GH-Peak auch den Tiefschlaf [190], was sich zusätzlich günstig auf den Stoffwechsel auswirkt. Während des Tiefschlafs ist die Glukosetoleranz minimal (gut!), die Glukoseaufnahme in insulinabhängige Gewebe (Leber, Muskel, Fettgewebe) wird durch GH gehemmt (gut!) und die Hypothalamus-Hypophysen-Nebenniere (HHN)-Achse wird gehemmt, sodass Cortisol sinkt (gut!). Zusätzlich wird eine Rolle des FSH-Anstiegs unabhängig vom Östrogenabfall bei der Gewichtszunahme diskutiert [191].

4.10.4 Körpergewicht und HRT

„Hormone machen dick" – das ist eine typische Angstreaktion von vielen Frauen in den Wechseljahren, wenn das Thema HRT angesprochen wird. Diese Sorge ist unbegründet, denn eine Östrogen-Progestagen-Therapie (EPT) hat entweder keine

Auswirkungen auf das Gewicht oder ist bei Frauen, die sie anwenden, mit einer geringeren Gewichtszunahme verbunden als bei Frauen, die sie nicht anwenden [192]. Eine bio-identische HRT hat entweder keinen Einfluss auf das Körpergewicht oder ist mit einer leichten Abnahme assoziiert [193]. Die Nordamerikanische Menopause Gesellschaft (NAMS) hält fest, dass, obwohl eine HRT dazu beitragen kann, die Ansammlung von Bauchfett und die Gewichtszunahme im Zusammenhang mit der Menopause zu verringern, die Wirkung gering ist (Stufe II) [194]. Eine HRT ist also kein „Schlankmacher", wenn Übergewicht/Adipositas schon vorhanden ist. Dann müssen andere Strategien gefunden werden.

4.10.5 Diagnostik von und bei Übergewicht und Adipositas

Bei der Diagnostik darf natürlich die Bestimmung des BMI nicht fehlen. Die Klassifizierung des BMI basiert auf dem Risiko für Herz-Kreislauf-Erkrankungen [195]. Die von der WHO empfohlene Klassifizierung gilt für Weiße, Schwarze und Hispano-Amerikaner (Tab. 4.40). Die Grenzwerte unterschätzen das mit Adipositas verbundene Risiko in der asiatischen Bevölkerung. Der mittlere BMI, der mit der Entwicklung eines ungünstigen Stoffwechselprofils (definiert durch Marker des Glukose- und Fettstoffwechsels) assoziiert war, betrug 21 bei südasiatischen Personen und 30 bei weißen Personen [196].

- Zusätzlich zur Messung des BMI wird die Messung des Bauchumfangs (BU) empfohlen. Ein BU von ≥ 88 cm bei Frauen gilt als erhöht und deutet auf ein erhöhtes kardiometabolisches Risiko hin. Bei Asiatinnen ist der Grenzwert 80 cm.
- Die Bewertung des Gesamtrisikostatus einer Person umfasst neben der Bestimmung des BMI und BU auch die von weiteren kardiometabolischen Risikofaktoren. Daher sollten zusätzlich folgende Parameter im Blut gemessen werden: Nüchtern-Plasmablutzucker (oder HbA1c), TSH, Transaminasen und Nüchtern-Lipide.
- Ermittlung des 10-Jahres-Risiko für kardiovaskuläre Erkrankungen per online-Risikokalkulator (siehe Abschn. 1.5).

Je nach Befund macht es Sinn, Ihren Gast – Ihre Patientin – an ein Adipositas-Zentrum zur weiteren Betreuung zu überweisen.

Tab. 4.40 Gradeinteilung der Gewichtsklassen

Bezeichnung	BMI (kg/m^2)
Untergewicht	< 18,5
Normalgewicht	≥ 18,5–24,9
Übergewicht	≥ 25,0–29,9
Adipositas Grad 1	30,0–34,9
Adipositas Grad 2	35,0–39,9
Adipositas Grad 3	≥ 40

Abkürzungen: BMI = Körpergewicht (kg)/Körpergröße (m)^2

4.10.6 Therapie(ziel) von Übergewicht und Adipositas

Das Therapieziel ist die langfristige Gewichtsreduktion und eine Verbesserung des allgemeinen Gesundheitszustands.

4.10.6.1 Lebensstilintervention

Alle Patientinnen, die von einer Gewichtsabnahme profitieren würden, sollten eine Beratung zu Ernährung, Bewegung und Zielen für das Gewichtsmanagement erhalten. Am besten überweisen Sie Ihren Gast – Ihre Patientin – an eine Ernährungsberatung oder je nach Ausmaß der Adipositas an ein Adipositas-Zentrum, wo auch die Möglichkeiten der Bariatrischen Chirurgie mit Ihrer Patientin besprochen werden (auf die werde ich in diesem Kapitel nicht eingehen).

Eine kalorienreduzierte Ernährung, häufiges Wiegen und die Teilnahme an einem Lebensstilprogramm sind Strategien, die zur Aufrechterhaltung der Gewichtsabnahme beitragen. Der Körper scheint jedoch einen „Sollwert" für die Fettgewebsmasse zu haben, sodass Strategien, die davon ausgehen, dass die wirksame Behandlung von Übergewicht und Adipositas nur eine Frage der „Willenskraft" des Einzelnen sei, zu wiederholten Fehlschlägen führen können. Die bariatrische Chirurgie, die den Sollwert des körpereigenen Fettgewebes verändern kann, sowie eine ausgedehnte pharmakologische Therapie gegen Adipositas können dazu beitragen, diese zugrunde liegenden physiologischen Mechanismen zu verändern.

4.10.6.2 Medikamentöse Therapie

Kandidatinnen für eine medikamentöse Therapie sind Frauen mit einem BMI $\geq$ 30 oder einem BMI von 27–29,9 mit gewichtsbedingten Begleiterkrankungen (Prädiabetes oder T2DM, arterielle Hypertonie oder Dyslipidämie), die ihre Gewichtsabnahmeziele (Verlust von mindestens 5 % des Gesamtkörpergewichts nach 3–6 Monaten) nicht allein mit einer umfassenden Lebensstilintervention erreicht haben. Zu den pharmakologischen Optionen für die Behandlung der Adipositas gehören die Glucagon-like Peptide 1 (GLP-1)-Rezeptor-Agonisten Semaglutid oder Liraglutid, Orlistat und Metformin. Bei der Therapiewahl spielen Faktoren wie Off-Label-Use, Kostenübernahme, Nebenwirkungsprofil und Notwendigkeit einer Injektion eine Rolle. Die Gewichtsabnahme sollte im 1. Monat der medikamentösen Therapie mehr als 2 kg betragen, zwischen 3 und 6 Monaten um mehr als 4–5 % unter den Ausgangswert fallen und auf diesem Niveau bleiben, um als wirksam zu gelten. Eine Gewichtsabnahme von 5 bis 10 % kann die Entwicklung eines T2DM bei prävalentem Prädiabetes erheblich reduzieren sowie die Risikofaktoren für kardiovaskuläre Erkrankungen senken. Tab. 4.41 zeigt einen Überblick über gängige Präparate zur medikamentösen Gewichtsreduktion.

4.10 Übergewicht und Adipositas

Tab. 4.41 Übersicht zu Substanzen zur medikamentösen Gewichtsreduktion basierend auf „Rote-Liste" und „Arzneimittelkompendium Swissmedic" (24.05.2024)

Wirkstoff	Übliche Dosierung (Erwachsene)	Nebenwirkungen und Kontraindikationen
Liraglutid	Initial: 0,6 mg s.c. täglich; Erhöhung in wöchentlichen Abständen (1,2; 1,8; 2; 3 mg) bis zur empfohlenen Dosis von 3 mg täglich. Wenn die erhöhte Dosis nicht vertragen wird, sollte die Dosiserhöhung um eine weitere Woche verschoben werden.	*Nebenwirkungen:* Sehr häufig: Kopfschmerzen, Übelkeit, Erbrechen, Durchfall, Obstipation. Häufig: Hypoglykämie, Schlaflosigkeit, Schwindel, Geschmacksstörung, Mundtrockenheit, Dyspepsie, Gastritis, Reflux, Oberbauchschmerzen, Flatulenz, Cholelithiasis, Reaktionen an der Injektionsstelle, Asthenie, Erschöpfung, erhöhte Lipase, erhöhte Amylase. Gelegentlich: Dehydrierung, Tachykardie, Pankreatitis, verzögerte Magenentleerung, Cholezystitis, Urtikaria. Selten: Anaphylaktische Reaktion, akutes Nierenversagen, Beeinträchtigung der Nierenfunktion *Kontraindikationen:* Schwangerschaft und Stillzeit.
Semaglutid	Initial: 0,25 mg s.c. 1 × wöchentliche Erhöhung der Dosis in 4-wöchigen Abständen (0,5; 1, 1,7; 2,4 mg) bis zur empfohlenen Dosis von 2,4 mg wöchentlich. Wenn die erhöhte Dosis nicht vertragen wird, sollte die Dosiserhöhung um 4 Wochen verschoben werden.	*Nebenwirkungen:* Sehr häufig: Hypoglykämie bei gleichzeitiger Anwendung mit Insulin oder Sulfonylharnstoff, Übelkeit, Durchfall. Häufig: verminderter Appetit, Schwindel, Erbrechen, Bauchschmerz, Obstipation, Dyspepsie, Gastritis, Reflux, Cholelithiasis, Erschöpfung; erhöhte Lipase, erhöhte Amylase, Gewicht. Gelegentlich: Überempfindlichkeit, erhöhte Herzfrequenz; akute Pankreatitis, verzögerte Magenentleerung, Reaktionen an der Injektionsstelle. Selten: Anaphylaktische Reaktion. *Kontraindikationen:* Schwangerschaft und Stillzeit, positive Eigen- oder Familienanamnese für ein medulläres Schilddrüsenkarzinom oder multiple endokrine Neoplasie 2A oder 2B.
Tirzepatid	Initial: 2,5 mg s.c. 1 × wöchentlich. Erhöhung der Dosis in 4-wöchigen Abständen (5 mg, 7,5 mg, 10 mg, 12,5 mg, 15 mg) bis zur empfohlenen Dosis von 15 mg wöchentlich.	*Nebenwirkungen:* Sehr häufig: Übelkeit, Diarrhoe, Hypoglykämie, Häufig: Müdigkeit, Überempfindlichkeitsreaktionen, abdominale Schmerzen, Erbrechen, Dyspepsie, Obstipation, Meteorismus, Aufstoßen, Flatulenz, gastroösophagealer Reflux *Kontraindikationen:* Überempfindlichkeit gegen den Wirkstoff oder einen der Hilfsstoffe, Schwangerschaft und Stillzeit
Orlistat	1 Kapsel à 120 mg vor, während oder bis zu 1 h nach jeder fetthaltigen Hauptmahlzeit mit Wasser einnehmen.	*Nebenwirkungen:* Sehr häufig: Kopfschmerzen, Infekt der oberen Atemwege, Bauchschmerzen, ölige Flecken am After, Flatulenz, auch mit Stuhlabgang, Stuhldrang, Hypoglykämie. Häufig: Infekt der unteren Atemwege, Rektumschmerzen, Zahnbeschwerden, Harnwegsinfekt. Abgeschlagenheit, Angstgefühle. Selten: schwere Leberschäden, Oxalat-Nierenschäden. *Kontraindikationen:* Schwangerschaft und Stillzeit

(Fortsetzung)

Tab. 4.41 (Fortsetzung)

Wirkstoff	Übliche Dosierung (Erwachsene)	Nebenwirkungen und Kontraindikationen
Metformin	Start mit niedriger Dosierung: Metformin 500 mg 0 – 0 – 1, Dosissteigerung alle 1–2 Wochen, Zieldosis: Metformin 1500–2000 mg/Tag	*Nebenwirkungen:* Häufig: Vitamin-B12-Mangel, Metallgeschmack, gastrointestinale Beschwerden. Sehr selten: Laktatazidose, abnorme Leberwerte, Pruritus. *Kontraindikationen:* Metabolische Azidose, schwere Niereninsuffizienz, je nach Nierenfunktion Stopp von Metformin 48 h vor der intravenösen Applikation von iodhaltigen Kontrastmitteln, Leberinsuffizienz, Alkoholismus, Pankreatitis, Zustand vor, während und nach einer Operation, hypokalorische Ernährung (< 1000 kcal täglich).

Im Folgenden möchte ich kurz die genannten Substanzen und ihre Wirksamkeit darstellen.

- Liraglutid ist ein sogenannter GLP-1-Rezeptor-Agonist. Es gehört zu den Inkretin-Peptiden, die die glukoseabhängige Insulinsekretion stimulieren. GLP-1 hemmt auch die Freisetzung von Glukagon und die Magenentleerung. GLP-1-Rezeptor-Agonisten binden an den GLP-1-Rezeptor und stimulieren die glukoseabhängige Insulinfreisetzung aus den Pankreasinseln. In einer 56-wöchigen Studie an übergewichtigen/adipösen Personen ohne T2DM wurde Liraglutid 3 mg/Tag mit Placebo verglichen. Der mittlere Gewichtsverlust war in der Liraglutid-Gruppe signifikant größer (− 8,0 kg vs. − 2,6 kg mit Placebo) [197].
- Semaglutid ist ein lang wirksamer GLP-1-Rezeptor-Agonist. Seine Wirksamkeit wurde in den sogenannten STEP-Studien untersucht. In STEP-1 wurden übergewichtige/adipöse Personen ohne T2DM mit entweder Semaglutid 2,4 mg/Woche oder Placebo über 68 Wochen behandelt. Der mittlere Gewichtsverlust war in der Semaglutid-Gruppe signifikant größer (− 15,3 kg vs. − 2,6 kg mit Placebo). Mehr Teilnehmer in der Semaglutid-Gruppe erreichten eine Gewichtsreduktion von ≥ 5 % (86,4 % vs. 31,5 %), ≥ 10 % (69,1 vs. 12,0 %) und ≥ 15 % (50,5 vs. 4,9 %) im Vergleich zu Placebo [198]. Eine kürzere Behandlungsdauer von nur 20 Wochen war mit einer erneuten Gewichtszunahme nach Therapiestopp verbunden (STEP-4, [199]). STEP-8 verglich Semaglutid 2,4 mg/Woche mit Liraglutid 3 mg/Tag und Placebo bei übergewichtigen/adipösen Personen während 68 Wochen. Der mittlere Gewichtsverlust war in der Semaglutid-Gruppe (− 15,8 %) signifikant größer als in der Liraglutid- (− 6,4 %) und Placebo-Gruppe (− 1,9 %) [200].
- Tirzepatid ist ein neuartiger GLP-1- und GIP-Rezeptor-Agonist, der 1 ×/Woche s.c. verabreicht wird. GIP steht für gastrische inhibitorische Polypeptide. Er ist seit 2023 auf dem Markt erhältlich. In einer 72-wöchigen RCT wurden adipöse

Personen ohne T2DM mit Tirzepatid (5, 10 oder 15 mg) oder Placebo behandelt. Der mittlere Gewichtsverlust war in den Tirzepatid-Gruppen signifikant größer (− 16,1 kg, − 22,2 kg bzw. − 23,6 kg vs. − 2,4 kg mit Placebo) [201].
- Orlistat verändert die Fettverdauung durch Hemmung der Pankreaslipasen. Dadurch wird das Fett nicht vollständig hydrolysiert, und die Fettausscheidung im Stuhl ist erhöht. Bei normalen Personen, die eine 30 %ige fetthaltige Ernährung zu sich nehmen, bewirkt Orlistat einen dosisabhängigen Anstieg der Fettausscheidung mit dem Stuhl, indem es die Absorption von etwa 25–30 % der mit der Nahrung aufgenommenen Kalorien aus Fett hemmt. Obwohl Orlistat seine langfristige Sicherheit und Wirksamkeit bei der Gewichtsabnahme unter Beweis gestellt hat, ist es weniger wirksam als die Therapie mit GLP-1-Agonisten und wird aufgrund von gastrointestinalen Nebenwirkungen häufig schlecht vertragen. In einer Metaanalyse von 12 Studien, die Patienten mit und ohne T2DM einschlossen, betrug die Gewichtsabnahme nach 12 Monaten 5–10 kg (8 % des Ausgangsgewichts) vs. 3–6 kg in der Kontrollgruppe [202].
- Metformin ist ein Biguanid, ein „Insulinsensitizer". Es hemmt die Gluconeogenese in der Leber, reduziert die gastrointestinale Resorption von Kohlenhydraten und somit eine Insulinresistenz. Es erhöht die Glukoseaufnahme in den Muskeln und besitzt zusätzliche pleiotrope Effekte (kardio- und vasoprotektiv, appetithemmend, lipidsenkend, antiproliferativ, antiinvasiv, antimetastasierend etc.). Eine Metaanalyse von 34 Studien, die übergewichtige/adipöse Patienten ohne T2DM einschloss, reduzierte durch die 3–6-monatige Therapie mit Metformin à 3000 mg/Tag das Gewicht zwar signifikant, aber im Vergleich zu den oben genannten Substanzen nur marginal (standardisierte Mittelwertdifferenz − 0,68). Lifestyle-Interventionen und sogenannte Minimeals waren erfolgreicher [203].
- Sonstiges: Ein weiterer, aber noch nicht in diesem Kontext etablierter Therapieansatz ist 7-keto-DHEA à 200 mg/Tag [204]. Das Phytotherapeutikum Traubensilberkerze (Cimicifuga racemosa 13 mg/Tag) hat ähnlich wie eine HRT einen gewichtsstabilisierenden Effekt [205]. NICHT (!) empfohlen werden dagegen Injektionen mit humanem Choriongonadotropin (hCG). Sie sind nicht wirksamer als Placebo. Ein wesentlicher Bestandteil der hCG-Diät ist die Einhaltung einer sehr kalorienarmen Diät (500 kcal/Tag) [206].

4.10.7 Follow-up

Nach Beginn der medikamentösen Therapie sollten alle sechs Wochen das Gewicht, die Vitalparameter, der Blutdruck und die Herzfrequenz kontrolliert werden. Diabetiker sollten aus Sicherheitsgründen häufiger Blutzuckerselbstkontrollen durchführen. Wenn die Patientin nach 12 Wochen Therapie (mit der maximal verträglichen Dosis) nicht 4–5 % ihres Körpergewichts verloren hat, sollte das Medikament reduziert und abgesetzt werden. Obwohl es unklar ist, ob Patienten, die auf ein Medikament nicht ansprechen, auf ein anderes (oder eine Kombination von Medikamenten) besser ansprechen, kann dieser Ansatz ausprobiert werden, wenn die Patientin und der Arzt/die Ärztin der Meinung sind, dass der Nutzen die Risiken überwiegt.

4.11 Abnorme uterine Blutung

Blutungsstörungen bzw. abnorme uterine Blutungen (AUB) zählen zu den häufigsten Gründen für eine gynäkologische Konsultation. Postmenopausale AUB machen etwa 5 % der gynäkologischen Sprechstunde aus. Es ist also sehr wahrscheinlich, dass Ihr Gast – Ihre Patientin – hierzu Ihren Rat, Ihre Kochkünste, benötigt.

4.11.1 Definition

Die FIGO (Fédération Internationale de Gynécologie et d'Obstétrique) hat 2011 eine neue Klassifikation der abnormen uterinen Blutung (AUB) in der reproduktiven Lebensphase eingeführt (Tab. 4.42) [207], die meiner Meinung nach eine gute Basis für die Beurteilung einer AUB in der Peri- und Postmenopause ist.

Die genaue Veränderung bzw. Pathologie des Menstruationszyklusprofils kann man mithilfe des sogenannten FIGO-Systems-1 beurteilen (Abb. 4.9).

Unter einer postmenopausalen Blutung versteht man jede spontane uterine Blutung nach der Menopause (Inzidenz 4–11 %). Die Häufigkeit nimmt mit der Zeit seit der Menopause ab (z. B. AUB-Inzidenz pro 1000 Frauenjahre: 409 Fälle 1 Jahr nach der Menopause vs. 42 Fälle > 3 Jahre nach der Menopause [208]). Neben Spontanblutungen kann postmenopausal auch unter einer HRT eine uterine Blutung auftreten, z. B. eine Entzugsblutung (80–90 % bei der Anwendung einer SEQ-EPT) oder Durchbruchsblutung (40–60 % bei der Anwendung einer KK-EPT in den ersten 6 Monaten, 10–20 % nach einem Jahr).

Tab. 4.42 Definition einer akuten und chronischen abnormen uterinen Blutung (AUB)

Begriff	Definition
Akute AUB	Episode starker Blutung, die aus klinischer Sicht einer unmittelbaren Intervention bedarf, um einen weiteren Blutverlust zu vermeiden. Sie kann im Kontext einer bekannten chronischen AUB oder unabhängig davon auftreten.
Chronische AUB	Uterine Blutung, die aufgrund ihrer Frequenz, ihres Zeitpunkts des Auftretens und/oder ihres Volumens abnormal ist; dieses pathologische Blutungsmuster ist in den meisten Zyklen während der zurückliegenden 6 Monate vorhanden.

4.11 Abnorme uterine Blutung

Kategorie	Normal	Abnormal	Ja/Nein
Frequenz		Keine Blutung = Amenorrhoe	
		Häufig (< 24 Tage)	
	Normal (24–38 Tage)		
		Selten (> 38 Tage)	
Dauer		Verlängert (> 8 Tage)	
	Normal (≤ 8 Tage)		
Regelmäßigkeit	Normale Variation (≤ 9 Tage)		
		Irregulär (≥ 10 Tage)	
Blutvolumen		Stark (keine Volumenangabe, aber subjektiv bio-psycho-soziale QoL beeinträchtigend)	
	Normal		
		Leicht	

Kategorie	Normal	Abnormal		Ja/Nein
Intermenstruelle Blutung (= Blutung zwischen 2 regulären Periodenstarts)	Nein			
		Zufällig (nicht vorhersehbar)		
		Zyklisch (vorhersehbar)	Frühzyklisch	
			Mittzyklisch	
			Spätzyklisch	

Kategorie	Normal	Abnormal	Ja/Nein
Ungeplante Blutung während einer Hormontherapie (z. B. hormonale Kontrazeptiva, Hormonersatztherapie)	Nicht anwendbar, da keine Hormontherapie		
	Nein		
		Ja	

Abb. 4.9 FIGO-System-1 zur Beurteilung des Menstruationszyklus

4.11.2 Ätiologie

Die AUB ist Teil des Spektrums genitaler Blutungen. Diese können nach der zugrunde liegenden Pathologie eingeteilt werden (Tab. 4.43):

Tab. 4.43 Ursachen einer pathologischen Genitalblutung (außerhalb einer Schwangerschaft)

Genitaltrakt	Trauma	Medikamente
• Uterus Benigner Tumor (Polyp, Myom, Adenomyosis, Endometriumhyperplasie), maligner Tumor, Infektion, Anovulation • Zervix Benigner Tumor (Polyp, Ektopie, Endometriose), maligner Tumor, Infektion • Vulva Benigner Tumor (Papeln, seborrhoische Zysten, Kondylom, Angiokeratom), maligner Tumor, Infektion • Vagina Benigner Tumor (Gartnergangszyste, Polyp, vaginale Adenosis), maligner Tumor, Kolpitis/Infektion • Oberer Genitaltrakt Rupturierte Ovarialzyste, Ovarialtorsion, Pelvic inflammatory disease (PID), Tubenkarzinom, Ovarialkarzinom	• Geschlechtsverkehr • Sexueller Missbrauch • Fremdkörper • Beckentrauma (z. B. Verkehrsunfall) • St.n. Sectio caesarea	• Hormonale Kontrazeptiva • Hormonersatztherapie (HRT) • Antikoagulanzien • Tamoxifen • Glukokortikoide • Zytostatika • Dilantin • Psychopharmaka • Antibiotika
Systemische Erkrankung	Extragenital	Sonstiges
• Erkrankungen, die die Vulva involvieren M. Crohn, Behcet-Syndrom, Pemphigoid, Pemphigus, erosiver Lichen planus, Lymphom • Gerinnungsstörung Von-Willebrand-Erkrankung, Thrombozytopenie, Thrombozytenfunktionsstörung, akute Leukämie, Gerinnungsfaktorstörungen, fortgeschrittene Lebererkrankung • Schilddrüsenfunktionsstörung • Hyperprolaktinämie • Polyzystisches Ovarialsyndrom (PCOS) • Cushing-Syndrom • Hormonproduzierende ovarielle oder adrenale Tumoren • Nierenerkrankung • Psychischer oder körperlicher Stress • Nikotinabusus • Leistungssport	• Urethritis • Blasenkarzinom • Harnwegsinfekt • Entzündliche Darmerkrankung • Hämorrhoiden	Gefäßanomalie und -tumore im Genitaltrakt

Tab. 4.44 Häufige Ursachen einer pathologischen Genitalblutung in der Peri- und Postmenopause

Perimenopause (instabile HHO-Achse; ca. 40 Jahre bis Menopause)	Postmenopause (stabile HHO-Achse)
Anovulation, Polyp, Myom, Adenomyosis, Malignom	Polyp (37,7 %), Endometriumatrophie (30,8 %), proliferatives/sekretorisches Endometrium (14,5 %), Endometriumkarzinom (6,6 %), Myome (6,2 %), Hyperplasie ohne Atypie (2 %), Hyperplasie mit Atypie (0,2 %) [209]; HRT (7 %), Cervixkarzinom (< 1 %). Sonstiges: Hydro-, Pyo-, Hämatometra (2 %) [210]

Abkürzungen: HHO = Hypothalamus-Hypophyse-Ovar-Achse, HRT = Hormonersatztherapie

Gemäß der FIGO werden die AUB-Ursachen mit dem Akronym PALM-COEIN in neun Basiskategorien eingeteilt (FIGO-System-2). Die „PALM"-Komponenten sind strukturelle Veränderungen, die per Bildgebung und/oder Histopathologie diagnostiziert werden, wohingegen die „COEIN"-Komponenten nichtstrukturelle Veränderungen subsummieren.

- Zu den PALM-Komponenten zählen: Polyp (AUB-P), Adenomyosis (AUB-A), Leiomyom (AUB-L), Malignom und Hyperplasie (AUB-M).
- Zu den COEIN-Komponenten zählen: Koagulopathie (AUB-C), Ovulationsstörung (AUB-O), Endometriumpathologie (AUB-E[1]), Iatrogen (AUB-I[2]), nicht klassifiziert (AUB-N).

Aufgrund der hohen Zahl an Differenzialdiagnosen ist es sinnvoll, bei der Ursachenabklärung das Alter miteinzubeziehen, da z. B. einige blutungsverursachende Erkrankungen eher im jüngeren als im höheren Alter auftreten und umgekehrt. Der Fokus liegt an dieser Stelle auf der Peri- und Postmenopause (Tab. 4.44).

4.11.3 (Differenzial-)Diagnostik

Die (Differenzial-)Diagnostik der AUB umfasst die Anamnese, körperliche und gynäkologische Untersuchung inkl. Vitalparameter, Labordiagnostik sowie die Beurteilung des Endometriums. Das diagnostische Vorgehen bei akuter und chronischer AUB unterscheidet sich im Wesentlichen in der Detailliertheit der Labordiagnostik. Für eine rasche Therapie der akuten AUB ist z. B. eine Hormondiagnostik nicht unbedingt erforderlich. Um aber ein akutes AUB-Rezidiv oder eine chronische AUB zu vermeiden, muss die Ursache der AUB bekannt sein, um sie entweder kausal oder präventiv symptomatisch behandeln zu können.

---

[1] Anmerkung zu AUB-E: Es gibt keinen spezifischen Test für endometriale Störungen, sodass die AUB-E eine Ausschlussdiagnose ist. Hypothese: lokale Hämostasestörung mit z. B. Mangel an vasokonstriktiven und/oder Überwiegen von vasodilativen Mediatoren, endometriale Entzündung oder Infektion.

[2] Anmerkung zu AUB-I: In diese Gruppe fallen AUB, die unter einer Hormontherapie oder IUD-Anwendung auftreten; AUB während der Anwendung von Antikoagulanzien werden der Gruppe AUB-C zugeordnet.

Labordiagnostik bei AUB
- Schwangerschaftstest
- Nativpräparat (geringe Aussagekraft bei AUB)
- Mikrobiologischer Abstrich der Portio bei V. a. Cervizitis (Trichomonas vaginalis, Chlamydia trachomatis, Neisseria gonorrhea)
- Zytologischer Abstrich der Portio, ggf. Biopsie
- Hormonstatus: FSH, LH, E2, Progesteron, TSH, Prolaktin, Gesamttestosteron, DHEAS (*Merke*: fakultative Bestimmung bei akuter AUB, aber empfehlenswert bei chronischer AUB).
- Je nach Anamnese ggf. weiterführende Labordiagnostik: Hämoglobin, Hämatokrit, Ferritin, Transferrinsättigung (TSAT), CRP, Gerinnungsstatus, Blutgruppe, Transaminasen, Kreatinin und Urintest

4.11.3.1 Beurteilung des Endometriums

Auch wenn das Endometriumkarzinom nicht die häufigste Ursache für eine AUB darstellt, so zählt es doch zu den schwerwiegendsten Differenzialdiagnosen und muss daher ausgeschlossen werden. Die Risikofaktoren für ein Endometriumkarzinom sind in der Tab. 3.3 dargestellt. In der S3-Leitlinie „Endometriumkarzinom" wird ein generelles Screening von asymptomatischen (d. h. blutungsfreien) Frauen mit oder ohne Risikofaktoren für ein Endometriumkarzinom nicht empfohlen [211]. Wenn jedoch eine AUB in der Peri- oder Postmenopause auftritt, dann ist die Beurteilung des Endometriums indiziert.

Eine Beurteilung des Endometriums wird demnach empfohlen bei:

- postmenopausalen Frauen ohne HRT, wenn sie nach 12 aufeinanderfolgenden Monaten der Amenorrhoe neu auftretende Blutungen haben [212],
- postmenopausalen Frauen, wenn sie während der Anwendung einer SEQ-EPT ungeplante Zwischenblutungen haben [212],
- postmenopausalen Frauen, wenn sie > 6 Monate nach Beginn einer KK-EPT persistierende oder neu auftretende Blutungen haben. Dagegen treten oft innerhalb der ersten 6 Monate nach Start einer KK-EPT Blutungen auf [213].

Abb. 4.10 zeigt den Algorithmus „Diagnostisches Vorgehen bei Blutungen bei peri- bzw. postmenopausalen Frauen" [211]. Abb. 4.11 zeigt zum Vergleich den Algorithmus „Diagnostisches Vorgehen bei Blutungen bei prämenopausalen Frauen" [211].

Grundsätzlich stehen hierfür nichtinvasive (transvaginaler Ultraschall, TVUS) und invasive Methoden zur Verfügung. Zu letzteren zählen die Endometriumbiopsie und klassisch die fraktionierte Abrasio in Kombination mit einer Hysteroskopie (HSK). International bestehen unterschiedliche Ansichten sowohl im

4.11 Abnorme uterine Blutung

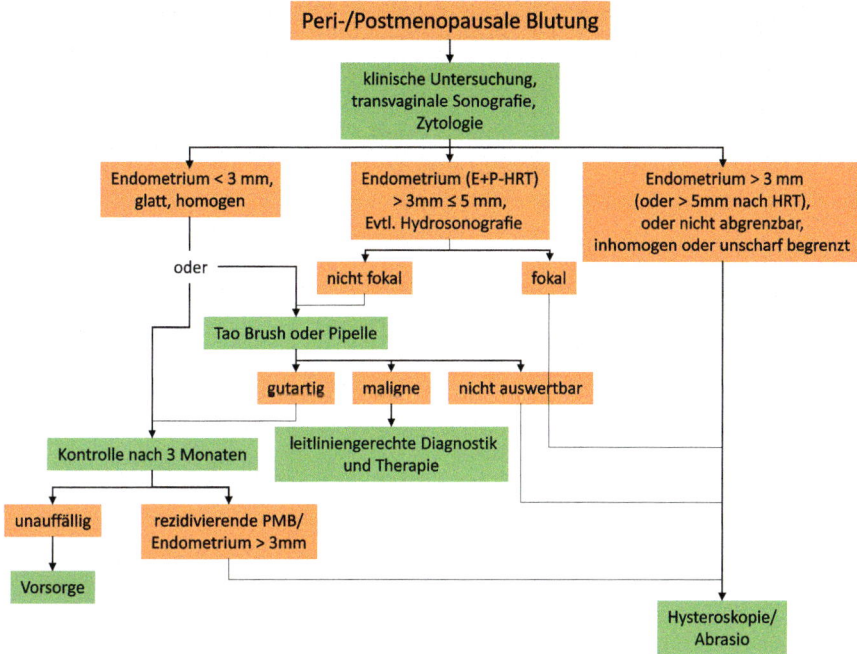

Abb. 4.10 Algorithmus „Diagnostisches Vorgehen bei Blutungen bei peri- bzw. postmenopausalen Frauen" [211]

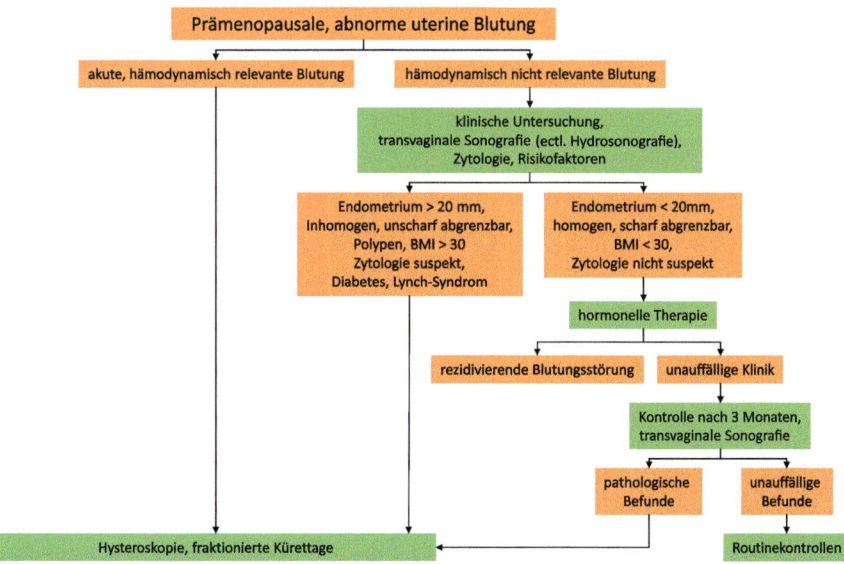

Abb. 4.11 Algorithmus „Diagnostisches Vorgehen bei Blutungen bei prämenopausalen Frauen" [211]

Hinblick auf die Aussagekraft der „blinden" Endometriumbiopsie als auch bestimmter TVUS-Kriterien (zusammengefasst in [214]):

- „Blinde" Endometriumbiopsie: Wenn ein Endometriumkarzinom < 50% der Endometriumhöhle einnimmt, ist es wahrscheinlicher, dass es durch eine Blindbiopsie übersehen wird. Ebenso werden fokale Prozesse wie Polypen oder submuköse Myome bei einer Blindbiopsie wahrscheinlich nicht diagnostiziert oder entfernt werden. Außerdem ist es nicht immer möglich, Endometriumgewebe zu gewinnen, wenn z. B. eine Cervikalkanalstenose vorliegt oder das gewonnene Gewebe nicht für eine pathologische Beurteilung ausreicht.
- TVUS-Kriterium „Grenzwert der sonografischen Endometriumdicke": Ein aktuelles Review macht folgende Vorschläge [215]: 1) Für die Untersuchung einer ersten AUB-Episode in der Postmenopause bei einer Patientin mit geringen Risikofaktoren für ein Endometriumkarzinom ist eine Endometriumdicke von < 4 mm ausreichend, um ein Endometriumkarzinom auszuschließen. 2) Bei Frauen mit einer Endometriumdicke von > 4 mm oder erhöhtem Risiko unabhängig von der Endometriumdicke sollte eine HSK mit gezielter Biopsie durchgeführt werden. 3) Bei postmenopausalen Frauen mit einer AUB unter HRT und einer Endometriumdicke von ≥ 8 mm sollte eine HSK durchgeführt werden.

Übersicht
Empfehlungen der S3-Leitlinie „Endometriumkarzinom" zum Vorgehen bei postmenopausalen Blutungen

- Bei einer Frau mit erstmaliger postmenopausaler AUB und einer doppelten Endometriumdicke ≤ 3 mm sollte zunächst eine sonografische und klinische Kontrolluntersuchung in drei Monaten erfolgen (LoE 1).
- Das Weiterbestehen oder Wiederauftreten der klinischen Symptomatik sollen zu einer histologischen Abklärung führen.
- Für die sichere Diagnose eines Endometriumkarzinoms ist die HSK in Kombination mit fraktionierter Abrasio der Goldstandard.

4.11.4 Therapie

4.11.4.1 Akute abnorme uterine Blutung
Bei akuter AUB muss zwischen einer hämodynamisch instabilen Patientin (Notfall) und einer hämodynamisch stabilen Patientin unterschieden werden. Letztere steht im Folgenden im Fokus. Im Vordergrund stehen verschiedene medikamentöse Therapiemöglichkeiten, die unterschiedlich schnell einen Blutungsstopp herbeiführen können (Tab. 4.45).

4.11 Abnorme uterine Blutung

Tab. 4.45 Medikamentöse Therapie der akuten AUB. (Modifiziert nach [216])

Wirkstoff	Dosis	Anwendungsdauer	Wirkungseintritt	Kommentar
Orales Antifibrinolytikum	Tranexamsäure 3–4 × 1–1,5 g/Tag		Blutungsstopp nach ca. 2–3 h	KI: St.n. venöser oder arterieller Thromboembolie
Orale Östrogene	2–4 × 4 mg E2(V)/Tag bis Blutung minimal (ca. 24–48 h), dann 1 × 4 mg E2(V)/Tag	Maximal 25 Tage Östrogenmonotherapie, dann z. B. MPA 10 mg/Tag oder NETA 5–10 mg/Tag während 10 Tage	Blutungsstopp nach ca. 10 h	Ggf. zusätzliche Antiemetikagabe empfohlen; Cave: Thromboembolie-Risiko
Transdermale Östrogene	2 × 100–200 mcg E2-Pflaster/Woche bis Blutung minimal, dann 2 × 50–100 mcg E2-Pflaster/Woche			
Orales Progestagen	MPA: 2 × 10–20 mg/Tag NETA: 1–2 × 5 mg/Tag	Mindestens 5–10 Tage	Blutungsstopp nach ca. 72 h; Cave: bei schmalem (denudiertem) Endometrium geringere Wirksamkeit im Vergleich zu Östrogenen	

Abkürzungen: E2(V) = Östradiol(valerat), MPA = Medroxyprogesteronacetat, NETA = Norethisteronacetat

4.11.4.2 Chronische abnorme uterine Blutung in der Perimenopause

Das Therapieziel bei chronischer AUB in der Prä-/Perimenopause ist die (Wieder-) Herstellung regelmäßiger Zyklen und Prävention der Endometriumhyperplasie bzw. des -karzinoms. Je nach Ursache der AUB gelingt dies durch:

- die Behandlung der zugrunde liegenden Erkrankung
- Pharmakotherapie
- Operation

Folgende Faktoren sollten bei der Therapieentscheidung mitberücksichtigt werden:

- Ätiologie und Schweregrad der Blutung (z. B. Anämie, Beeinträchtigung im Alltag)
- Zusätzliche Symptome (z. B. Schmerzen)
- Kontrazeptionsbedarf oder Kinderwunsch
- Kontraindikationen gegenüber Hormonen oder anderen Medikamenten

- Komorbiditäten
- Patientinnenpräferenz

Die in Tab. 4.46 dargestellten medikamentösen Therapieoptionen gelten für Frauen ohne aktuellen Kinderwunsch und ohne Nachweis einer organischen Ursache der AUB.

An dieser Stelle möchte ich einige praktische Tipps geben:

- Bei der Anwendung von kombinierten hormonalen Kontrazeptiva das damit assoziierte erhöhte VTE-Risiko beachten! Wenn das Alter der Patientin der einzige VTE-Risikofaktor ist, dann ggf. ein kombiniertes Präparat mit E2(V) oder Estetrol (E4) bevorzugen. Als Alternative bei erhöhtem VTE-Risiko kommen Progestin-only Pills (POP) mit Desogestrel oder Drospirenon in Frage, die allerdings eine geringere Zyklusstabilität als die kombinierten Präparate besitzen.
- Die Potenz der Progestagene am Endometrium ist unterschiedlich, zu den „stärkeren" zählen orales NETA und MPA.
- Die zyklische Gabe von Progestagenen über nur 12 Tage reduziert nur ungenügend das Blutvolumen bei HMB, kann aber z. B. bei anovulatorischer Oligo- und Polymenorrhoe eine gute Lösung sein, z. B. vom 15. bis 26. Zyklustag MPA 5–10 mg/Tag, NETA 5–10 mg/Tag, Dydrogesteron (DYD) 10–20 mg/Tag, mikronisiertes Progesteron (MP) 200–300 mg/Tag.
- Die Gabe von Tranexamsäure und NSAR macht nur bei einer HMB Sinn. Wenn (parallel) andere Zyklusstörungen vorliegen, sollten hormonale oder operative Methoden bevorzugt werden.

Tab. 4.46 Pharmakotherapie der AUB [214]

Therapie	Dosis	Wirksamkeit bei HMB (% Reduktion des Blutvolumens)	Kontrazeptive Wirkung
(Kombinierte) hormonale Kontrazeptiva	Zyklische oder kontinuierliche Anwendung	20–50 %	Ja
LNG-IUD 52 mg	Kontinuierliche Anwendung	70–97 %	Ja
Zyklisches orales Progestagen	21 Tage/Monat	87 %	Nein
Dreimonatsspritze	DMPA 150 mg i. m.	60 % Amenorrhoe	Ja
GnRH-Analoga	Leuprolid	89 % Amenorrhoe	Nein
Tranexamsäure	4 × 1 g/Tag am 1.–5. ZT	40–59 %	Nein
NSAR	Naproxen 2 × 500 mg/Tag am 1.–5. ZT Ibuprofen 3 × 400 mg/Tag am 1.–5. ZT	20–50 %	Nein

Abkürzungen: HMB = Heavy Menstrual Bleeding, DMPA = Depot-Medroxyprogesteronacetat, GnRH = Gonadotropin-Releasing-Hormon, IUD = Intrauterine Device (Spirale), LNG = Levonorgestrel, NSAR = Nicht steroidale Antirheumatika, ZT = Zyklustag

Eine operative Therapie der chronischen AUB in der Perimenopause ist indiziert, wenn trotz fehlender struktureller Pathologie die medikamentöse Therapie erfolglos oder aufgrund von Nebenwirkungen, Kontraindikationen oder Kosten nicht durchführbar ist oder eine schwere Anämie persistiert oder die Lebensqualität stark eingeschränkt ist. Die operativen Methoden umfassen z. B. die Endometriumablation und -resektion sowie die Hysterektomie.

4.11.4.3 Postmenopausale Blutung

4.11.4.3.1 AUB, die nicht unter einer HRT auftritt
Wenn eine Pathologie des Endometriums ausgeschlossen wurde (Abb. 4.10) kann bei Frauen ohne HRT nach Behandlung der akuten AUB entweder ein exspektatives Vorgehen oder ein hormoneller Therapieansatz mit z. B. einer KK-EPT oder einer reinen Progestagentherapie für drei Monate gewählt werden. Wenn die AUB persistiert oder rezidivierend ist, sollte spätestens nach drei Monaten eine histologische Abklärung per HSK erfolgen.

4.11.4.3.2 AUB, die unter einer HRT auftritt
Unter einer HRT treten Blutungen häufig auf. In einer retrospektiven Studie an Frauen unter 60 Jahren mit postmenopausalen Blutungen unter einer HRT lag das Malignitätsrisiko bei 0,47 % [217]. Wie bereits zuvor erwähnt, sollte das Endometrium bei Hormonanwenderinnen in folgenden Situationen abgeklärt werden:

- bei allen postmenopausale Frauen, wenn sie während der Anwendung einer SEQ-EPT ungeplante Zwischenblutungen haben [212],
- bei allen postmenopausale Frauen, wenn sie > 6 Monate nach Beginn einer KK-EPT persistierende oder neu auftretende Blutungen haben [213].

Wie auch schon erwähnt, ist die Obergrenze für die normale Dicke des Endometriums unter einer HRT umstritten. Unter einer SEQ-EPT sollte die doppelte Endomeriumdicke in der 1. Zyklushälfte gemessen werden, wobei eine Endometriumdicke von 8 mm als Grenzwert für eine Biopsie bei ungeplanten Blutungen gilt [215]. Für Patientinnen unter einer KK-EPT sind die Empfehlungen nicht eindeutig und oft widersprüchlich: Eine Endometriumdicke von < 5 mm wird als Hinweis auf eine Atrophie angesehen, sodass keine weiteren Untersuchungen erforderlich sind.

Wenn eine Organpathologie ausgeschlossen wurde, kann das HRT-Präparat gewechselt werden:

- SEQ-EPT: Therapieversuch mit Anheben der Progestagendosis und/oder Wechsel des Progestagentyps (19-Nortestosteronabkömmling), Einlage eines LNG-IUD, ggf. Anheben der Östrogendosis für zunächst drei Monate. Bei starker Entzugsblutung z. B. Verdopplung der Progestagendosis oder Verlängern der Progestagengabe auf 21 Tage. Ggf. operatives Vorgehen (Endometriumablation, Hysterektomie) [218].

- KK-EPT: Therapieversuch mit Anheben der Progestagendosis und/oder Wechsel des Progestagentyps (19-Nortestosteronabkömmling) oder Senken der Östrogendosis, Wechsel zu einer SEQ-EPT, Einlage eines LNG-IUD oder operatives Vorgehen (Endometriumablation, Hysterektomie).

4.12 Ästhetik – Hyperandrogenismus

Sie alle kennen das, womöglich durch eigene Erfahrung. Mit dem Älterwerden wird nicht nur die Haut faltiger, sondern auch die Kopfhaare werden schütterer, und manchmal wachsen Haare an Stellen, an denen sonst keine wuchsen. Oft stellt sich dann die Frage, was noch „normal" ist und was weiter abgeklärt werden muss. Das ist das Thema dieses Kapitels.

4.12.1 Definition

Unter einem klinischen Hyperandrogenismus versteht man die kutane Manifestation einer übermäßigen Androgenempfindlichkeit bzw. einer Hyperandrogenämie: Hirsutismus, androgenetische Alopezie (*Syn.* Female Pattern Hair Loss, FPHL) und Akne.

4.12.2 Epidemiologie

Ein neu auftretender Hyperandrogenismus ist bei postmenopausalen Frauen äußerst selten. Bei prämenopausalen Frauen ist das polyzystische Ovarialsyndrom (PCOS) die häufigste Ursache eines Hyperandrogenismus. Wenn sich der Hyperandrogenismus bei postmenopausalen Frauen hingegen *de novo* entwickelt oder fortschreitet, ist er in der Regel mit anderen Ursachen verbunden, wie z. B. einer Hyperthekosis ovarii oder einem Androgen-sezernierenden Tumor.

4.12.3 Ätiologie

4.12.3.1 Allgemeines
Androgene sind für die Entwicklung von Terminalhaaren und Talgdrüsen notwendig. Am Körper erhöhen Androgene die Größe des Haarfollikels, den Durchmesser des Haarschafts und verlängern die Anagenphase (> Hirsutismus). Die androgenetische Alopezie (FPHL) zählt zu den nichtvernarbenden Alopezien. Ihr liegt eine polygenetisch determinierte, Androgen-vermittelte Verkürzung der Anagenphase zu Grunde, demzufolge der Haarschaft kürzer und dünner wird (sogenannte follikuläre Miniaturisierung). Androgene stimulieren auch das Wachstum und die Sekretionsfunktion der Talgdrüsen, was zu einer erhöhten Talgproduktion führt. Die erhöhte Talgproduktion wiederum begünstigt das Wachstum von *Cutibacterium acnes*, was eine Entzündungsreaktion auslöst. Mögliche Ursachen eines Hyperandrogenismus sind in Tab. 4.47 dargestellt.

4.12 Ästhetik – Hyperandrogenismus

Tab. 4.47 Ursachen eines Hyperandrogenismus

Diagnose	Kriterien/Charakteristika
PCOS	1) Oligo- und/oder Anovulation 2) Klinischer und/oder laborchemischer Hyperandrogenismus 3) Sonografisch polyzystische Ovarmorphologie (PCOM) (beurteilbar ab ≥ 8 Jahre seit Menarche) Mindestens 2 von 3 Kriterien müssen erfüllt und andere Ursachen ausgeschlossen sein.
AGS (meist 21-Hydroxylase-Mangel)	• Basales 17-OH-Progesteron i. S. > 6 nmol/l • ACTH-Test: 17-OH-Progesteron > 10 nmol/l • Gentest: Nachweis 21-Hydroxylase-Mutation
Hyperthekosis ovarii (Umwandlung interstitieller Zellen in steroidaktive luteinisierte Stromazellen)	• Histologische Diagnose • Klinischer und laborchemischer Hyperandrogenismus ausgeprägter als bei PCOS; häufig Adipositas und Insulinresistenz • Sonografisch bilateral normale oder leicht vergrößerte Ovarien mit Zunahme des ovariellen Stromas; weniger Zysten im Vergleich zum PCOS
Schwere Insulinresistenz (IR)	Berechnung des HOMA-Index (Homeostasis Model Assessment): Nüchtern-Insulin (mcU/ml) × Nüchtern-Blutzucker (mmol/l)/22.5 • Werte < 2: normal • Werte > 2: Hinweis auf IR • Werte > 2,5: IR sehr wahrscheinlich • Werte > 5: Durchschnittswert bei Diabetes mellitus Typ 2
Hyperprolaktinämie	Prolaktin i. S. > 20 ng/ml (= 20 mcg/l = 21,2 mIU/l) (evtl. leichte Abweichung des oberen Referenzwertes je nach Labor); Differenzialdiagnostik siehe Lehrbücher der gynäkologischen Endokrinologie
Cushing Syndrom	ACTH-abhängiger (80 %) oder ACTH-unabhängiger (20 %) Hyperkortisolismus; Differenzialdiagnostik siehe Lehrbücher der internistischen Endokrinologie.
Akromegalie	Klinisches Syndrom, das durch eine übermäßige Ausschüttung von Wachstumshormon (GH) entsteht; Differenzialdiagnostik siehe Lehrbücher der internistischen Endokrinologie.
Medikamente	• Hirsutismus: z. B. Androgene, Anabolika, Valproat • Androgenetische Alopezie (FPHL): z. B. Androgene, Anabolika • Akne: Glukokortikoide, Phenytoin, Lithium, Isoniazid, EGFR-Inhibitoren, Jodid, Bromid, Androgene, Corticotropin, Cyclosporin, Disulfiram, Psoralens, Thiourea, Vitamin B2, B6 und B12, Azathioprin
Androgen-sezernierende Tumoren	• Ovar: v. a. Keimstrangtumore (Sertoli-Zelltumor, Leydig-Zelltumor, Thekom, Granulosazelltumor, stromales Luteom); Androgenproduktion v. a. von Sertoli- bzw. Leydig-Zelltumor, maligne Entartung selten • Nebennierenrinde: Androgenproduktion häufig, maligne Entartung 50 %
Idiopathische Form	Alle anderen Ursachen wurden ausgeschlossen.

Abkürzungen: ACTH = Adrenocorticotropes Hormon, AGS = Adrenogenitales Syndrom, EGFR = Epidermal growth factor receptor, FPHL = Female Pattern Hair Loss, PCOS = Polycystisches Ovarialsyndrom

4.12.3.2 Fokus Wechseljahre

Mit dem Älterwerden sinkt die ovarielle und adrenale Androgenproduktion, allerdings nicht so abrupt wie die ovarielle Östrogen- und Progesteron-Synthese in den Wechseljahren. Während der Menopausalen Transition (MT) nimmt die Testosteronsynthese in den Thekazellen aufgrund des altersbedingten Verlusts an Follikeln ab. Diese Abnahme wird jedoch durch eine zunehmende LH-stimulierte Testosteronproduktion in den ovariellen Stromazellen kompensiert. Tatsächlich ist in der Postmenopause das Ovar für 50 % des im Serum gemessenen Testosterons „verantwortlich" (vor der Menopause nur für etwa 25 %). Durch den Menopausen-assoziierten Östrogenabfall sinkt die hepatische SHBG-Produktion, sodass der freie-Androgenindex (FAI) steigt. Das Ergebnis ist ein relatives Überwiegen der Androgene in der Peri- und Postmenopause, welches mit einem klinischen Hyperandrogenismus (vor allem Behaarungszunahme im Gesicht und Ausdünnung des Kopfhaares) bei sonst gesunden menopausalen Frauen assoziiert sein kann. Eine Behaarungszunahme im Gesicht wird bei etwa 50 % der Frauen nach der Menopause beobachtet [219]. Bei Frauen, die schon in der Prämenopause einen Hirsutismus aufgrund eines PCOS haben, bleibt die Prävalenz auch in der Postmenopause im Vergleich zu postmenopausalen Frauen ohne PCOS erhöht (33 % vs. 4 %) [220]. Die Alters- und Menopausen-assoziierten hormonellen Veränderungen haben auch einen Einfluss auf den Haarzyklus der Kopfhaare. Östrogene haben eine Schlüsselrolle bei der Regulierung des Haarzyklus. Sie fördern die Anagenphase (Wachstumsphase). Bei postmenopausalen Frauen konnte entsprechend eine Reduktion des Anteils von Haaren in der Anagenphase gezeigt werden, und zwar deutlicher im Bereich der frontalen Kopfhaut als in der okzipitalen Region [221]. Progesteron hemmt das Enzym 5alpha-Reduktase und somit die Umwandlung von Testosteron in das noch potentere Dihydrotestosteron (DHT) [219]. Die Rolle des menopausalen Östrogen- und Progesteronabfalls bzw. des relativen Übergewichts der Androgene bei der Entwicklung einer androgenetischen Alopezie (FPHL) in den Wechseljahren ist nicht geklärt. Es wird vermutet, dass die FPHL im reproduktiven Stadium (z. B. bei PCOS) und in der Postmenopause unterschiedliche Entitäten sind. Die Akne vulgaris tritt vor allem im Jugend- und jungen Erwachsenenalter auf. Eine menopausale Akne bei Frauen ≥ 45 Jahren kann eine persistierende (75–85 %), neu auftretende (20–40 %) oder rezidivierende Akne sein. Die Akneprävalenz bei Frauen zwischen 40 und 49 Jahren wird mit 26,3 % beziffert, bei Frauen ab 50 Jahren mit 15,3 % [222]. Ähnlich wie bei der Behaarungszunahme vor allem im Gesicht und der Ausdünnung der Kopfhaare wird die menopausale Akne bei sonst gesunden Frauen auf das relative Überwiegen der Androgene in den Wechseljahren zurückgeführt. Daneben kann eine Akne natürlich auch im Rahmen eines pathologischen Hyperandrogenismus auftreten. In den Wechseljahren gibt es jedoch weitere wichtige Triggerfaktoren wie z. B. Kosmetika (ggf. mit Steroiden als „Bleichungsmittel"), Ernährungsfaktoren, Adipositas, Nikotinabusus, UV-Licht, Medikamente, Schlafmangel, Stress und Beeinträchtigung der Hautbarrierefunktion durch den Menopausen-bedingten Östrogenmangel [223].

4.12.4 Klinik

- Hirsutismus: Ein anlage- oder krankheitsbedingtes männliches Verteilungsmuster der Terminalhaare (unbehandelt > 5 mm lang, variable Form und pigmentiert) (vergl. Hypertrichose: Eine über das übliche Maß an geschlechtsspezifischer Behaarung hinausgehende Haardichte bzw. eine Behaarung an sonst stets unbehaarten Stellen); ggf. weitere Symptome je nach Ursache.
- Virilisierung: Androgenisierung weiblicher Körper- und Geschlechtsmerkmale (tiefer werdende Stimme, Vergrößerung des Kehlkopfes, maskuline Körperproportionen, Vergrößerung der Klitoris, Hirsutismus).
- Androgenetische Alopezie (FPHL): Sichtbare Lichtung des Kopfhaares mit haarlosen Bezirken, meist frontal und im Scheitelbereich beginnend, bei Frauen selten kompletter Kopfhaarverlust, sondern Rarefikation (dünnere, kürzere und depigmentierte Haare), meist unter Beibehaltung eines frontalen Haarsaums (vergl. Effluvium: über die Norm gesteigerter Haarausfall); ggf. weitere Symptome je nach Ursache.
- Akne: Erkrankung des Talgdrüsenfollikels. Lokalisation vor allem Gesicht, Hals, Thorax, Schultern und Oberarme. Die typische Akne vulgaris mit offenen und/oder geschlossenen Komedonen und/oder entzündlichen Läsionen (Papeln, Pusteln, Knoten) kann mit Narben und Pigmentierungsstörungen einhergehen; ggf. weitere Symptome je nach Ursache.

4.12.5 Diagnostik

Das Ziel ist, möglichst effizient die kleine Gruppe von Frauen zu identifizieren, die einen schwerwiegenden Grund für die Entwicklung eines Hyperandrogenismus haben. Im Idealfall erfolgt die Diagnostik interdisziplinär (Gynäkologie, Dermatologie), da beiden Disziplinen unterschiedliche Untersuchungsmethoden zur Verfügung stehen.

4.12.5.1 Anamnese

- Zyklusanamnese: Menarchen-/Menopausenalter, aktuelles/früheres Zyklusprofil, Schwangerschaften, Anwendung hormonaler Kontrazeptiva oder von Antiandrogenen (Warum? Wann? Wie lange? Welches Präparat? Wirksamkeit?)
- Zeitlicher Symptomverlauf: Alter bei Beginn, Progressionsrate, Gewichtsveränderung, Beeinflussbarkeit durch Medikamente
- Sonstige Symptome wie z. B. Kopfschmerzen, Sehstörungen, Galaktorrhoe.
- Medikamentenanamnese
- Familiäre Belastung: Hirsutismus, Akne, androgenetische Alopezie (FPHL), Zyklusstörung, Sterilität, frühe kardiovaskuläre Erkrankungen, Adipositas

Ein schwerwiegender Grund für einen Hirsutismus ist zu vermuten bei:

- Plötzlichem Beginn mit schnellem (< 1 Jahr) und progressivem Verlauf
- Beginn ab der 3. Lebensdekade
- Virilisierung

4.12.5.2 Körperliche Untersuchung
Hautinspektion
- Akne, Seborrhoe, Haarausfall (Hinweis auf Androgenexzess)
- Acanthosis nigricans (Hinweis auf Insulinresistenz)
- Striae, dünne Haut, Schürfung (Hinweis auf Cushing-Syndrom)

Vermessung
- Größe, Gewicht, Body-Mass-Index (BMI), Bauchumfang ($\geq$ 88 cm = abdominale Adipositas), Blutdruck
- Klitorislänge (normal: $\leq$ 10 mm) oder Klitorisindex (normal: Länge × Breite $\leq$ 35 mm^2)

Quantifizierung des Hirsutismus mit dem modifizierten Ferriman Gallwey (mFG)-Score
Mithilfe des mFG-Scores werden an 9 androgensensitiven Körperstellen (Oberlippe, Kinn, Brust, oberer und unterer Rücken, oberes und unteres Abdomen, obere und untere Extremitäten) die Verteilungsintensität der Terminalhaare anhand einer Skala von 0 (normal) bis 4 (sehr stark) beurteilt und die Punkte summiert (diverse Versionen des mFG-Score sind im Internet zu finden). Etwa 95 % der Frauen haben einen mFG-Score < 8 Punkten. Auch wenn sich die meisten Frauen bereits ab einem mFG-Score > 3 Punkten als hirsut bezeichnen, gilt bei weißen und schwarzen Frauen erst ein mFG-Score $\geq$ 8 Punkten als abnormal. Ein milder Hirsutismus entspricht 8–15 Punkten, 16–25 Punkte entsprechen einem mittelschweren und Werte > 25 Punkten einem schweren Hirsutismus. Bei Asiatinnen gilt ein mFG-Score $\geq$ 2 Punkten als abnormal, bei mediterranen, hispanischen und nahöstlichen Frauen dagegen erst ein mFG-Score $\geq$ 9–10 Punkten. Bisher wurde der mFG-Score allerdings nicht für Frauen in den Wechseljahren validiert.

Quantifizierung der androgenetischen Alopezie (FPHL) (Ludwig-Stadien)
Die Beurteilung des Schweregrads der androgenetischen Alopezie (FPHL) erfolgt gemäß der sogenannten Ludwig-Stadien (diverse Versionen der Ludwig-Stadien sind im Internet zu finden). Hier lichtet sich das Haar entlang des Scheitels, wohingegen die Haardichte im Bereich von Schläfen und Hinterkopf normal bleibt.

Beurteilung der Akne
Es gibt kein universelles Scoring-System der Akne. Die Diagnose basiert auf der Erkennung charakteristischer Läsionen (geschlossene Komedonen, offene Komedonen, entzündliche Papeln, entzündliche Pusteln, entzündliche Knötchen) in einer charakteristischen Verteilung (z. B. Gesicht, Brust, Schultern, Rücken oder Oberarme).

4.12.5.3 Labordiagnostik

Wenn keine weiteren klinischen Besonderheiten vorliegen, ist eine Labordiagnostik bei subjektiv störender Behaarung, aber einem mFG-Score < 8 Punkten bei weißen und schwarzen Frauen und/oder alleiniger Akne vulgaris nicht unbedingt notwendig. Sie ist jedoch indiziert bei:

- Hirsutismus (mFG-Score > 8 Punkten), vor allem bei plötzlichem Beginn, Zyklusstörung, Adipositas, Acanthosis nigricans, schnell progressivem Verlauf und/oder Virilisierung
- Androgenetischer Alopezie (FPHL) und weitere klinische Merkmale eines Hyperandrogenismus (z. B. Hirsutismus, Zyklusstörung, mittelschwere bis schwere Akne, behandlungsresistente Akne bei Erwachsenen, Akanthosis nigricans oder Galaktorrhoe)
- Akne vulgaris mit Anzeichen einer Begleiterkrankung oder Akne fulminans

4.12.5.3.1 Stufe 1: Basislabor

Die Blutentnahme sollte möglichst nüchtern am 3. bis 5. Zyklustag (ZT) zwischen 8 und 10 Uhr morgens erfolgen. Ggf. sollte bei sekundärer Oligoamenorrhoe vorab – nach Schwangerschaftsausschluss – mit Progestagenen (z. B. Dydrogesteron (DYD) 1–2 × 10 mg/Tag oral während 10–14 Tage) eine Periode ausgelöst werden. Sofern hormonale Kontrazeptiva eingenommen werden, sollten diese über drei Zyklen pausiert werden.

Das Basislabor sollte folgende Parameter umfassen:

- Gesamttestosteron i. S. ist der beste diagnostische Marker; der Grenzwert > 150 ng/dl (5,2 nmol/l) besitzt eine hohe Sensitivität und einen hohen negativen, aber niedrigen positiven Vorhersagewert für Tumoren, d. h. so gut wie alle Tumoren werden mithilfe des Grenzwertes erkannt bzw. ausgeschlossen, aber nur selten verbirgt sich hinter dem Überschreiten des Grenzwertes ein Tumor, sondern häufiger ein PCOS oder eine Hyperthekosis ovarii. Gesamttestosteron i. S. sinkt mit dem Alter. Allerdings ist bei postmenopausalen Frauen mit PCOS das Gesamttestosteron i. S. höher als bei gesunden postmenopausalen Frauen (47 ng/dl [1,63 nmol/l] vs. 37 ng/dl [1,28 nmol/l]), überschreitet aber selten 2 nmol/l.
- Freies Testosteron i. S. nur, wenn der Symptomverlauf nicht zum gemessenen Gesamttestosteron passt (Grund: Methodenproblematik bei der Bestimmung von freiem Testosteron i. S.)
- Dehydroepiandrosteron (DHEA)-sulfat (DHEAS) i. S. (anders als DHEA unterliegt DHEAS aufgrund seiner langen Halbwertzeit keinem zirkadianen Rhythmus und eignet sich daher besser als Marker der adrenalen Androgenproduktion). Erhöhtes DHEAS i. S. unterscheidet nicht so gut wie Gesamttestosteron i. S. bei Ovarialtumoren zwischen benignen und malignen adrenalen Tumoren. Es ist unklar, ob DHEAS i. S. überhaupt der beste Marker für Androgen-sezernierende adrenale Tumoren ist. DHEAS i. S. sinkt mit dem Alter. Allerdings ist bei postmenopausalen Frauen mit PCOS DHEAS i. S. höher als bei gesunden postmenopausalen Frauen (143 mcg/dl [3,88 mcmol/l] vs. 60,2 mcg/dl [1,63 mcmol/l]).

- 17-Hydroxy-Progesteron (17OHP) i. S. bei frühem Beginn des Hirsutismus inkl. prämaturer Adrenarche, positiver AGS-Familienanamnese, starkem Wunsch der Patientin nach eindeutiger Diagnose, ethnischen Gruppen (hispanischen Frauen, Slawen, osteuropäische Juden)
- Follikel-stimulierendes Hormon (FSH), Luteinisierendes Hormon (LH), Östradiol (E2) und Prolaktin i. S. vor allem bei Zyklusstörung
- Gesamt-Cortisol i. S. bei V. a. Cushing-Syndrom (cave: orale Östrogene erhöhen Gesamt-Cortisol i. S.)
- Thyroidea-stimulierendes Hormon (TSH) i. S. bei V. a. Schilddrüsenfunktionsstörung
- Insulin-like growth-factor 1 (IGF1) i. S. bei V. a. Akromegalie (cave: orale Östrogene senken IGF1 i. S.)
- Ggf. Sexualhormon-bindendes Globulin (SHBG) (bei IR oftmals <10 nmol/l)
- Bei Alopezie zusätzlich: kleines Blutbild, CRP, Ferritin, Transferrinsättigung (TSAT) zum Ausschluss einer Eisenmangelanämie; Zink, Biotin und Holotranscobalamin (HoloTC) vor allem bei Vegetarierinnen; antinukleäre Antikörper (ANA) bei V. a. Autoimmunerkrankung
- Bei Übergewicht/Adipositas zusätzlich: Nüchtern-Lipidstatus, Nüchtern-Plasma (nicht Serum!)-Glukosewert (NBZ) („nüchtern" ist definiert durch eine Periode ohne Nahrungsaufnahme von 8 h), ggf. Oraler Glukose-Toleranztest (OGTT) mit 75 g Glukose, ggf. Insulinresistenz (IR)-Screening (cave: aktuell gibt es keinen validierten IR-Test)

Ein schwerwiegender Grund für einen klinischen Hyperandrogenismus, z. B. ein Androgen-sezernierender Tumor oder eine Hyperthekosis ovarii, ist zu vermuten bei:

- Gesamttestosteron > 150 ng/dl (5,2 nmol/l); postmenopausal bereits >100 ng/dl
- Freies Testosteron > 2 ng/dl (0,07 nmol/l)
- DHEAS > 700 mcg/dl (18,9 mcmol/l)

Mit dem Älterwerden sinkt die Produktion der Androgene, sodass eine Pathologie ggf. schon bei niedrigeren Grenzwerten vermutet werden kann. Grob gesagt, beträgt der Referenzbereich (je nach Labor) in der Postmenopause für Gesamttestosteron i. S. 20–70 ng/dl (0,5–2,8 nmol/l) und für DHEAS i. S. 18–185 mcg/dl (0,5–5 mcmol/l).

Merke: Bei Androgenserumwerten unterhalb der genannten Grenzwerte, jedoch progressivem Hirsutismus oder Virilisierung, sollte trotzdem ein Tumor ausgeschlossen werden.

4.12.5.3.2 Stufe 2: Weiterführende Labordiagnostik

Bei Auffälligkeiten der hormonellen Basislabordiagnostik sollte die Patientin an die spezialisierten Kollegen/Kolleginnen überwiesen werden, d. h. an die gynäkologische Endokrinologie (bei pathologischen Werten für Gesamttestosteron, freies Testosteron, DHEAS, 17OHP, Prolaktin), internistische Endokrinologie (bei pathologischen Werten für Gesamt-Cortisol, TSH, IGF1, NBZ, Lipidstatus) bzw. Rheumatologie (bei pathologischen Werten für ANA). Bei dringendem V. a. einen Androgen-sezernierenden Tumor, aber unauffälligen Werten für Gesamttestosteron und DHEAS i. S., kann durch die Bestimmung von Ketosteroiden im 24-Stunden-Sammelurin zusätzlich ein seltener, adrenaler Tumor ausgeschlossen werden (via internistische Endokrinologie).

4.12.5.4 Bildgebung

- Transvaginaler Ultraschall (TVUS)
  - Ausschluss einer polyzystischen Ovarialmorphologie (PCOM) (*Merke*: Die PCOM-Kriterien wurden bisher nicht für Frauen > 40 Jahre angepasst.)
  - Ovarialtumorausschluss bei Gesamttestosteron i. S. > 150 ng/dl (5,2 nmol/l); die Sensitivität und Spezifität der TVUS wurden bisher nicht für die Diagnostik von Ovarialtumoren bei hyperandrogenämischen Frauen bestimmt. Kleine Hiluszelltumoren mit starker Androgenproduktion werden evtl. übersehen. In einer Studie war die Sensitivität der Magnetresonanztomografie (MRT) im Vergleich zum TVUS bei der Erkennung von postmenopausalen Ovarialtumoren höher [224].
- Computertomografie (CT) (ggf. MRT) der Nebennieren bei DHEAS i. S. > 700 mcg/dl (13,6 mcmol/l) oder beim Vorliegen anderer Symptome einer gesteigerten Hormonproduktion der Nebennieren bzw. Ovarien nach sonografischem Ausschluss eines Ovarialtumors; ansonsten zurückhaltende Indikation aufgrund der hohen Prävalenz von funktionslosen adrenalen Inzidentalomen (3–4 %)

Wenn im Rahmen der bildgebenden Diagnostik eine Pathologie festgestellt wird, so ist die Weiterleitung der Patientin an die operative Gynäkologie bei Ovarialtumoren bzw. an die internistische Endokrinologie/Chirurgie bei Nebennierentumoren angeraten.

4.12.5.5 Interventionelle Exploration

Bei Frauen mit einem Gesamttestosteron i. S. > 150 ng/dl (5,2 nmol/l) und normalem TVUS und normalem adrenalen CT wird gelegentlich eine kombinierte Ovarial- und Nebennierenvenenentnahme (selektive Venenentnahme) zur weiteren Beurteilung durchgeführt. In diesem Fall ist das Ovar wahrscheinlich die Quelle der Androgenhypersekretion, da Nebennierentumore fast immer im adrenalen CT sichtbar gemacht werden, während Ovarialtumore oft zu klein sind, um in bildgebenden Untersuchungen gesehen zu werden. Das Verfahren umfasst eine selektive Katheterisierung der Ovarial- und Nebennierenvenen, um einen Unterschied in den Androgenkonzentrationen von links nach rechts nachzuweisen. Das Verfahren ist jedoch technisch schwierig und sollte nur von einem erfahrenen Interventionsradiologen durchgeführt werden. Dieses Verfahren wird vor allem bei prämenopausalen Frauen und nicht abgeschlossener Familienplanung empfohlen (> Erhalt eines Ovars). Bei postmenopausalen Frauen wird anstelle einer selektiven Venenabnahme eher eine bilaterale Ovariektomie zur gleichzeitigen Diagnostik und Therapie empfohlen.

4.12.6 Differenzialdiagnostik

Bei der Differenzialdiagnostik des klinischen Hyperandrogenismus spielen neben den genannten diagnostischen Methoden das Alter bei Symptomstart und die Progressionsrate eine wesentliche Rolle (Tab. 4.48).

Alles bisher Gesagte trifft auf Frauen unabhängig vom reproduktiven Stadium zu. Das bedeutet, dass die beschriebene (Differenzial-)diagnostik bei Frauen mit klinischem Hyperandrogenismus in den Wechseljahren genau die gleiche ist wie bei prämenopausalen Frauen [225].

Abb. 4.12 stellt den differenzialdiagnostischen Algorithmus bei Frauen mit Hyperandrogenismus in der Postmenopause dar.

Neben den dargestellten Androgen-vermittelten kutanen Veränderungen gibt es andere Ursachen für eine übermäßige Körperbehaarung, Haarausfall und Akne. Diese sollen nun kurz dargestellt werden.

Tab. 4.48 Differenzialdiagnosen des klinischen Hyperandrogenismus

Diagnose	Häufigkeit	Alter bei Symptombeginn	Zeitraum vom Start der Hormonstörung bis zum Auftreten des klinischen Vollbildes	Zyklusstörung	Virilisierung
PCOS	> 95 %	15–25 Jahre	Jahre	+/–	selten
AGS	1–2 %	kongenital	Geburt/Adoleszenz/ Erwachsenenalter	+	+/–
Adrenaler Tumor	< 1 %	jederzeit	Wochen bis Monate	+	+
Ovarialtumor	< 1 %	jederzeit	Wochen bis Monate	+	+
Cushing-Syndrom	< 1 %	jederzeit	Monate bis Jahre	+	+/–
Hyperthekosis ovarii	< 1 %	v. a. postmenopausal	Monate bis Jahre	+	+

Abkürzungen: PCOS = Polyzystisches Ovarialsyndrom, AGS = Adrenogenitales Syndrom, (+) = vorhanden, (–) = nicht vorhanden, (+/–) = vorhanden oder nicht vorhanden

4.12 Ästhetik – Hyperandrogenismus

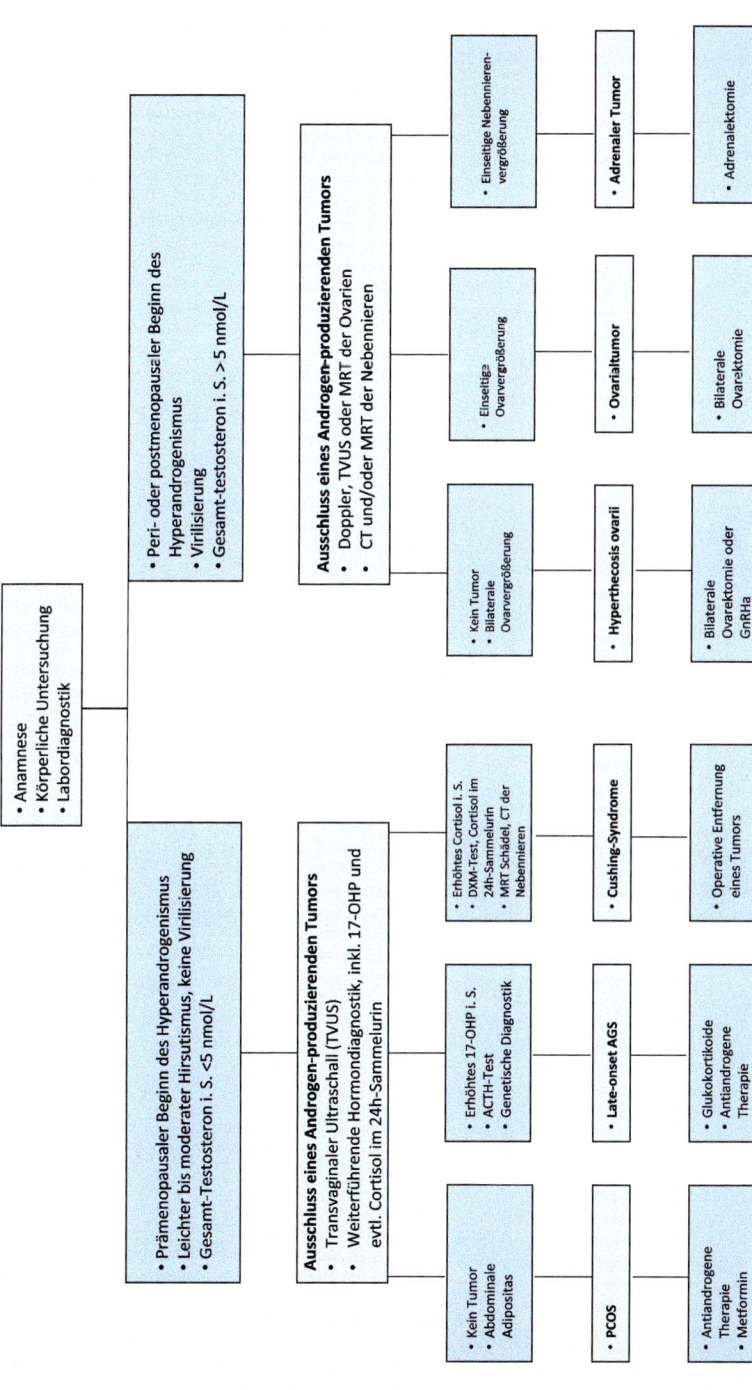

Abb. 4.12 Differenzialdiagnostischer Algorithmus bei Frauen mit Hyperandrogenismus in der Postmenopause. Abkürzungen: ACTH = Adrenocorticotropes Hormon, CT = Computertomografie, DXM = Dexamethason, GnRHa = Gonadotropin-Releasing Hormone Analoga, MRT = Magnetresonanztomografie, 17OHP = 17-Hydroxy-Progesteron

4.12.6.1 Übermäßige Körperbehaarung

- Vellushaar (Lanugohaar): Weiches, androgenunabhängiges, unpigmentiertes Haar, das den gesamten Körper eines Fötus oder Neugeborenen bedeckt. Es kann auch bei Frauen mit Erkrankungen wie Anorexia nervosa vorkommen.
- Hypertrichose: Eine über das übliche Maß an geschlechtsspezifischer Behaarung hinausgehende Haardichte bzw. eine Behaarung an sonst stets unbehaarten Stellen (Überbehaarung). Mögliche Ursachen einer Hypertrichose sind Medikamente (z. B. Phenytoin, Penicillamin, Diazoxid, Minoxidil, Cyclosporin, Valproat, Glukokortikoide) und systemische Erkrankungen (z. B. Hypothyreose, Anorexia nervosa, Mangelernährung, Porphyrie, Dermatomyositis, paraneoplastisches Syndrom).
- „Unerwünschte Haare": Dieser Begriff bezieht sich auf jeden Haarwuchs (meist im Gesicht), den die Patientin als störend empfindet. Dabei handelt es sich jedoch in der Regel nicht um dunkle Terminalhaare, sondern eher um helle, unpigmentierte Haare.

4.12.6.2 Haarausfall

Man unterscheidet vernarbende (mit permanenter Haarfollikelzerstörung) und nichtvernarbende Alopezien (ohne permanente Haarfollikelzerstörung). Bei den nichtvernarbenden Alopezien gibt es allerdings Übergänge zum vernarbten Zustand (z. B. vernarbende FPHL, permanente post-Chemotherapie-Alopezie) (Tab. 4.49). Wichtig an der Stelle ist, dass der Haarausfall bei Frauen in den Wechseljahren nicht automatisch der hormonellen Veränderung zugeschrieben wird, das heißt dem Östrogenabfall und somit dem relativen Übergewicht der Androgene. Assoziierte Haar- und Hautveränderungen sollten erfragt und miteinbezogen werden. Augenbrauen- und/oder Wimpernverlust sind nicht typisch für die FPHL und Wechseljahre!

Das telogene Effluvium ist die häufigste Ursache des diffusen Haarausfalls, welchem meist mit einer Latenz von 3 bis 4 Monaten ein stressreiches Ereignis vorausgeht (z. B. schwere Erkrankung, Operation, traumatische Belastungssituation) oder das im Zusammenhang mit einer Anwendung von bestimmten Medikamenten steht (z. B. Antikoagulanzien, Captopril, Chlosterinsenker, Cimetidin, Colchizin, Schwermetalle, Hormone, Isotretinoin, Ketokonazol, Lithium, Penicillamin, Propanolol, Valproat, Spironolakton). Ein diffuser Haarausfall kann auch im Zu-

Tab. 4.49 Ursachen für (nicht-)vernarbende Alopezien (nicht abschließend)

Vernarbende Alopezie	Nichtvernarbende Alopezie
Diskoider Lupus erythematodes	Alopecia areata
Lichen planopilaris	Anagenes Effluvium (akut, z. B. in Folge von Chemotherapie, Bestrahlung)
Frontal fibrosierende Alopezie (bandartige Alopezie an der Stirn, häufig Augenbrauenverlust, Papeln im Gesicht)	Telogenes Effluvium (akut oder chronisch)
Tumor	Androgenetische Alopezie (FPHL)

sammenhang mit einer Schilddrüsenerkrankung, Bindegewebserkrankung, Hypervitaminose A und Fehlernährung (Zink-, Biotin- und evtl. Eisenmangel) auftreten.

4.12.6.3 Akne

Es gibt viele verschiedene Formen und Schweregrade von Akne. Schwere Formen gehören sicherlich in die Hand der Dermatologie. Aus gynäkologisch-endokrinologischer Sicht ist es für die Beratung wichtig, den Einfluss des Alter(n)s, der Wechseljahre und weitere ungünstige Einflussfaktoren zu kennen. Zu den ungünstigen Einflussfaktoren zählen Hauttrauma, Ernährungsgewohnheiten, Insulinresistenz, Stress und Medikamente (Glukokortikoide, Androgene, HRT, Antidepressiva, Lithium, Vitamin B1, B6 und B12, Tubekulostatika). Wiederholtes mechanisches Trauma durch Schrubben der betroffenen Haut mit z. B. Seifen, Reinigungsmitteln und Adstringenzien kann die Akne verschlimmern, indem es Komedonen aufreißt und die Entwicklung entzündlicher Läsionen fördert. Die Rolle der Ernährung bei der Akne ist ein sich entwickelndes Konzept. Mehrere Studien deuten auf einen Zusammenhang zwischen Akne und erhöhtem Milchkonsum und Diäten mit hohem glykämischen Index hin. Es gibt nur wenige Daten zu den positiven Auswirkungen von Ernährungsfaktoren wie Zink, Omega-3-Fettsäuren, Antioxidantien, Vitamin A und Ballaststoffen auf die Akne vulgaris.

4.12.7 Therapie

Bei Verdacht auf einen Androgen-sezernierenden Tumor oder eine Hyperthekosis ovarii ist bei Frauen in den Wechseljahren die bilaterale Adnexektomie zu empfehlen. Bei Nachweis einer Endokrinopathie (Cushing Syndrom, Hyperprolaktinämie, Akromegalie) oder einer schweren Insulinresistenz erfolgt die Therapie, wenn möglich, kausal via Internistischer Endokrinologie. Ist der Hyperandrogenismus eine Nebenwirkung eines Medikaments, sollte dieses, wenn möglich, gewechselt werden. Wenn der Hyperandrogenismus auf ein PCOS oder AGS zurückzuführen ist oder eine idiopathische Form vorliegt, wird meistens ein medikamentöser Ansatz mit systemischen Antiandrogenen, ggf. in Kombination mit topischen Therapien und/oder Metformin gewählt, vorzugsweise in Kooperation mit der Dermatologie und/oder der internistischen Endokrinologie.

Im Folgenden liegt der Fokus auf den systemischen Antiandrogenen, da dies das Kerngebiet der Gynäkologie ist (Tab. 4.50). Sonstige Therapieoptionen inkl. der topischen Präparate werden kurz dargestellt. Wichtig ist, dass die meisten systemischen Antiandrogene nur bei prämenopausalen Frauen mit PCOS untersucht wurden, sodass genaue Angaben zur Wirksamkeit in der Postmenopause nicht gemacht werden können. Auf den nichtsteroidalen Androgenrezeptorantagonisten Flutamid wird bewusst nicht eingegangen, da wirksame Dosen zur Behandlung eines Hirsutismus (250–750 mg/Tag) mit einem erhöhten Risiko für Hepatotoxizität verbunden sind.

Tab. 4.50 Systemische Antiandrogene

Wirkstoff	Wirkmechanismus	Anwendung und Kontraindikationen (KI)	Besonderheiten
Orale kombinierte HRT mit antiandrogenem Progestagen	Orales Östrogen: hepatische SHBG-Induktion; Antiandrogenes Progestagen: Kompetitive AR-Blockade, LH-Suppression, geringe 5alpha-Reduktase-Hemmung	Gemäß Packungsbeilage	Off-Label-Use, wenn keine weiteren menopausalen Beschwerden vorliegen
Kombinierte orale Kontrazeptiva (COC)	LH-Suppression mit sekundär ovarieller Androgensuppression, hepatische SHBG-Induktion, geringe adrenale Androgensuppression und AR-Blockade	Gemäß Packungsbeilage	Off-Label-Use; in der Perimenopause vorzugsweise COC mit bio-identischem Östrogen (E2V/DNG, E2/NOMAC, E4/DRSP); keine COC in der Postmenopause
Orale antiandrogene Progestagene (CPA, CMA, DNG, DRSP)	Kompetitive AR-Blockade, LH-Suppression, geringe 5alpha-Reduktase-Hemmung	Anwendung (Bsp.): • CPA 5 mg/Tag • CMA 2 mg/Tag • DNG 2 mg/Tag • DRSP 4 mg/Tag KI gemäß Packungsbeilage	Off-Label-Use
Spironolakton	Kompetitive Aldosteron- und AR-Blockade, 5alpha-Reduktase-Hemmung	Maximal 200 mg/Tag, aufgeteilt auf 2 Dosen; KI gemäß Packungsbeilage	Off-Label-Use; Kontrazeptionsbedarf, Nebenwirkungen: Zyklusstörung, Hyperkaliämie, Diureseanstieg (Schwindel, Hypotonie), Kontrolle der Leberwerte (ASAT, ALAT), Kreatinin und Elektrolyte i. S. vor und 1–2 Wochen nach Therapiestart
Finasterid	Kompetitive 5alpha-Reduktase Typ II-Hemmung	5 mg/Tag; KI gemäß Packungsbeilage	Off-Label-Use; Kontrazeptionsbedarf

Tab. 4.50 (Fortsetzung)

Wirkstoff	Wirkmechanismus	Anwendung und Kontraindikationen (KI)	Besonderheiten
Glukokortikoide	Suppression der adrenalen DHEAS-Bildung, aber inadäquate Suppression der Testosteronsynthese	Hydrocortison 2 × 10–20 mg/Tag, Prednison 2,5–10 mg/Tag zur Nacht, Dexamethason (DXM) 0,25–0,5 mg/Tag zur Nacht; KI siehe Packungsbeilage	Strenge Indikationsstellung (klassisches AGS); Nebenwirkungen: Cushingoid (Gewichtszunahme, Blutdruckanstieg, Knochendichteabnahme, adrenale Atrophie)
GnRHa	LH Suppression mit sekundär ovarieller Androgensuppression	Gemäß Packungsbeilage	Off-Label-Use; Nebenwirkungen: menopausale Beschwerden, Knochendichteverlust; add-back HRT ist notwendig
Insulinsensitizer Metformin (Biguanid)	Reduktion der hepatischen Glukoseneubildung > Insulinsekretion sinkt > LH Sekretion sinkt > Testosteronsynthese sinkt und SHBG Synthese steigt	Start Metformin 500 mg zum Abendessen, dann pro Woche um 500 mg/Tag auf maximal 3000 mg/Tag steigern; KI gemäß Packungsbeilage	Off-Label-Use; Nebenwirkungen: gastrointestinale Beschwerden, Vitamin-B12-Resorptionsstörung, sehr selten Laktatazidose, keine Hypoglykämie

Abkürzungen: AGS = Adrenogenitales Syndrom, AR = Androgenrezeptor, CMA = Chlormadinonacetat, CPA = Cyproteronacetat, DHEAS = Dehydroepiandrosteronsulfat, DNG = Dienogest, DRSP = Drospirenon, E2(V) = Östradiol(valerat), E4 = Estetrol, GnRHa = Gonadotropin-Releasing-Hormon Analogon, HRT = Hormonersatztherapie, KI = Kontraindikation, LH = Luteinisierendes Hormon, NOMAC = Nomegestrolacetat, SHBG = Sexualhormonbindendes Globulin

4.12.7.1 Hirsutismus

Für die Therapie des Hirsutismus stehen systemische Androgene (Tab. 4.50), topische Präparate und verschiedene Verfahren der Haarentfernung zur Verfügung. Analog zur Behandlung des Hirsutismus in der Prämenopause mit systemischen Antiandrogenen gilt:

- Immer erst Monotherapie in einer gewählten Dosierung während mindestens 6 Monate (= Anagenphase eines Haarfollikels): orale kombinierte HRT oder COC mit antiandrogenem Progestagen, alternativ orale antiandrogene Progestagene, Spironolakton oder Finasterid, jedoch keine Monotherapie mit Metformin oder Glukokortikoiden.

- Wenn nach 6 Monaten der Hirsutismus unverändert besteht, dann Wechsel der Dosierung der gewählten First-Line-Therapie oder Wechsel des Präparates oder Kombinationstherapie, z. B. orale kombinierte HRT oder COC plus antiandrogene Progestagene, Spironolakton oder Finasterid (GnRHa als ultima ratio).
- Die zusätzliche Gabe von Metformin zur systemischen antiandrogenen Therapie hat bisher bzgl. Hirsutismus keinen Vorteil gezeigt. Allerdings betrug die Ko-Medikation in Studien maximal 6 Monate, was für eine Beurteilung des Therapieerfolgs evtl. zu kurz ist.
- Bei Ansprechen auf die Therapie sollte diese mindestens 2 Jahre durchgeführt werden. Die meisten Frauen benötigen jedoch eine lebenslange Behandlung.
- Verlaufskontrolle während einer Therapie mit systemischen Antiandrogenen: Wesentlich für die Beurteilung der Wirksamkeit ist die subjektive Einschätzung der Patientin. Der mFG-Score kann nur bedingt zur Objektivierung hinzugezogen werden. Eine regelmäßige Laborkontrolle der Androgene i. S. z. B. nach 4 bis 6 Monaten Therapie ist bei subjektiv erfolgreicher Therapie nicht zwingend erforderlich. Wenn jedoch der Hirsutismus unter einer Therapie progredient ist, sollte eine Reevaluierung inkl. Labordiagnostik erfolgen.

Zur topischen medikamentösen Therapie zählt die lokale Gesichtsbehandlung mit Eflornithin. Der Zellzyklusinhibitor Eflornithin hemmt irreversibel das für das Haarwachstum nötige Enzym Ornithindecarboxylase. Die Creme wird 2 × täglich auf die betroffenen Hautpartien aufgetragen. Es ist eine mindestens 6- bis 8-wöchige Therapie notwendig, um die Wirksamkeit beurteilen zu können. Die Wirksamkeit ist bei etwa einem Drittel der Anwenderinnen gut. Die Creme kann mit einer Lasertherapie kombiniert werden. Bei etwa 10–20 % der Anwenderinnen tritt ein Akne-ähnlicher Ausschlag auf. Es gibt keine Kostenübernahme durch die Krankenkassen. Daneben gibt es weitere Therapieangebot von Kosmetikinstituten oder der Dermatologie. Hierzu zählen Bleichen, Rasur, Epilation, chemische Depilation, Elektrolyse, Hochenergie-Blitzlampen und Laser.

4.12.7.2 Androgenetische Alopezie (FPHL)
Für die Pharmakotherapie der androgenetischen Alopezie bei der Frau (FPHL) sind nur topische Substanzen zugelassen: Minoxidil und Alfatradiol.

- Minoxidil: Es wird vermutet, dass Minoxidil die Anagenphase (Wachstumsphase) der Haarfollikel verlängert, die Telogenphase (Ruhephase) verkürzt und eine Vergrößerung der miniaturisierten Follikel bewirkt, wodurch es zur Umwandlung der miniaturisierten Haare in Terminalhaare beiträgt. Alle drei handelsüblichen Formulierungen von Minoxidil (2 %ige Lösung, 5 %ige Lösung und 5 %iger Schaum) sind bei der FPHL wirksam, wobei kein Unterschied zwischen Minoxidil 2 % und Minoxidil 5 % beschrieben wurde [226]. Minoxidil 2 % Lösung (1 ml) wird in der Regel 2 × täglich angewendet. Minoxidil 5 % Lösung (1 ml) oder Schaum (eine halbe Kappe) wird in der Regel 1 × täglich angewendet. Dabei soll Minoxidil mindestens zwei Stunden vor dem Schlafengehen in die trockene Kopfhaut einmassiert und nicht auf das Haar aufgetragen werden. Bei

der Behandlung mit Minoxidil dauert es mindestens 4 Monate, bis eine sichtbare Wirkung eintritt. Es wird empfohlen, das Präparat mindestens 12 Monate lang zu verwenden, bevor eine Unwirksamkeit festgestellt wird. In den ersten 2 bis 8 Wochen der Minoxidil-Behandlung kommt es häufig zu Haarausfall, der wahrscheinlich auf die Freisetzung telogener Haare zurückzuführen ist, da die Follikel zum Übergang von der telogenen in die anagene Phase stimuliert werden. Zu den möglichen lokalen unerwünschten Wirkungen von Minoxidil gehören Juckreiz, Schuppenbildung und Hypertrichose im Gesicht. Die Hypertrichose bildet sich in der Regel innerhalb von 4 Monaten zurück, wenn die Behandlung abgesetzt wird. Eine Veränderung des Blutdrucks ist selten. Dennoch sollten Patientinnen mit kardiovaskulärer Vorerkrankung auf das mögliche Auftreten von Tachykardie, Ödemen und Gewichtszunahme aufmerksam gemacht werden, falls es aufgrund einer nicht intakten Kopfhautbarriere zur systemischen Absorption kommt.
- Alfatradiol 0,025 %: Stereoisomer des 17beta-Östradiols ohne eindeutigen Wirksamkeitsnachweis bei androgenetischer Alopezie (FPHL)

Neben der topischen Therapie können systemische Antiandrogene im Off-Label-Use eingesetzt werden (Tab. 4.50).

- Spironolakton: Die Gabe von 100 bis 200 mg/Tag ist evtl. mit einer Stabilisierung bzw. Zunahme des Haarwachstums vor allem bei Frauen, die nicht auf topisches Minoxidil ansprechen, verbunden. Spironolakton sollte mindestens 6 Monate lang eingenommen werden, bevor seine Wirksamkeit beurteilt wird.
- Finasterid: Die Gabe von 2,5 bis 5 mg/Tag ist evtl. wirksam. Finasterid sollte mindestens 6 Monate lang eingenommen werden, bevor seine Wirksamkeit beurteilt wird.
- Antiandrogene Progestagene: Bisher wurde nur CPA bei FPHL untersucht, und bei postmenopausalen Frauen 50 mg/Tag empfohlen [227]. Da CPA in höherer Dosierung mit einem evtl. erhöhten Meningeom-Risiko assoziiert ist, sollte die Tagesdosis 5 mg nicht überschreiten. Weitere mögliche Nebenwirkungen sind dosisabhängig eine Gewichtszunahme, Brustspannen, verminderte Libido, Depression und Übelkeit.

Wenn gleichzeitig eine entzündliche Kopfhautentzündung wie eine seborrhoische Dermatitis vorliegt, sollte diese behandelt werden, um einen dadurch verursachten Haarausfall zu minimieren. Wenn sich die Haardichte trotz einer Kombinationsbehandlung mit topischem Minoxidil und einer systemischen antiandrogenen Therapie nicht verbessert, stehen via Dermatologie weitere Therapien zur Verfügung. Dazu zählen z. B. Injektionen mit plättchenreichem Plasma (PRP), Low-Level-Lasertherapie (LLLT) und/oder orales Minoxidil. Als Ultima Ratio ist eine Haartransplantation möglich. Theoretisch besteht die Möglichkeit, verschiedene systemische Antiandrogene zu kombinieren (z. B. Spironolakton und Finasterid), allerdings fehlt es hierzu an Studien, sodass eine Kombinationstherapie therapierefraktären Fällen vorbehalten bleiben sollte. Sonstige, aber bisher unzureichend untersuchte Therapieansätze sind Prostaglandinanaloga (z. B. topisches Latanoprost 0,1 %, Bimatoprost-Injektionen), topisches Finasterid 0,25 % in Kombination mit topischem Minoxidil, orales Dutasterid und orales Flutamid (cave: dosisabhängige Hepatotoxizität).

Für die Therapie der androgenetischen Alopezie (FPHL) werden viele Over-The-Counter (OTC)-Produkte angeboten, für die ein wissenschaftlicher Wirksamkeitsnachweis jedoch (meist) fehlt. Hierzu zählen, mit unterschiedlichem therapeutischen Ansatz:

- Förderung des Haarwachstums: Aminosäuren, Eisenpräparate trotz fehlendem Eisenmangelnachweis, Vitamine (Biotin, Niacin), Hirse, Kieselerde, chinesische Kräuter, Ginkgo biloba, Aloe vera, Bergamotte, Hibiskus, Koffein, Melatonin, elektromagnetische Felder
- Dihydrotestosteron (DHT)-Hemmung: Sägepalme, beta-Sitosterol, Polysorbat 60, Grüner Tee, Traubensilberkerze
- Entzündungshemmung: Ketokonazol, Zink, Glukokortikoide
- Unterstützung der „Haarernährung": Vitamine (Biotin, Niacin), Spurenelemente (Zink, Kupfer)
- Verbesserung der perifollikulären Durchblutung: Prostaglandine, Aminexil, Glyzeroloxyester und Silizium, Mineralien, Niacin, Mesotherapie

4.12.7.3 Akne vulgaris

Die Behandlung der Akne vulgaris besteht aus einer Vielzahl von topischen und oralen Therapien, die darauf abzielen, Schlüsselaspekte der pathogenen Mechanismen der Akneläsion zu bekämpfen, z. B.:

- Follikuläre Hyperproliferation und abnorme Abschuppung: topische Retinoide, orales Isotretinoin, Azelainsäure, Salicylsäure
- Erhöhte Talgproduktion: orales Isotretinoin, COC, Spironolakton, Clascoterone
- Vermehrung von Cutibacterium acnes: Benzoylperoxyd, topische und orale Antibiotika, Azelainsäure
- Entzündungen: orales Isotretinoin, orale Tetracycline, topische Retinoide, Azelainsäure, topisches Dapson

Außerdem stehen zusätzlich physikalische Therapien wie Laser- und Lichttherapie sowie chemische Peelings durch die Dermatologie zur Verfügung. Die Therapieempfehlung hängt vom Schweregrad der Akne ab (Tab. 4.51) und dauert mindestens 8 Wochen. Eine schwere Akne sollte via Dermatologie behandelt werden. Zumindest bei prämenopausalen Frauen mit PCOS konnte durch die zusätzliche Gabe von Metformin eine Reduktion der Akne beobachtet werden.

Da die Haut von menopausalen Frauen oft trockener und empfindlicher ist als bei prämenopausalen Frauen, sollte die topische Therapie bei menopausaler Akne mit Bedacht gewählt werden, da diese Austrocknen und Irritationen auslösen können. Es wird empfohlen, Adapalen 0,1–0,3 % bei Therapiestart nur alle 2 Tage für 2 bis 4 h aufzutragen und langsam zu steigern. Da Retinoide eine Photosensibilität auslö-

Tab. 4.51 Therapiestufenschema bei Akne vulgaris

Leichte und ausschließlich komedonische Akne vulgaris	Topisches Retinoid (Tretinoin, Adapalen, Tazarotene, Trifarotene)
Milde Akne vulgaris (leichte entzündliche papulopustulöse Akne vulgaris oder leichte gemischt komedonale und papulopustulöse Akne vulgaris)	Topisches Retinoid (Tretinoin, Adapalen, Tazarotene, Trifarotene) plus topischer antimikrobieller Wirkstoff (Benzoylperoxid ± topisches Clindamycin)
Mittelschwere bis schwere Akne vulgaris	COC, orales Isotretinoin, orale Tetracycline, orales Spironolakton

Abkürzungen: COC = kombinierte orale Kontrazeptiva

sen können, sollte parallel konsequent ein Sonnenschutz mit mindestens Lichtschutzfaktor 50 aufgetragen werden. Triggerfaktoren sollten vermieden bzw. therapiert werden (siehe oben). Wenn eine systemische Therapie indiziert ist, dann wird primär Spironolakton (25–200 mg/Tag) eingesetzt. Wenn gleichzeitig Kontrazeptionsbedarf besteht, bieten sich nach Ausschluss von Kontraindikationen die E2(V)/E4-enthaltenden COC an [223].

Literatur

1. Freedman, R.R. and T.A. Roehrs, *Effects of REM sleep and ambient temperature on hot flash-induced sleep disturbance.* Menopause, 2006. **13**(4): p. 576–83.
2. Randolph, J.F., et al., *The relationship of longitudinal change in reproductive hormones and vasomotor symptoms during the menopausal transition.* J Clin Endocrinol Metab, 2005. **90**(11): p. 6106–12.
3. Thurston, R.C. and H. Joffe, *Vasomotor symptoms and menopause: findings from the Study of Women's Health across the Nation.* Obstet Gynecol Clin North Am, 2011. **38**(3): p. 489–501.
4. Tepper, P.G., et al., *Characterizing the trajectories of vasomotor symptoms across the menopausal transition.* Menopause, 2016. **23**(10): p. 1067–74.
5. Panel, T.H.T.P.S.o.T.N.A.M.S.A., *The 2022 hormone therapy position statement of The North American Menopause Society.* Menopause, 2022. **29**(7): p. 767–794.
6. Rance, N.E., et al., *Modulation of body temperature and LH secretion by hypothalamic KNDy (kisspeptin, neurokinin B and dynorphin) neurons: a novel hypothesis on the mechanism of hot flushes.* Front Neuroendocrinol, 2013. **34**(3): p. 211–27.
7. Casper, R.F. and S.S. Yen, *Neuroendocrinology of menopausal flushes: an hypothesis of flush mechanism.* Clin Endocrinol (Oxf), 1985. **22**(3): p. 293–312.
8. Freedman, R.R., *Hot flashes: behavioral treatments, mechanisms, and relation to sleep.* Am J Med, 2005. **118 Suppl 12B**: p. 124–30.
9. Freedman, R.R., *Physiology of hot flashes.* Am J Hum Biol, 2001. **13**(4): p. 453–64.
10. Tataryn, I.V., et al., *LH, FSH and skin temperaure during the menopausal hot flash.* J Clin Endocrinol Metab, 1979. **49**(1): p. 152–4.
11. Gold, E.B., et al., *Longitudinal analysis of the association between vasomotor symptoms and race/ethnicity across the menopausal transition: study of women's health across the nation.* Am J Public Health, 2006. **96**(7): p. 1226–35.
12. Whiteman, M.K., et al., *Smoking, body mass, and hot flashes in midlife women.* Obstet Gynecol, 2003. **101**(2): p. 264–72.
13. Crandall, C.J., et al., *Association of genetic variation in the tachykinin receptor 3 locus with hot flashes and night sweats in the Women's Health Initiative Study.* Menopause, 2017. **24**(3): p. 252–261.

14. Loprinzi, C.L., et al., *Newer antidepressants and gabapentin for hot flashes: an individual patient pooled analysis.* J Clin Oncol, 2009. **27**(17): p. 2831–7.
15. Nelson, H.D., et al., *Nonhormonal therapies for menopausal hot flashes: systematic review and meta-analysis.* JAMA, 2006. **295**(17): p. 2057–71.
16. van Die, M.D., et al., *Predictors of placebo response in a randomized, controlled trial of phytotherapy in menopause.* Menopause, 2009. **16**(4): p. 792–6.
17. Panel, T.N.T.P.S.o.T.N.A.M.S.A., *The 2023 nonhormone therapy position statement of The North American Menopause Society.* Menopause, 2023. **30**(6): p. 573–590.
18. Inwald, E.C., et al., *Perimenopause and Postmenopause – Diagnosis and Interventions. Guideline of the DGGG and OEGGG (S3-Level, AWMF Registry Number 015-062, September 2020).* Geburtshilfe Frauenheilkd, 2021. **81**(6): p. 612–636.
19. Hamoda, H., et al., *The British Menopause Society & Women's Health Concern 2020 recommendations on hormone replacement therapy in menopausal women.* Post Reprod Health, 2020. **26**(4): p. 181–209.
20. Rifkin, E., *Effective Image Communication of Hormone Replacement Therapy Risks and Benefits.* Cancer J, 2022. **28**(3): p. 246–253.
21. Rada, G., et al., *Non-hormonal interventions for hot flushes in women with a history of breast cancer.* Cochrane Database Syst Rev, 2010(9): p. CD004923.
22. Sideras, K. and C.L. Loprinzi, *Nonhormonal management of hot flashes for women on risk reduction therapy.* J Natl Compr Canc Netw, 2010. **8**(10): p. 1171–9.
23. Loprinzi, C.L., et al., *Venlafaxine in management of hot flashes in survivors of breast cancer: a randomised controlled trial.* Lancet, 2000. **356**(9247): p. 2059–63.
24. Stearns, V., et al., *Paroxetine controlled release in the treatment of menopausal hot flashes: a randomized controlled trial.* JAMA, 2003. **289**(21): p. 2827–34.
25. Loprinzi, C.L., et al., *Phase III evaluation of fluoxetine for treatment of hot flashes.* J Clin Oncol, 2002. **20**(6): p. 1578–83.
26. Evans, M.L., et al., *Management of postmenopausal hot flushes with venlafaxine hydrochloride: a randomized, controlled trial.* Obstet Gynecol, 2005. **105**(1): p. 161–6.
27. Stearns, V., et al., *Paroxetine is an effective treatment for hot flashes: results from a prospective randomized clinical trial.* J Clin Oncol, 2005. **23**(28): p. 6919–30.
28. Loprinzi, C.L., et al., *Mayo Clinic and North Central Cancer Treatment Group hot flash studies: a 20-year experience.* Menopause, 2008. **15**(4 Pt 1): p. 655–60.
29. Barton, D.L., et al., *Phase III, placebo-controlled trial of three doses of citalopram for the treatment of hot flashes: NCCTG trial N05C9.* J Clin Oncol, 2010. **28**(20): p. 3278–83.
30. Freeman, E.W., et al., *Efficacy of escitalopram for hot flashes in healthy menopausal women: a randomized controlled trial.* JAMA, 2011. **305**(3): p. 267–74.
31. Guttuso, T., et al., *Gabapentin's effects on hot flashes in postmenopausal women: a randomized controlled trial.* Obstet Gynecol, 2003. **101**(2): p. 337–45.
32. Pandya, K.J., et al., *Gabapentin for hot flashes in 420 women with breast cancer: a randomised double-blind placebo-controlled trial.* Lancet, 2005. **366**(9488): p. 818–24.
33. Drewe, J., K.A. Bucher, and C. Zahner, *A systematic review of non-hormonal treatments of vasomotor symptoms in climacteric and cancer patients.* Springerplus, 2015. **4**: p. 65.
34. Bardia, A., et al., *Efficacy of nonestrogenic hot flash therapies among women stratified by breast cancer history and tamoxifen use: a pooled analysis.* Menopause, 2009. **16**(3): p. 477–83.
35. Joffe, H., et al., *Low-dose estradiol and the serotonin-norepinephrine reuptake inhibitor venlafaxine for vasomotor symptoms: a randomized clinical trial.* JAMA Intern Med, 2014. **174**(7): p. 1058–66.
36. Bordeleau, L., et al., *Multicenter, randomized, cross-over clinical trial of venlafaxine versus gabapentin for the management of hot flashes in breast cancer survivors.* J Clin Oncol, 2010. **28**(35): p. 5147–52.
37. Speroff, L., et al., *Efficacy and tolerability of desvenlafaxine succinate treatment for menopausal vasomotor symptoms: a randomized controlled trial.* Obstet Gynecol, 2008. **111**(1): p. 77–87.

38. Cronin-Fenton, D.P., P. Damkier, and T.L. Lash, *Metabolism and transport of tamoxifen in relation to its effectiveness: new perspectives on an ongoing controversy.* Future Oncol, 2014. **10**(1): p. 107–22.
39. Reddy, S.Y., et al., *Gabapentin, estrogen, and placebo for treating hot flushes: a randomized controlled trial.* Obstet Gynecol, 2006. **108**(1): p. 41–8.
40. Loprinzi, C.L., et al., *Phase III trial of gabapentin alone or in conjunction with an antidepressant in the management of hot flashes in women who have inadequate control with an antidepressant alone: NCCTG N03C5.* J Clin Oncol, 2007. **25**(3): p. 308–12.
41. Simon, J.A., et al., *Extended-release oxybutynin therapy for vasomotor symptoms in women: a randomized clinical trial.* Menopause, 2016. **23**(11): p. 1214–1221.
42. Leon-Ferre, R.A., et al., *Oxybutynin vs Placebo for Hot Flashes in Women With or Without Breast Cancer: A Randomized, Double-Blind Clinical Trial (ACCRU SC-1603).* JNCI Cancer Spectr, 2020. **4**(1): p. pkz088.
43. Tannenbaum, C., et al., *A systematic review of amnestic and non-amnestic mild cognitive impairment induced by anticholinergic, antihistamine, GABAergic and opioid drugs.* Drugs Aging, 2012. **29**(8): p. 639–58.
44. Lederman, S., et al., *Fezolinetant for treatment of moderate-to-severe vasomotor symptoms associated with menopause (SKYLIGHT 1): a phase 3 randomised controlled study.* Lancet, 2023. **401**(10382): p. 1091–1102.
45. Johnson, K.A., et al., *Efficacy and Safety of Fezolinetant in Moderate to Severe Vasomotor Symptoms Associated With Menopause: A Phase 3 RCT.* J Clin Endocrinol Metab, 2023. **108**(8): p. 1981–1997.
46. Neal-Perry, G., et al., *Safety of Fezolinetant for Vasomotor Symptoms Associated With Menopause: A Randomized Controlled Trial.* Obstet Gynecol, 2023. **141**(4): p. 737–747.
47. Sadahiro, R., et al., *Black cohosh extracts in women with menopausal symptoms: an updated pairwise meta-analysis.* Menopause, 2023. **30**(7): p. 766–773.
48. Bundesärztekammer (BÄK), K.B.K., Arbeitsgemeinschaft der Wissenschaftlichen Medizinischen Fachgesellschaften (AWMF). *Nationale VersorgungsLeitlinie Unipolare Depression – Kurzfassung, Version 3.2. 2022.* 2022. DOI: https://doi.org/10.6101/AZQ/000506.
49. Ebmeier, K.P., C. Donaghey, and J.D. Steele, *Recent developments and current controversies in depression.* Lancet, 2006. **367**(9505): p. 153–67.
50. Bijl, R.V., A. Ravelli, and G. van Zessen, *Prevalence of psychiatric disorder in the general population: results of The Netherlands Mental Health Survey and Incidence Study (NEMESIS).* Soc Psychiatry Psychiatr Epidemiol, 1998. **33**(12): p. 587–95.
51. Seedat, S., et al., *Cross-national associations between gender and mental disorders in the World Health Organization World Mental Health Surveys.* Arch Gen Psychiatry, 2009. **66**(7): p. 785–95.
52. Winkler, D., E. Pjrek, and S. Kasper, *Anger attacks in depression – evidence for a male depressive syndrome.* Psychother Psychosom, 2005. **74**(5): p. 303–7.
53. Kuehner, C., *Gender differences in unipolar depression: an update of epidemiological findings and possible explanations.* Acta Psychiatr Scand, 2003. **108**(3): p. 163–74.
54. Bromberger, J.T., et al., *Persistent mood symptoms in a multiethnic community cohort of pre- and perimenopausal women.* Am J Epidemiol, 2003. **158**(4): p. 347–56.
55. Bromberger, J.T., et al., *Psychologic distress and natural menopause: a multiethnic community study.* Am J Public Health, 2001. **91**(9): p. 1435–42.
56. Schmidt, P.J., N. Haq, and D.R. Rubinow, *A longitudinal evaluation of the relationship between reproductive status and mood in perimenopausal women.* Am J Psychiatry, 2004. **161**(12): p. 2238–44.
57. Cohen, L.S., et al., *Risk for new onset of depression during the menopausal transition: the Harvard study of moods and cycles.* Arch Gen Psychiatry, 2006. **63**(4): p. 385–90.
58. Freeman, E.W., et al., *Associations of hormones and menopausal status with depressed mood in women with no history of depression.* Arch Gen Psychiatry, 2006. **63**(4): p. 375–82.
59. Cohen, L.S., C.N. Soares, and H. Joffe, *Diagnosis and management of mood disorders during the menopausal transition.* Am J Med, 2005. **118 Suppl 12B**: p. 93–7.

60. Georgakis, M.K., et al., *Association of Age at Menopause and Duration of Reproductive Period With Depression After Menopause: A Systematic Review and Meta-analysis.* JAMA Psychiatry, 2016. **73**(2): p. 139–49.
61. Juang, K.D., et al., *Hot flashes are associated with psychological symptoms of anxiety and depression in peri- and post- but not premenopausal women.* Maturitas, 2005. **52**(2): p. 119–26.
62. Heinemann, L.A., et al., *The Menopause Rating Scale (MRS) as outcome measure for hormone treatment? A validation study.* Health Qual Life Outcomes, 2004. **2**: p. 67.
63. Heinemann, K., et al., *The Menopause Rating Scale (MRS) scale: a methodological review.* Health Qual Life Outcomes, 2004. **2**: p. 45.
64. Heinemann, L.A., P. Potthoff, and H.P. Schneider, *International versions of the Menopause Rating Scale (MRS).* Health Qual Life Outcomes, 2003. **1**: p. 28.
65. Whooley, M.A., et al., *Case-finding instruments for depression. Two questions are as good as many.* J Gen Intern Med, 1997. **12**(7): p. 439–45.
66. Geddes, J.R., et al., *Relapse prevention with antidepressant drug treatment in depressive disorders: a systematic review.* Lancet, 2003. **361**(9358): p. 653–61.
67. Tursi, M.F., et al., *Effectiveness of psychoeducation for depression: a systematic review.* Aust N Z J Psychiatry, 2013. **47**(11): p. 1019–31.
68. Zigmond, A.S. and R.P. Snaith, *The hospital anxiety and depression scale.* Acta Psychiatr Scand, 1983. **67**(6): p. 361–70.
69. Hamilton, M., *A rating scale for depression.* Journal of Neurology, Neurosurgery and Psychiatry, 1960. **23**: p. 56–62.
70. Panel, T.H.T.P.S.o.T.N.A.M.S.A., *The 2022 hormone therapy position statement of The North American Menopause Society.* Menopause, 2022. **29**(7): p. 767–794.
71. Maki, P.M., et al., *Guidelines for the evaluation and treatment of perimenopausal depression: summary and recommendations.* Menopause, 2018. **25**(10): p. 1069–1085.
72. Veronese, N., et al., *Acetyl-L-Carnitine Supplementation and the Treatment of Depressive Symptoms: A Systematic Review and Meta-Analysis.* Psychosom Med, 2018. **80**(2): p. 154–159.
73. Lyoo, I.K., et al., *A randomized, double-blind placebo-controlled trial of oral creatine monohydrate augmentation for enhanced response to a selective serotonin reuptake inhibitor in women with major depressive disorder.* Am J Psychiatry, 2012. **169**(9): p. 937–945.
74. Firth, J., et al., *The efficacy and safety of nutrient supplements in the treatment of mental disorders: a meta-review of meta-analyses of randomized controlled trials.* World Psychiatry, 2019. **18**(3): p. 308–324.
75. Guu, T.W., et al., *International Society for Nutritional Psychiatry Research Practice Guidelines for Omega-3 Fatty Acids in the Treatment of Major Depressive Disorder.* Psychother Psychosom, 2019. **88**(5): p. 263–273.
76. Galizia, I., et al., *S-adenosyl methionine (SAMe) for depression in adults.* Cochrane Database Syst Rev, 2016. **10**: p. CD011286.
77. Sarris, J., et al., *S-Adenosylmethionine (SAMe) monotherapy for depression: an 8-week double-blind, randomised, controlled trial.* Psychopharmacology (Berl), 2020. **237**(1): p. 209–218.
78. Huang, C.C., et al., *Inhibition of glycine transporter-I as a novel mechanism for the treatment of depression.* Biol Psychiatry, 2013. **74**(10): p. 734–41.
79. Javelle, F., et al., *Effects of 5-hydroxytryptophan on distinct types of depression: a systematic review and meta-analysis.* Nutr Rev, 2020. **78**(1): p. 77–88.
80. Schefft, C., et al., *Efficacy of adding nutritional supplements in unipolar depression: A systematic review and meta-analysis.* Eur Neuropsychopharmacol, 2017. **27**(11): p. 1090–1109.
81. Cao, Z.Y., et al., *Glycyrrhizic acid as an adjunctive treatment for depression through anti-inflammation: A randomized placebo-controlled clinical trial.* J Affect Disord, 2020. **265**: p. 247–254.

82. Gao, L., et al., *Antidepressants effects of Rhodiola capsule combined with sertraline for major depressive disorder: A randomized double-blind placebo-controlled clinical trial.* J Affect Disord, 2020. **265**: p. 99–103.
83. Ng, Q.X., N. Venkatanarayanan, and C.Y. Ho, *Clinical use of Hypericum perforatum (St John's wort) in depression: A meta-analysis.* J Affect Disord, 2017. **210**: p. 211–221.
84. Lialy, H.E., et al., *Effects of different physiotherapy modalities on insomnia and depression in perimenopausal, menopausal, and post-menopausal women: a systematic review.* BMC Womens Health, 2023. **23**(1): p. 363.
85. Bandelow, B., et al., *The German Guidelines for the treatment of anxiety disorders: first revision.* Eur Arch Psychiatry Clin Neurosci, 2021.
86. Bandelow, B. and S. Michaelis, *Epidemiology of anxiety disorders in the 21st century.* Dialogues Clin Neurosci, 2015. **17**(3): p. 327–35.
87. Jacobi, F., et al., *Prevalence, co-morbidity and correlates of mental disorders in the general population: results from the German Health Interview and Examination Survey (GHS).* Psychol Med, 2004. **34**(4): p. 597–611.
88. Bromberger, J.T., et al., *Does risk for anxiety increase during the menopausal transition? Study of women's health across the nation.* Menopause, 2013. **20**(5): p. 488–95.
89. Li, Y., et al., *Prevalence of depression and anxiety symptoms and their influence factors during menopausal transition and postmenopause in Beijing city.* Maturitas, 2008. **61**(3): p. 238–42.
90. Tangen, T. and A. Mykletun, *Depression and anxiety through the climacteric period: an epidemiological study (HUNT-II).* J Psychosom Obstet Gynaecol, 2008. **29**(2): p. 125–31.
91. Juang, K.D., et al., *Hot flashes are associated with psychological symptoms of anxiety and depression in peri- and post- but not premenopausal women.* Maturitas, 2005. **52**(2): p. 119–26.
92. Seritan, A.L., et al., *Self-reported anxiety, depressive, and vasomotor symptoms: a study of perimenopausal women presenting to a specialized midlife assessment center.* Menopause, 2010. **17**(2): p. 410–5.
93. Greenblum, C.A., et al., *Midlife women: symptoms associated with menopausal transition and early postmenopause and quality of life.* Menopause, 2013. **20**(1): p. 22–7.
94. Woods, N.F. and E.S. Mitchell, *Symptom interference with work and relationships during the menopausal transition and early postmenopause: observations from the Seattle Midlife Women's Health Study.* Menopause, 2011. **18**(6): p. 654–61.
95. Stute, P. and S. Lozza-Fiacco, *Strategies to cope with stress and anxiety during the menopausal transition.* Maturitas, 2022. **166**: p. 1–13.
96. Andréen, L., et al., *Allopregnanolone concentration and mood – a bimodal association in postmenopausal women treated with oral progesterone.* Psychopharmacology (Berl), 2006. **187**(2): p. 209–21.
97. Nolan, B.J., B. Liang, and A.S. Cheung, *Efficacy of Micronized Progesterone for Sleep: A Systematic Review and Meta-analysis of Randomized Controlled Trial Data.* J Clin Endocrinol Metab, 2021. **106**(4): p. 942–951.
98. Hitchcock, C.L. and J.C. Prior, *Oral micronized progesterone for vasomotor symptoms – a placebo-controlled randomized trial in healthy postmenopausal women.* Menopause, 2012. **19**(8): p. 886–93.
99. Freeman, E.W., et al., *Anxiolytic metabolites of progesterone: correlation with mood and performance measures following oral progesterone administration to healthy female volunteers.* Neuroendocrinology, 1993. **58**(4): p. 478–84.
100. Maki, P.M., et al., *Guidelines for the evaluation and treatment of perimenopausal depression: summary and recommendations.* Menopause, 2018. **25**(10): p. 1069–1085.
101. Baum, E., et al., *S3-Leitlinie Müdigkeit, AWMF-Register-Nr. 053-002 DEGAM-Leitlinie Nr. 2.* 2017.
102. Ohayon, M.M., *Epidemiology of insomnia: what we know and what we still need to learn.* Sleep Med Rev, 2002. **6**(2): p. 97–111.

103. Kravitz, H.M., et al., *Sleep difficulty in women at midlife: a community survey of sleep and the menopausal transition.* Menopause, 2003. **10**(1): p. 19–28.
104. Freedman, R.R. and T.A. Roehrs, *Sleep disturbance in menopause.* Menopause, 2007. **14**(5): p. 826–9.
105. Bertisch, S.M., et al., *Insomnia with objective short sleep duration and risk of incident cardiovascular disease and all-cause mortality: Sleep Heart Health Study.* Sleep, 2018. **41**(6).
106. Fernandez-Mendoza, J., et al., *Impact of the Metabolic Syndrome on Mortality is Modified by Objective Short Sleep Duration.* J Am Heart Assoc, 2017. **6**(5).
107. Winkelman, J.W. *Overview of the treatment of insomnia in adults* 2023.
108. Lam, C.M., et al., *Behavioral interventions for improving sleep outcomes in menopausal women: a systematic review and meta-analysis.* Menopause, 2022. **29**(10): p. 1210–1221.
109. Qian, J., et al., *The effect of exercise intervention on improving sleep in menopausal women: a systematic review and meta-analysis.* Front Med (Lausanne), 2023. **10**: p. 1092294.
110. Haufe, A. and B. Leeners, *Sleep Disturbances Across a Woman's Lifespan: What Is the Role of Reproductive Hormones?* J Endocr Soc, 2023. **7**(5): p. bvad036.
111. Nolan, B.J., B. Liang, and A.S. Cheung, *Efficacy of Micronized Progesterone for Sleep: A Systematic Review and Meta-analysis of Randomized Controlled Trial Data.* J Clin Endocrinol Metab, 2021. **106**(4): p. 942–951.
112. Andréen, L., et al., *Allopregnanolone concentration and mood – a bimodal association in postmenopausal women treated with oral progesterone.* Psychopharmacology (Berl), 2006. **187**(2): p. 209–21.
113. Baum, E., et al., *S3-Leitlinie Müdigkeit, AWMF-Register-Nr. 053-002 DEGAM-Leitlinie Nr. 2.* 2017.
114. Gluckman, S.J. *Clinical features and diagnosis of myalgicencephalomyelitis/chronic fatigue syndrome* 2023.
115. Maki, P.M. and N.G. Jaff, *Brain fog in menopause: a health-care professional's guide for decision-making and counseling on cognition.* Climacteric, 2022. **25**(6): p. 570–578.
116. Reuben, R., et al., *Menopause and cognitive complaints: are ovarian hormones linked with subjective cognitive decline?* Climacteric, 2021. **24**(4): p. 321–332.
117. Woods, N.F., E.S. Mitchell, and C. Adams, *Memory functioning among midlife women: observations from the Seattle Midlife Women's Health Study.* Menopause, 2000. **7**(4): p. 257–65.
118. Rentz, D.M., et al., *Sex differences in episodic memory in early midlife: impact of reproductive aging.* Menopause, 2017. **24**(4): p. 400–408.
119. Lui, L.Y., et al., *Bone loss predicts subsequent cognitive decline in older women: the study of osteoporotic fractures.* J Am Geriatr Soc, 2003. **51**(1): p. 38–43.
120. Barrett-Connor, E. and D. Goodman-Gruen, *Cognitive function and endogenous sex hormones in older women.* J Am Geriatr Soc, 1999. **47**(11): p. 1289–93.
121. Inwald, E.C., et al., *Perimenopause and Postmenopause – Diagnosis and Interventions. Guideline of the DGGG and OEGGG (S3-Level, AWMF Registry Number 015-062, September 2020).* Geburtshilfe Frauenheilkd, 2021. **81**(6): p. 612–636.
122. Lloyd-Jones, D.M., et al., *Life's Essential 8: Updating and Enhancing the American Heart Association's Construct of Cardiovascular Health: A Presidential Advisory From the American Heart Association.* Circulation, 2022. **146**(5): p. e18–e43.
123. Panel, T.H.T.P.S.o.T.N.A.M.S.A., *The 2022 hormone therapy position statement of The North American Menopause Society.* Menopause, 2022. **29**(7): p. 767–794.
124. Blumer, J., *Arthralgia of menopause – A retrospective review.* Post Reprod Health, 2023. **29**(2): p. 95–97.
125. Hamoda, H., et al., *The British Menopause Society & Women's Health Concern 2020 recommendations on hormone replacement therapy in menopausal women.* Post Reprod Health, 2020. **26**(4): p. 181–209.
126. Greising, S.M., et al., *Hormone therapy and skeletal muscle strength: a meta-analysis.* J Gerontol A Biol Sci Med Sci, 2009. **64**(10): p. 1071–81.

127. Javed, A.A., et al., *Association Between Hormone Therapy and Muscle Mass in Postmenopausal Women: A Systematic Review and Meta-analysis.* JAMA Netw Open, 2019. **2**(8): p. e1910154.
128. Gröber, Uwe. Mikronährstoffe, Metabolic Tuning-Prävention-Therapie. Vol. 3. 2011, Stuttgart: moba – Wissenschaftliche Verlagsgesellschaft.
129. Portman, D.J., M.L. Gass, and P. Vulvovaginal Atrophy Terminology Consensus Conference, *Genitourinary syndrome of menopause: new terminology for vulvovaginal atrophy from the International Society for the Study of Women's Sexual Health and The North American Menopause Society.* Menopause, 2014. **21**(10): p. 1063–8.
130. Krychman, M., et al., *The Women's EMPOWER Survey: Women's Knowledge and Awareness of Treatment Options for Vulvar and Vaginal Atrophy Remains Inadequate.* J Sex Med, 2017. **14**(3): p. 425–433.
131. Huang, A.J., et al., *Day-to-Day Impact of Vaginal Aging questionnaire: a multidimensional measure of the impact of vaginal symptoms on functioning and well-being in postmenopausal women.* Menopause, 2015. **22**(2): p. 144–54.
132. Dennerstein, L., et al., *A prospective population based study of menopausal symptoms.* Obstet Gynecol, 2000. **96**(3): p. 351–8.
133. Woods, N.F. and E.S. Mitchell, *Symptoms during the perimenopause: prevalence, severity, trajectory, and significance in women's lives.* Am J Med, 2005. **118 Suppl 12B**: p. 14–24.
134. Nappi, R.E. and M. Kokot-Kierepa, *Women's voices in the menopause: results from an international survey on vaginal atrophy.* Maturitas, 2010. **67**(3): p. 233–8.
135. Moyneur, E., et al., *Prevalence of depression and anxiety in women newly diagnosed with vulvovaginal atrophy and dyspareunia.* Menopause, 2020. **27**(2): p. 134–142.
136. Gabes, M., P. Stute, and C. Apfelbacher, *Validation of the German Day-to-Day Impact of Vaginal Aging (DIVA) Questionnaire in Peri- and Postmenopausal Women.* Sex Med, 2021. **9**(4): p. 100382.
137. Gabes, M., P. Stute, and C.J. Apfelbacher, *Refinement of the German Day-to-Day Impact of Vaginal Aging questionnaire in perimenopausal and postmenopausal women using item response theory and classical test theory.* Menopause, 2020. **28**(3): p. 292–299.
138. Gabes, M., et al., *Measurement properties of patient-reported outcome measures (PROMs) for women with genitourinary syndrome of menopause: a systematic review.* Menopause, 2019. **26**(11): p. 1342–1353.
139. Gandhi, J., et al., *Genitourinary syndrome of menopause: an overview of clinical manifestations, pathophysiology, etiology, evaluation, and management.* Am J Obstet Gynecol, 2016. **215**(6): p. 704–711.
140. *The 2020 genitourinary syndrome of menopause position statement of The North American Menopause Society.* Menopause, 2020. **27**(9): p. 976–992.
141. Bachmann, G.A., *Vulvovaginal complaints,* in *Treatment of the postmenopausal women. Basic and clinical aspects.*, R.A. Lobo, Editor. 1994, Raven Press, Ltd.: New York. p. 137–142.
142. Caruso, S., et al., *Ultralow 0.03 mg vaginal estriol in postmenopausal women who underwent surgical treatment for stress urinary incontinence: effects on quality of life and sexual function.* Menopause, 2020. **27**(2): p. 162–169.
143. Stute, P., et al., *Efficacy and safety of non-hormonal remedies for vaginal dryness: open, prospective, randomized trial.* Climacteric, 2015. **18**(4): p. 582–9.
144. Garcia de Arriba, S., et al., *Vaginal hormone-free moisturising cream is not inferior to an estriol cream for treating symptoms of vulvovaginal atrophy: Prospective, randomised study.* PLoS One, 2022. **17**(5): p. e0266633.
145. Lethaby, A., R.O. Ayeleke, and H. Roberts, *Local oestrogen for vaginal atrophy in postmenopausal women.* Cochrane Database Syst Rev, 2016(8): p. CD001500.
146. Rahn, D.D., et al., *Vaginal estrogen for genitourinary syndrome of menopause: a systematic review.* Obstet Gynecol, 2014. **124**(6): p. 1147–1156.

147. Inwald, E.C., et al., *Perimenopause and Postmenopause – Diagnosis and Interventions. Guideline of the DGGG and OEGGG (S3-Level, AWMF Registry Number 015-062, September 2020).* Geburtshilfe Frauenheilkd, 2021. **81**(6): p. 612–636.
148. Weidlinger, S., et al., *Sustainability of vaginal estrogens for genitourinary syndrome of menopause – a systematic review.* Climacteric, 2021: p. 1–9.
149. Labrie, F., *Intracrinology and menopause: the science describing the cell-specific intracellular formation of estrogens and androgens from DHEA and their strictly local action and inactivation in peripheral tissues.* Menopause, 2019. **26**(2): p. 220–224.
150. Martel, C., et al., *Serum steroid concentrations remain within normal postmenopausal values in women receiving daily 6.5mg intravaginal prasterone for 12 weeks.* J Steroid Biochem Mol Biol, 2016. **159**: p. 142–53.
151. Ke, Y., et al., *Serum steroids remain within the same normal postmenopausal values during 12-month intravaginal 0.50% DHEA.* Horm Mol Biol Clin Investig, 2015. **24**(3): p. 117–29.
152. Portman, D.J., et al., *Lack of effect of intravaginal dehydroepiandrosterone (DHEA, prasterone) on the endometrium in postmenopausal women.* Menopause, 2015. **22**(12): p. 1289–95.
153. Labrie, F., et al., *Effect of Intravaginal Prasterone on Sexual Dysfunction in Postmenopausal Women with Vulvovaginal Atrophy.* J Sex Med, 2015. **12**(12): p. 2401–12.
154. Pelletier, G., et al., *Effects of ovariectomy and dehydroepiandrosterone (DHEA) on vaginal wall thickness and innervation.* J Sex Med, 2012. **9**(10): p. 2525–33.
155. Sarmento, A.C.A., et al., *Efficacy of Hormonal and Nonhormonal Approaches to Vaginal Atrophy and Sexual Dysfunctions in Postmenopausal Women: A Systematic Review.* Rev Bras Ginecol Obstet, 2022. **44**(10): p. 986–994.
156. Viereck, V., et al. *Anwendungen, Anforderungen und Evidenz der vulvovaginalen/urogynäkologischen Lasertherapie in der Gynäkologie – eine neue konservative Therapie.* Expertenbrief No. 69, 2021.
157. Salvatore, S., et al., *Histological study on the effects of microablative fractional CO2 laser on atrophic vaginal tissue: an ex vivo study.* Menopause, 2015. **22**(8): p. 845–9.
158. Paraiso, M.F.R., et al., *A randomized clinical trial comparing vaginal laser therapy to vaginal estrogen therapy in women with genitourinary syndrome of menopause: The VeLVET Trial.* Menopause, 2020. **27**(1): p. 50–56.
159. Cruz, V.L., et al., *Randomized, double-blind, placebo-controlled clinical trial for evaluating the efficacy of fractional CO2 laser compared with topical estriol in the treatment of vaginal atrophy in postmenopausal women.* Menopause, 2018. **25**(1): p. 21–28.
160. Pitsouni, E., et al., *Laser therapy for the genitourinary syndrome of menopause. A systematic review and meta-analysis.* Maturitas, 2017. **103**: p. 78–88.
161. Arunkalaivanan, A., H. Kaur, and O. Onuma, *Laser therapy as a treatment modality for genitourinary syndrome of menopause: a critical appraisal of evidence.* Int Urogynecol J, 2017. **28**(5): p. 681–685.
162. Hirschberg, A.L., et al., *Topical estrogens and non-hormonal preparations for postmenopausal vulvovaginal atrophy: An EMAS clinical guide.* Maturitas, 2021. **148**: p. 55–61.
163. Pavlović, R.T., et al., *The Safety of Local Hormonal Treatment for Vulvovaginal Atrophy in Women With Estrogen Receptor-positive Breast Cancer Who Are on Adjuvant Aromatase Inhibitor Therapy: Meta-analysis.* Clin Breast Cancer, 2019. **19**(6): p. e731–e740.
164. Carter, J., et al., *Interventions to Address Sexual Problems in People With Cancer: American Society of Clinical Oncology Clinical Practice Guideline Adaptation of Cancer Care Ontario Guideline.* J Clin Oncol, 2018. **36**(5): p. 492–511.
165. Moyneur, E., et al., *Absence of increase in the incidence or recurrence of breast cancer in women diagnosed with vulvovaginal atrophy (VVA) treated with intravaginal prasterone (DHEA) on the risk of breast cancer: A retrospective matched cohort study.* 2020: 19th world congress of Gynaecological Endocrinology.
166. Shifren, J.L., et al., *Sexual problems and distress in United States women: prevalence and correlates.* Obstet Gynecol, 2008. **112**(5): p. 970–8.
167. Nastri, C.O., et al., *Hormone therapy for sexual function in perimenopausal and postmenopausal women.* Cochrane Database Syst Rev, 2013(6): p. CD009672.

168. Islam, R.M., et al., *Safety and efficacy of testosterone for women: a systematic review and meta-analysis of randomised controlled trial data.* Lancet Diabetes Endocrinol, 2019. **7**(10): p. 754–766.
169. Inwald, E.C., et al., *Perimenopause and Postmenopause – Diagnosis and Interventions. Guideline of the DGGG and OEGGG (S3-Level, AWMF Registry Number 015-062, September 2020).* Geburtshilfe Frauenheilkd, 2021. **81**(6): p. 612–636.
170. Panay, N., *British Menopause Society Tool for clinicians: Testosterone replacement in menopause.* Post Reprod Health, 2022. **28**(3): p. 158–160.
171. Davis, S.R., et al., *Global Consensus Position Statement on the Use of Testosterone Therapy for Women.* Climacteric, 2019. **22**(5): p. 429–434.
172. Martínez-García, A. and S.R. Davis, *Testosterone use in postmenopausal women.* Climacteric, 2021. **24**(1): p. 46–50.
173. Scheffers, C.S., et al., *Dehydroepiandrosterone for women in the peri- or postmenopausal phase.* Cochrane Database Syst Rev, 2015. **1**: p. CD011066.
174. Segraves, R.T., et al., *Bupropion sustained release for the treatment of hypoactive sexual desire disorder in premenopausal women.* J Clin Psychopharmacol, 2004. **24**(3): p. 339–42.
175. Davis, S.R., et al., *Understanding weight gain at menopause.* Climacteric, 2012. **15**(5): p. 419–29.
176. Karvonen-Gutierrez, C. and C. Kim, *Association of Mid-Life Changes in Body Size, Body Composition and Obesity Status with the Menopausal Transition.* Healthcare (Basel), 2016. **4**(3).
177. Greendale, G.A., et al., *Changes in body composition and weight during the menopause transition.* JCI Insight, 2019. **4**(5).
178. Sowers, M., et al., *Changes in body composition in women over six years at midlife: ovarian and chronological aging.* J Clin Endocrinol Metab, 2007. **92**(3): p. 895–901.
179. Loos, R.J., *The genetics of adiposity.* Curr Opin Genet Dev, 2018. **50**: p. 86–95.
180. Bessesen, D.H., *Regulation of body weight: what is the regulated parameter?* Physiol Behav, 2011. **104**(4): p. 599–607.
181. Elia, M., *Obesity in the elderly.* Obes Res, 2001. **9 Suppl 4**: p. 244S–248S.
182. Reutrakul, S. and E. Van Cauter, *Sleep influences on obesity, insulin resistance, and risk of type 2 diabetes.* Metabolism, 2018. **84**: p. 56–66.
183. Mineur, Y.S., et al., *Nicotine decreases food intake through activation of POMC neurons.* Science, 2011. **332**(6035): p. 1330–2.
184. Apovian, C.M., et al., *Pharmacological management of obesity: an endocrine Society clinical practice guideline.* J Clin Endocrinol Metab, 2015. **100**(2): p. 342–62.
185. Ko, S.H. and Y. Jung, *Energy Metabolism Changes and Dysregulated Lipid Metabolism in Postmenopausal Women.* Nutrients, 2021. **13**(12).
186. Mauvais-Jarvis, F., D.J. Clegg, and A.L. Hevener, *The role of estrogens in control of energy balance and glucose homeostasis.* Endocr Rev, 2013. **34**(3): p. 309–38.
187. Chalvon-Demersay, T., et al., *Animal Models for the Study of the Relationships between Diet and Obesity: A Focus on Dietary Protein and Estrogen Deficiency.* Front Nutr, 2017. **4**: p. 5.
188. Sathi, P., et al., *Progesterone therapy increases free thyroxine levels – data from a randomized placebo-controlled 12-week hot flush trial.* Clin Endocrinol (Oxf), 2013. **79**(2): p. 282–7.
189. Caufriez, A., et al., *Progesterone prevents sleep disturbances and modulates GH, TSH, and melatonin secretion in postmenopausal women.* J Clin Endocrinol Metab, 2011. **96**(4): p. E614–23.
190. Caufriez, A., et al., *Effects of a 3-week dehydroepiandrosterone administration on sleep, sex steroids and multiple 24-h hormonal profiles in postmenopausal women: a pilot study.* Clin Endocrinol (Oxf), 2013. **79**(5): p. 716–24.
191. Kohrt, W.M. and M.E. Wierman, *Preventing Fat Gain by Blocking Follicle-Stimulating Hormone.* N Engl J Med, 2017. **377**(3): p. 293–295.
192. Norman, R.J., I.H. Flight, and M.C. Rees, *Oestrogen and progestogen hormone replacement therapy for peri-menopausal and post-menopausal women: weight and body fat distribution.* Cochrane Database Syst Rev, 2000(2): p. CD001018.

193. Coquoz, A., C. Gruetter, and P. Stute, *Impact of micronized progesterone on body weight, body mass index, and glucose metabolism: a systematic review.* Climacteric, 2018: p. 1–14.
194. Panel, T.H.T.P.S.o.T.N.A.M.S.A., *The 2022 hormone therapy position statement of The North American Menopause Society.* Menopause, 2022. **29**(7): p. 767–794.
195. Whitlock, G., et al., *Body-mass index and cause-specific mortality in 900 000 adults: collaborative analyses of 57 prospective studies.* Lancet, 2009. **373**(9669): p. 1083–96.
196. Razak, F., et al., *Defining obesity cut points in a multiethnic population.* Circulation, 2007. **115**(16): p. 2111–8.
197. Pi-Sunyer, X., et al., *A Randomized, Controlled Trial of 3.0 mg of Liraglutide in Weight Management.* N Engl J Med, 2015. **373**(1): p. 11–22.
198. Wilding, J.P.H., S. Calanna, and R.F. Kushner, *Once-Weekly Semaglutide in Adults with Overweight or Obesity. Reply.* N Engl J Med, 2021. **385**(1): p. e4.
199. Rubino, D., et al., *Effect of Continued Weekly Subcutaneous Semaglutide vs Placebo on Weight Loss Maintenance in Adults With Overweight or Obesity: The STEP 4 Randomized Clinical Trial.* JAMA, 2021. **325**(14): p. 1414–1425.
200. Rubino, D.M., et al., *Effect of Weekly Subcutaneous Semaglutide vs Daily Liraglutide on Body Weight in Adults With Overweight or Obesity Without Diabetes: The STEP 8 Randomized Clinical Trial.* JAMA, 2022. **327**(2): p. 138–150.
201. Jastreboff, A.M., et al., *Tirzepatide Once Weekly for the Treatment of Obesity.* N Engl J Med, 2022. **387**(3): p. 205–216.
202. Leblanc, E.S., et al., *Effectiveness of primary care-relevant treatments for obesity in adults: a systematic evidence review for the U.S. Preventive Services Task Force.* Ann Intern Med, 2011. **155**(7): p. 434–47.
203. Hui, F., et al., *Role of metformin in overweight and obese people without diabetes: a systematic review and network meta-analysis.* Eur J Clin Pharmacol, 2019. **75**(4): p. 437–450.
204. Jeyaprakash, N., et al., *A systematic review of the impact of 7-keto-DHEA on body weight.* Arch Gynecol Obstet, 2023. **308**(3): p. 777–785.
205. Friederichsen, L., et al., *Effect of CIMicifuga racemosa on metaBOLIC parameters in women with menopausal symptoms: a retrospective observational study (CIMBOLIC).* Arch Gynecol Obstet, 2020. **301**(2): p. 517–523.
206. Lijesen, G.K., et al., *The effect of human chorionic gonadotropin (HCG) in the treatment of obesity by means of the Simeons therapy: a criteria-based meta-analysis.* Br J Clin Pharmacol, 1995. **40**(3): p. 237–43.
207. Munro, M.G., et al., *The FIGO classification of causes of abnormal uterine bleeding in the reproductive years.* Fertil Steril, 2011. **95**(7): p. 2204–8, 2208.e1–3.
208. Astrup, K. and N.e.F. Olivarius, *Frequency of spontaneously occurring postmenopausal bleeding in the general population.* Acta Obstet Gynecol Scand, 2004. **83**(2): p. 203–7.
209. Van den Bosch, T., et al., *Intra-cavitary uterine pathology in women with abnormal uterine bleeding: a prospective study of 1220 women.* Facts Views Vis Obgyn, 2015. **7**(1): p. 17–24.
210. Karlsson, B., et al., *Transvaginal ultrasonography of the endometrium in women with postmenopausal bleeding – a Nordic multicenter study.* Am J Obstet Gynecol, 1995. **172**(5): p. 1488–94.
211. Leitlinienprogramm Onkologie (Deutsche Krebsgesellschaft, D.K., AWMF) *S3-Leitlinie Endometriumkarzinom, Langversion 2.0, 2022, AWMFRegisternummer: 032/034-OL.* 2022.
212. Tempfer, C.B., et al., *Menopausal Hormone Therapy and Risk of Endometrial Cancer: A Systematic Review.* Cancers (Basel), 2020. **12**(8).
213. Panel, T.H.T.P.S.o.T.N.A.M.S.A., *The 2022 hormone therapy position statement of The North American Menopause Society.* Menopause, 2022. **29**(7): p. 767–794.
214. Black, D., *Diagnosis and medical management of abnormal premenopausal and postmenopausal bleeding.* Climacteric, 2023. **26**(3): p. 222–228.
215. Saccardi, C., et al., *New Light on Endometrial Thickness as a Risk Factor of Cancer: What Do Clinicians Need to Know?* Cancer Manag Res, 2022. **14**: p. 1331–1340.
216. Fritz, M.A. and L. Speroff, *Clinical gynecologic endocrinology and infertility.* Vol. 8. 2011: Lippincott Williams & Wilkins.

217. Buchanan, C., M. Robinson, and M.C. Macdonald, *Endometrial cancer rate in Hormone replacement therapy users with postmenopausal bleeding: Retrospective cohort study.* Post Reprod Health, 2022. **28**(3): p. 143–148.
218. Abdullahi Idle, S., N. Panay, and H. Hamoda, *A cross-sectional national questionnaire survey assessing the views of members of the British Menopause Society on the management of patients with unscheduled bleeding on hormone replacement therapy.* Post Reprod Health, 2021. **27**(3): p. 159–165.
219. Grymowicz, M., et al., *Hormonal Effects on Hair Follicles.* Int J Mol Sci, 2020. **21**(15).
220. Forslund, M., et al., *Reproductive Hormones and Anthropometry: A Follow-Up of PCOS and Controls From Perimenopause to Older Than 80 Years.* J Clin Endocrinol Metab, 2021. **106**(2): p. 421–430.
221. Mirmirani, P., *Hormonal changes in menopause: do they contribute to a 'midlife hair crisis' in women?* Br J Dermatol, 2011. **165 Suppl 3**: p. 7–11.
222. Collier, C.N., et al., *The prevalence of acne in adults 20 years and older.* J Am Acad Dermatol, 2008. **58**(1): p. 56–9.
223. Khunger, N. and K. Mehrotra, *Menopausal Acne – Challenges And Solutions.* Int J Womens Health, 2019. **11**: p. 555–567.
224. Sarfati, J., et al., *Impact of clinical, hormonal, radiological, and immunohistochemical studies on the diagnosis of postmenopausal hyperandrogenism.* Eur J Endocrinol, 2011. **165**(5): p. 779–88.
225. Zaman, A. and M.S. Rothman, *Postmenopausal Hyperandrogenism: Evaluation and Treatment Strategies.* Endocrinol Metab Clin North Am, 2021. **50**(1): p. 97–111.
226. van Zuuren, E.J., et al., *Interventions for female pattern hair loss.* Cochrane Database Syst Rev, 2012(5): p. CD007628.
227. Sinclair, R., M. Wewerinke, and D. Jolley, *Treatment of female pattern hair loss with oral antiandrogens.* Br J Dermatol, 2005. **152**(3): p. 466–73.

Der verfrühte Gast – Prämature Ovarialinsuffizienz und Frühe Menopause

Inhaltsverzeichnis

5.1 Definitionen und Häufigkeiten der POI.. 203
5.2 Ätiologie der POI.. 204
5.3 Klinik der POI... 205
5.4 Diagnostik der POI.. 205
5.5 Konsequenzen einer POI und deren Management.. 207
5.6 Therapie der POI... 208
5.7 Frühe Menopause.. 208
Literatur.. 209

Etwa 3.5 % der Frauen muss sich mit einem zu frühen Besuch eines bestimmten, zu diesem Zeitpunkt unerwünschten Gast auseinandersetzen: der prämaturen Menopause oder besser Prämaturen Ovarialinsuffizienz (POI). Die POI ist ein unerwartetes, die Lebensplanung eventuell komplett veränderndes Ereignis. Eine kausale Therapie ist nicht möglich. Etwa 5–10 % der Frauen erleben eine sogenannte Frühe Menopause, das heißt, die Menopause tritt zwischen 40 und 45 Jahren ein.

5.1 Definitionen und Häufigkeiten der POI

Die POI ist ein klinisches Syndrom, das durch den Verlust der Eierstockaktivität vor dem 40. Lebensjahr definiert wird. Die POI ist durch eine Menstruationsstörung (Amenorrhoe oder Oligomenorrhoe) mit erhöhten Gonadotropinen und niedrigem Östradiol (E2) i. S. charakterisiert. Die Prävalenz der POI beträgt 1:250 < 35 Jahren und 1:100 < 40 Jahren.

> **Definition der POI**
> Obwohl die diagnostische Genauigkeit bei POI unzureichend ist, werden folgende diagnostische Kriterien empfohlen:
>
> 1) Alter < 40 Jahre
> 2) Amenorrhoe seit mindestens 4 Monaten
> 3) Ein erhöhter FSH-Wert > 25 IU/l (ein einzelner erhöhter Wert bestätigt die Diagnose). Bei diagnostischer Unsicherheit: Kontrolle FSH i. S. nach 4–6 Wochen [1].

5.2 Ätiologie der POI

Sowohl eine beschleunigte Follikelatresie als auch eine Follikeldysfunktion können eine POI verursachen. Auch wenn viele Genmutationen mit der Entstehung einer POI in Zusammenhang gebracht werden konnten, bleibt bei 75–90 % der Frauen mit POI die Ursache unklar (Diagnose: Idiopathische POI). Die häufigsten POI-Ursachen sind in Tab. 5.1) dargestellt [2].

Für alle Gastgeber/-innen, die sich nicht mehr ganz genau an die Definition der FMR1-Prämutation und des Polyglandulären Autoimmunsyndroms erinnern, folgt hier eine kurze Zusammenfassung.

Tab. 5.1 Häufige Ursachen der Prämaturen Ovarialinsuffizienz [2]

Beschleunigte Follikelatresie	Follikeldysfunktion
Genetische Defekte • Turner-Syndrom (45, X0) (Kap. 4) • FMR1-Prämutation • X-chromosomale Deletionen und Translokationen • Galaktosämie	Intraovarielle Modulatoren • BMP15 • FOXL2 • NR5A1
Ovarielle Toxine • Chemotherapie (v. a. Alkylanzien) • Bestrahlung • Viren: Mumps oder Cytomegalie-Virus (CMV) • Nikotin	Enzymdefekt der Steroidsynthese • CYP17-Mangel • StAR-Mutation • Aromatase-Genmutation
Autoimmunerkrankungen • Isolierte Erkrankungen • Teil des Polyglandulären Autoimmunsyndroms (PAS) Typ I und II • Evtl. Myasthenia gravis	Gonadotropinrezeptorfunktion • FSH-Rezeptormutation • LH-Rezeptormutation

Abkürzungen: StAR = Steroidogenic Acute Regulatory Protein

Fragile X mental retardation 1 (FMR1)-Prämutation
Beim Fragilen X-Syndrom besitzt das FMR1-Gen auf dem X-Chromosom > 200 CGG-Basentripletts. Allele mit < 40 CGG-Basentripletts sind normal, eine Repeat-Länge von 40 bis 55 wird als „Grauzone" eingestuft und ein Allel mit 55–200 CGG-Basentripletts wird als „Prämutation" bezeichnet. Trägerinnen einer FMRI-Prämutation sind zu 12–28 % von einer POI betroffen. Bei Frauen mit voll ausgebildetem Fragilem X-Syndrom besteht dagegen kein Zusammenhang mit einer POI. Die Prävalenz einer FMR1-Prämutation bei klinisch unauffälligen Frauen wird auf 1:259 geschätzt, bei etwa 2–5 % der Frauen mit sporadischer POI lässt sich eine FMR1-Prämutation als ursächlich nachweisen.

Polyglanduläres Autoimmunsyndrom (PAS)
Eine POI kann als Teil des Polyglandulären Autoimmunsyndroms (PAS) auftreten. Es werden PAS Typ I und II unterschieden:

- PAS Typ I = juvenile Form (Blizzard-Syndrom oder APECED Syndrom = Autoimmunes Polyendokrinopathie-Candidiasis-Ektodermales Dystrophie-Syndrom) mit M. Addison, Hypoparathyreoidismus, mukokutane Candidiasis und Lymphozytenfunktionsstörung
- PAS Typ II = adulte Form (Carpenter-Syndrom) mit M. Addison, Diabetes mellitus Typ I, Autoimmunthyreoiditis Hashimoto oder M. Basedow

5.3 Klinik der POI

Zu den Symptomen der POI zählen eine Zyklusstörung (Amenorrhoe, Oligomenorrhoe), Sterilität, ggf. klimakterische Beschwerden (75 %), ggf. assoziierte Taubheit (Perrault-Syndrom). In 5–10 % ist eine Spontankonzeption möglich.

5.4 Diagnostik der POI

Wenn die Kriterien-Trias der POI erfüllt ist, geht es im nächsten Schritt um die Suche nach der Ursache. Folgende Tests werden von der ESHRE empfohlen (Tab. 5.2) [3]:
Daneben gibt es weitere Empfehlungen zur Diagnostik:

- Bestimmung der Knochendichte per DXA bei POI-Diagnosestellung; Verlaufskontrollen je nach Befund (siehe unten)
- Lipidprofil und Diabetes-Screening (Verlaufskontrollen je nach Befund und kardiovaskulärem Risiko)

Tab. 5.2 Weiterführende Diagnostik bei nachgewiesener Prämaturer Ovarialinsuffizienz [3]

Test	Konsequenzen	
	Positiver Test	Negativer Test
Genetik		
Karyotyp (zur Diagnose eines Turner-Syndroms)	Überweisung an die Endokrinologie, Kardiologie und Genetik	Wiederholung des Tests in epithelialen Zellen (bei hochgradigem Verdacht)
Y-chromosomale Anteile	Gonadektomie empfehlen	
FMR1-Prämutation	Überweisung an die Genetik	
Autosomale Mutation (nur indiziert, wenn es Hinweise für eine spezifische Mutation gibt)		
Antikörper (AK)		
Adrenale AK/ 21-Hydroxylase-AK (in 3 % positiv)	Überweisung an die internistische Endokrinologie	Wenn 21-Hydroxylase-AK bei Frauen mit POI negativ sind, besteht keine Indikation für eine Wiederholung der Untersuchung im späteren Leben, es sei denn, es treten Anzeichen oder Symptome einer Nebenniereninsuffizienz auf. TSH-Bestimmung alle 5 Jahre und Wiederholung beim Auftreten von Symptomen. Frauen mit POI und abnormalen TSH-Werten sollten auf Schilddrüsenhormonstörungen untersucht und behandelt werden.
TPO-AK (Thyreoiditis in 14–27 %)	TSH i. S.	

Abkürzungen: AK = Antikörper, FMR = Fragile X mental retardation, TPO = Thyroidea-Peroxidase, TSH = Thyroidea-stimulierendes Hormon

- Kein Screening auf Infektionskrankheiten
- Keine Ovarbiopsie, kein Screening auf antiovarielle Autoantikörper.

An dieser Stelle stellt sich auch die Frage, welche Diagnostik den Angehörigen empfohlen werden soll, wenn Ihr Gast – Ihre Patientin – ein positives Testergebnis aufweist. Hier die wichtigsten Aspekte:

- Bei Nachweis einer FMR1-Prämutation soll den Angehörigen eine genetische Beratung und Testung angeboten werden.
- Angehörige von Frauen mit nicht-iatrogener POI, die über ihr Risiko, eine POI zu entwickeln, besorgt sind, sollten darüber informiert werden, dass
  – es derzeit keinen bewährten prädiktiven Test gibt, um Frauen zu identifizieren, die eine POI entwickeln werden, es sei denn, es wurde eine Mutation nachgewiesen, die bekanntermaßen mit einer POI in Zusammenhang steht,
  – es keine etablierten Maßnahmen zur Verhinderung einer POI gibt,

- die Fertilitätsprotektion eine vielversprechende Option zu sein scheint, obwohl entsprechende Studien fehlen,
- ihr potenzielles Risiko einer früheren Menopause berücksichtigt werden sollte, wenn die Familienplanung noch offen ist.

5.5 Konsequenzen einer POI und deren Management

- Die unbehandelte POI geht mit einer verkürzten Lebenserwartung einher, vor allem aufgrund von kardiovaskulären Erkrankungen. Es ist daher wichtig, Frauen mit POI darüber aufzuklären, wie sie kardiovaskuläre Risikofaktoren reduzieren können (Nikotinverzicht, Bewegung, gesundes Gewicht halten).
- Eine HRT wird bei POI dringend zur kardiovaskulären Protektion empfohlen; sie sollte mindestens bis zum durchschnittlichen Alter der natürlichen Menopause fortgesetzt werden.
- Alle Frauen mit einem Turner-Syndrom sollten von einem Kardiologen untersucht werden, der sich auf angeborene Herzerkrankungen spezialisiert hat.
- Alle Frauen mit POI sollten jährlich im Hinblick auf kardiovaskuläre Risikofaktoren kontrolliert werden (mindestens Blutdruck, Gewicht und Raucherstatus). Bei Frauen mit Turner-Syndrom sollten zusätzlich jährlich Lipidprofil, Nüchtern-Plasmaglukose und HbA1c bestimmt werden.
- Frauen mit POI haben eine geringe Wahrscheinlichkeit einer spontanen Schwangerschaft (5–10 %), sodass eine Kontrazeption bei fehlendem Kinderwunsch betrieben werden sollte.
- Bisher gibt es keine Interventionen, die nachweislich die Ovarialaktivität und die natürliche Empfängnisrate erhöhen. Eine Fertilitäts-protektive Maßnahme ist nicht (mehr) möglich. Somit bleibt die Eizellspende als einzige Option für eine Schwangerschaft. Eizellspenden von Schwestern haben ein höheres Risiko für einen Therapiezyklusabbruch.
- Das geburtshilfliche oder neonatale Risiko ist nicht erhöht, wenn Frauen mit idiopathischer POI oder nach den meisten Formen der Chemotherapie eine Spontanschwangerschaft erzielen. Schwangerschaften nach Eizellspende, nach Bestrahlung des Uterus oder bei Turner-Syndrom gelten als Risikoschwangerschaft. Wenn eine Therapie mit Anthrazyclinen, Cyclophosphamid und/oder mediastinaler Bestrahlung vorausgeht, sollte ein Kardiologe während der Schwangerschaftsbetreuung hinzugezogen werden.
- Die POI ist mit einer erniedrigten Knochendichte und dadurch sehr wahrscheinlich mit einem erhöhten Frakturrisiko assoziiert. Neben den üblichen Basismaßnahmen zur Osteoporoseprävention (ausreichende Kalzium-, Vitamin-D- und Proteinzufuhr sowie [Kraft-]Sport, Nikotinverzicht, gesundes Gewicht halten) ist eine (standarddosierte) systemische HRT indiziert. Eine kombinierte hormonale Kontrazeption ist ggf. auch eine Option, hat aber evtl. einen weniger günstigen Einfluss auf die Knochendichte im Vergleich zur HRT. Wenn die Knochendichte bei der Basis-DXA bei POI-Diagnosestellung normal ist und eine standarddosierte HRT eingeleitet wird, ist der Wert einer wiederholten DXA-Untersuchung

gering. Wenn jedoch bei der Basis-DXA eine Osteoporose diagnostiziert wurde, sollte die DXA-Messung innerhalb von 1–3 Jahren wiederholt werden. Wenn sich in der DXA-Verlaufskontrolle eine Reduktion der Knochendichte zeigt, sollte ein Osteoporosespezialist hinzugezogen werden.
- Die Diagnose einer POI hat erhebliche negative Auswirkungen auf das psychische Wohlbefinden, die sexuelle Funktion und die Lebensqualität. Daher sollten alle Frauen mit POI Zugang zu einer psychologischen Beratung haben.
- Eine HRT zur Verringerung des möglichen Risikos einer kognitiven Beeinträchtigung sollte bei Frauen mit POI mindestens bis zum durchschnittlichen Alter der natürlichen Menopause in Betracht gezogen werden.

5.6 Therapie der POI

Die Therapie umfasst eine psychologische Beratung, HRT bzw. hormonale Kontrazeption und ggf. die Beratung in einem Kinderwunschzentrum. Wichtig ist, dass Sie Ihren Gast – Ihre Patientin – darüber aufklären, dass eine HRT auch dann indiziert ist, wenn sie keine menopausalen Beschwerden hat. Die HRT-Indikation umfasst bei der POI neben der Symptomlinderung nämlich auch die primäre Prävention von chronischen, nicht-übertragbaren Erkrankungen (NCD). Wichtig ist dabei der Hinweis, dass eine HRT bei Frauen mit einer POI das Brustkrebsrisiko vor dem Alter der natürlichen Menopause nicht erhöht.

> **HRT bei POI**
> - Wahl einer standard-bis hochdosierten Östrogendosis (Tab. 2.10), Kontraindikationen beachten (siehe Abschn. 3.4), Therapiedauer bis zum Erreichen des durchschnittlichen Menopausenalters (51 Jahre) (danach wird neu „verhandelt")
> - Vaginale Hormontherapie bei GSM (siehe Abschn. 4.8)
> - Ggf. zusätzlich transdermales Testosteron bei z. B. sexueller Funktionsstörung (siehe Abschn. 4.9)

5.7 Frühe Menopause

Die Frühe Menopause ist als Menopause im Alter von 40 bis 45 Jahren definiert. Anders als bei der POI wird diagnostisch lediglich die Bestimmung von FSH i. S. empfohlen [4]. Diese Gruppe von Frauen hat ähnliche langfristige Risiken im Zusammenhang mit Östrogenmangel wie Frauen mit einer POI. Es konnte gezeigt werden, dass die Mortalität bei Frauen, die vor 45 Jahren eine bilaterale Ovarektomie hatten, signifikant im Vergleich zu Kontrollfrauen erhöht ist [5]. In der klinischen Praxis werden daher beide Gruppen (< 40 und 40–45) in Bezug auf die präventiven Aspekte der HRT ähnlich beraten. Eine HRT ist demnach auch bei Früher Menopause klar indiziert. Die HRT sollte bis zum Alter der natürlichen Menopause von 51 Jahren fortgesetzt werden, sofern keine Kontraindikation vorliegt [6].

Literatur

1. Panay N., et al., *ESHRE, ASRM, CREWHIRL, and IMS Guideline Group on POI. Evidence-based guideline: premature ovarian insufficiency.* Hum Reprod Open. 2024(4):hoae065. https://doi.org/10.1093/hropen/hoae065. PMID: 39660328; PMCID: PMC11631070.
2. De Vos, M., P. Devroey, and B.C. Fauser, *Primary ovarian insufficiency.* Lancet, 2010. **376**(9744): p. 911–21.
3. European Society for Human, R., et al., *ESHRE Guideline: management of women with premature ovarian insufficiency.* Hum Reprod, 2016. **31**(5): p. 926–37.
4. Inwald, E.C., et al., *Perimenopause and Postmenopause – Diagnosis and Interventions. Guideline of the DGGG and OEGGG (S3-Level, AWMF Registry Number 015-062, September 2020).* Geburtshilfe Frauenheilkd, 2021. **81**(6): p. 612–636.
5. Rocca, W.A., et al., *Survival patterns after oophorectomy in premenopausal women: a population-based cohort study.* Lancet Oncol, 2006. **7**(10): p. 821–8.
6. Hamoda, H., et al., *The British Menopause Society & Women's Health Concern 2020 recommendations on hormone replacement therapy in menopausal women.* Post Reprod Health, 2020. **26**(4): p. 181–209.

6
Unerwünschte Gäste – Kontrazeption

Inhaltsverzeichnis

6.1 Notwendigkeit einer Kontrazeption in den Wechseljahren.................................... 211
6.2 Kontrazeptive Methoden.. 212
6.3 Hormonale Kontrazeptiva.. 213
6.4 Der Moment des Abschieds (oder: Wann ist endlich Schluss
    mit der Kontrazeption?)... 218
Literatur.. 220

Wenn eine Familienfeier ansteht, steht man häufig vor der Herausforderung, die Gästeliste aus z. B. Platzgründen zu begrenzen. Was kann man also als Gastgeber/-in tun, um unerwünschte Gäste zu vermeiden, ohne ihnen vor den Kopf zu stoßen? Im echten Leben ist das womöglich gar nicht so einfach, und wahrscheinlich haben Sie in der Vergangenheit schon verschiedene Strategien mehr oder weniger erfolgreich ausprobiert. Mit den Vermeidungsstrategien unerwünschter Gäste bei Feiern in den Wechseljahren ist es ähnlich: Es gibt mehr oder weniger erfolgreiche Verhütungsmethoden. Auf diese wird in diesem Kapitel eingegangen, wobei grundlegende Kenntnisse der Kontrazeption vorausgesetzt werden bzw. auf weiterführende „Kochbücher" verwiesen wird.

6.1 Notwendigkeit einer Kontrazeption in den Wechseljahren

Die erste Frage, die sich stellt, ist, ob es überhaupt eine Indikation für eine Kontrazeption in den Wechseljahren (Perimenopause) gibt. Die Antwort ist kurz und klar: „Ja".

Frauen über 40 Jahren haben eine geringere Fruchtbarkeit, die Wahrscheinlichkeit einer Schwangerschaft ist deutlich niedriger als bei jüngeren Frauen: ca. 10 % im Alter von 40–44 Jahren und bis zu nur 2–3 % im Alter von 45–49 Jahren [1]. Obwohl das Schwangerschaftsrisiko in dieser Altersgruppe geringer ist, ist auch die Akzeptanz einer Schwangerschaft geringer. Im Jahr 2006 lag die Gesamtrate der ungewollten Schwangerschaften in den USA bei 49 %, davon 48 % bei Frauen im Alter von 40–44 Jahren [2]. Zudem ist bei sogenannten „späten" Schwangerschaften das Risiko für Schwangerschaftskomplikationen erhöht (z. B. Fehlgeburt, Chromosomenanomalie, Präeklampsie) [3]. Neben der Kontrazeption bieten vor allem die kombinierten hormonalen Kontrazeptiva (COC) den Vorteil, diverse Symptome und Folgen der Wechseljahre gleich „mitzubehandeln" (z. B. abnorme uterine Blutungen, vasomotorische Beschwerden, Schutz vor Osteoporose, Reduktion des Risikos für verschiedene Malignome wie Endometrium-, Ovarial- und Kolonkarzinom).

6.2 Kontrazeptive Methoden

Es lassen sich hormonale und nichthormonale Kontrazeptiva unterscheiden. Die hormonalen Kontrazeptiva umfassen die Gruppe der kombinierten Kontrazeptiva (Östrogen plus synthetisches Progestagen [engl. „progestin"]) und die reinen, nur synthetisches Progestagen enthaltenden Präparate (Tab. 6.1).

Die Wahl der kontrazeptiven Methode richtet sich nach den folgenden Kriterien: Wirksamkeit, individuelle Handhabbarkeit, Zeitraum des Kontrazeptionsbedarfs, Reversibilität, (angestrebtes) Blutungsprofil, Nebenwirkungen, Risiken, Kosten, Schutz gegenüber sexuell übertragbaren Krankheiten und medizinische Kontraindikationen.

Keine Methode der Kontrazeption ist allein durch das Alter kontraindiziert [4]. Allerdings steigen mit dem Alter die Risiken für diverse Erkrankungen wie Übergewicht/Adipositas, arterielle Hypertonie, Diabetes mellitus, Dyslipidämie und Malignome an, die als unabhängige Risikofaktoren zu betrachten sind.

Aus praktischen Relevanzgründen wird im Folgenden nur auf die hormonalen Kontrazeptiva eingegangen.

Tab. 6.1 Übersicht der nichthormonalen und hormonalen Kontrazeptiva

Nichthormonale Kontrazeption	Hormonale Kontrazeptiva	
	Östrogen-Progestin-Kombinationspräparate	*Reine Progestin-Präparate*
• Familienplanung ohne Anwendung von Mitteln	• Kombinierte orale Kontrazeptiva (COC)	• Östrogenfreier Ovulationshemmer (POP)
• Kupferspirale	• Vaginalring (R)	• Implantat
• Scheidendiaphragma	• Verhütungspflaster (P)	• Depotprogestine (Dreimonatsspritze)
• Kondom		• Hormonspirale (Levonorgestrel-IUD)
• Spermizide		
• Tubensterilisation		
• Sterilisation des Mannes		

Abkürzungen: POP = Progestin-only pill, IUD = Intrauterine Device = Spirale

> **WHO-Kategorien zur Sicherheitsbeurteilung verschiedener Kontrazeptiva in definierten medizinischen Situationen**
> Die WHO hat die Bedingungen für die Auswahl zur Anwendung einer jeden kontrazeptiven Methode in vier Kategorien eingeteilt [4]:
>
> - WHO-Kategorie 1 (WHO 1): Uneingeschränkte Anwendung („always usable").
> - WHO-Kategorie 2 (WHO 2): Der Nutzen ist im Allgemeinen größer als die theoretischen oder nachgewiesenen Risiken („broadly usable").
> - WHO-Kategorie 3 (WHO 3): Die Risiken sind im Allgemeinen größer als der Nutzen (relative Kontraindikation). Die Anwenderin muss darüber aufgeklärt werden, dass Alternativen vorzuziehen sind. Entscheidet sie sich dennoch für diese Methode, dann muss sie zusätzlich überwacht werden („Caution/Counseling").
> - WHO-Kategorie 4 (WHO 4): Unzumutbare Gesundheitsrisiken (absolute Kontraindikation („do not use")).

6.3 Hormonale Kontrazeptiva

6.3.1 Kombinierte hormonale Kontrazeptiva

Die kontrazeptive Wirkung ist vorwiegend auf die synthetischen Progestagene (engl. „progestin") zurückzuführen (siehe Abschn. 2.3). Diese bewirken eine Ovulationshemmung und haben zudem einen gewünscht negativen Einfluss auf das Endometrium, den Zervixschleim und das Tubensekret. Der Östrogenanteil dient der Zyklusstabilisierung und hemmt durch die FSH-Suppression die Follikelreifung. Die kombinierten hormonalen Kontrazeptiva enthalten verschiedene Östrogentypen: entweder klassisch Ethinylöstradiol (EE) oder sogenannte bio-identische Östrogene wie Östradiol(valerat) (E2[V]) (Zoely®, Qlaira®) oder Estetrol (E4) (Drovelis®) (siehe Abschn. 2.3. Östrogene und synthetische Progestagene enthaltende kombinierte hormonale Kontrazeptiva gibt es in unterschiedlichen Kombinationsformen (mono- und multiphasisch) und Einnahmeschemata (21–26 hormonaktive mit 2–7 hormonfreien Tagen, Langzyklus mit 3–4 hormonaktiven Monaten gefolgt von 7 hormonfreien Tagen, Langzeiteinnahme ohne Pillenpause). Kombinierte hormonale Kontrazeptiva gibt es in oraler (COC) und parenteraler (Verhütungspflaster [P], Vaginalring [R]) Applikationsform. Eine Metaanalyse, in der EE-enthaltende COC, P und R verglichen wurden, ergab keine signifikanten Unterschiede in Bezug auf Wirksamkeit, Indikationen und Kontraindikationen [5]. Für die Kontraindikationen der einzelnen kombinierten hormonalen Kontrazeptiva sei auf die jeweiligen Packungsbeilagen verwiesen.

Die Verwendung von kombinierten hormonalen Kontrazeptiva ist mit einigen Risiken verbunden, wobei die venösen und arteriellen kardiovaskulären Risiken im Vordergrund stehen. Auf diese soll nun eingegangen werden.

Unter venösen Thromboembolien (VTE) versteht man eine Thrombose der tiefen Venen (TVT) im Becken-/Beinbereich (90 %) oder Armbereich mit den zwei Hauptrisiken Lungenembolie (LE) und postthrombotisches Syndrom mit chronisch-venöser Insuffizienz (CVI). Das VTE-Risiko nimmt altersabhängig zu. So zeigte z. B. die Worcester-TVT-Studie einen Anstieg der jährlichen TVT-Inzidenzrate von 17 pro 100.000 Personen/Jahr bei Personen zwischen 40 und 49 Jahren auf 232 pro 100.000 Personen/Jahr bei Personen zwischen 70 und 79 Jahren [6]. Das relative VTE-Risiko ist bei COC-Anwenderinnen leicht erhöht und liegt etwa zwei- bis dreimal höher als bei Nichtanwenderinnen. Das größte Risiko besteht innerhalb der ersten 3 Monate nach Beginn der Einnahme [7]. Erwartungsgemäß hat das Alter einen zusätzlichen Einfluss. So zeigte eine dänische Kohortenstudie, dass die VTE-Inzidenz bei COC-Anwenderinnen von 8,7 pro 10.000 Frauenjahre bei Frauen im Alter von 30 bis 34 Jahren auf 20,8 pro 10.000 Frauenjahre bei Frauen im Alter von 45 bis 49 Jahren anstieg [8]. Eine weitere Fall-Kontroll-Studie ergab, dass die VTE-Inzidenzrate bei COC-Anwenderinnen zwischen dem Alter von 20 bis 29 und über 40 Jahren um fast das Dreifache anstieg [9]. Das VTE-Risiko hängt dabei sowohl von der EE-Dosis als auch vom Progestin ab. COC mit dem Progestin Levonorgestrel (LNG) sind z. B. mit einem um 50 % geringeren LE-Risiko verbunden als COC mit einem Progestin der dritten Generation [7].

Das absolute Risiko eines ischämischen Schlaganfalls (IS) und eines Myokardinfarkts (MI) ist bei Frauen im gebärfähigen Alter gering, steigt jedoch mit dem Alter, der EE-Dosis und dem Vorhandensein zusätzlicher kardiovaskulärer Risikofaktoren wie Rauchen, arterieller Hypertonie, Diabetes mellitus, Übergewicht/Adipositas und Dyslipidämie an. Die IS- und MI-Inzidenz ist bei 45- bis 49-jährigen Frauen im Vergleich zu 15- bis 19-jährigen Frauen um den Faktor 20 bzw. 100 erhöht. Bei der Verwendung von COC steigt das IS-Risiko um den Faktor 2,2 und das MI-Risiko um den Faktor 2,3 [8]. Die EE-Dosis scheint dabei das IS- und MI-Risiko zu beeinflussen [8, 10].

Wie schon erwähnt, wurden in den letzten Jahren COC entwickelt, die anstelle von EE bio-identische Östrogene wie Östradiol(valerat) (E2[V]) (Zoely®, Qlaira®) oder Estetrol (E4) (Drovelis®) enthalten. Diese Präparate haben einige Ähnlichkeiten mit der Hormonersatztherapie (HRT) und bieten daher theoretisch Sicherheitsvorteile für Frauen, die älter als 40 Jahre sind. Auch wenn die WHO-Empfehlungen keinen Unterschied zwischen EE- und E2(V) bzw. E4-haltigen COC machen, ist anzunehmen, dass es einen Risikounterschied zwischen verschiedenen Östrogenkomponenten (EE versus E2[V] bzw. E4) geben könnte. So zeigte z. B. die sogenannte INAS-SCORE-Studie, dass COC, die E2V/DNG enthalten (Qlaira®), im Vergleich zu COC, die EE mit LNG oder anderen Progestinen enthalten, mit einem ähnlichen oder sogar niedrigeren kardiovaskulären Risiko verbunden sind [11, 12]. Die Post-Marketing-Studie PRO-E2 mit insgesamt 101.498 Frauen, von denen 49.598 E2/NOMAC (Zoely®) und 51.900 EE/LNG über einen Zeitraum von bis zu 2 Jahren einnahmen, ergab für E2/NOMAC ein VTE-Risiko, das ähnlich hoch oder sogar niedriger war als das der Anwenderinnen von COC auf LNG-Basis. Die Inzidenzrate bestätigter VTE betrug für E2/NOMAC 2,5/10.000 Frauenjahre und für EE/LNG 3,7/10.000 Frauenjahre [13]. In einer aktuellen PRO-E2 Subgruppenanalyse für Frauen über 40 Jahre betrugen die VTE-Inzidenzraten für beide COC 5,9/10.000 Frauenjahre [14]. Für die COC E4/Drospirenon (DRSP) (Drovelis®) stehen die Ergebnisse der Post-Marketing-Studie noch aus. Im gesamten Phase-2- und Phase-3-Programm von Drovelis® wurde jedoch nur eine VTE dokumentiert [15]. Somit scheinen basierend auf der aktuellen Datenlage die COC Qlaira®, Zoely® und Drovelis® für die kombinierte hormonale Kontrazeption in der Perimenopause besonders gut geeignet zu sein.

6.3.2 Reine Progestin-Kontrazeptiva

Zu den reinen Progestin-Kontrazeptiva zählen die östrogenfreien Ovulationshemmer („progestin-only pill", POP), das Implantat, Depotprogestine (Dreimonatsspritze) und die Hormonspirale (LNG-IUD).

6.3.2.1 Progestin-only pill (POP)

POP sind östrogenfreie orale Kontrazeptiva, die nur synthetische Progestagene in niedriger Dosierung enthalten: Desogestrel (DSG) (75 mcg), DRSP (4 mg), LNG (30 mcg), Norethisteron (350 mcg). Die Verabreichung erfolgt täglich und kontinuierlich, ohne Pausen (Ausnahme: DRSP-POP im 24/4-Regime). Die meisten Frauen in der Perimenopause, bei denen Kontraindikationen für östrogenhaltige Präparate bestehen wie Rauchen, Adipositas, Migräne mit Aura, langjähriger Diabetes mellitus, arterielle Hypertonie oder VTE in der Vorgeschichte, können POP sicher anwenden. POP erhöhen nicht das Risiko für VTE, MI oder IS. Was die Wirkung auf die Knochen betrifft, so gibt es in der Literatur keine Hinweise auf eine negative Auswirkung auf die Knochendichte [16]. Im Gegensatz zu kombinierten hormonalen Kontrazeptiva sind POP weniger zyklusstabil. In einer randomisiertkontrollierten Studie wurden die POP DRSP und DSG über 9 Zyklen bei durchschnittlich 29-jährigen Frauen miteinander verglichen. Der Anteil an Frauen mit ungeplanten Blutungen war im DSG-Arm signifikant höher als im DRSP-Arm (kumuliert über 9 Zyklen DSG 87,9 % vs. DRSP 79,7 %). Gleiches wurde für die Anzahl an Tagen mit ungeplanten Blutungen beobachtet (kumuliert über 9 Zyklen DSG 33,7 Tage vs. DRSP 22,9 Tage) [17]. Im Gegensatz dazu zeigte z. B. die prospektive, nichtinterventionelle CONTENT-Studie, dass Frauen mit E2V/DNG (Qlaira®) kürzere (48,7 % vs. 44,1 %), leichtere (54 % vs. 46,1 %) und weniger schmerzhafte Blutungen (91,1 % vs. 73,7 %) im Vergleich zu DSG-POP-

Anwenderinnen hatten [18]. Ein weiterer Vorteil der DRSP-POP liegt möglicherweise in den antimineralokortikoiden und antiandrogenen Eigenschaften von DRSP. Die antimineralokortikoiden Eigenschaften können den Blutdruck senken und Flüssigkeitsansammlungen reduzieren, wodurch Blähungen und einige der in der Perimenopause beobachteten Gewichtsveränderungen bekämpft werden könnten. Die antiandrogenen Eigenschaften haben nachweislich einen besseren Einfluss auf das arterielle kardiovaskuläre Risiko [19].

6.3.2.2 Implantat

Weltweit sind verschiedene Arten von subdermalen Implantaten erhältlich, wobei das 68-mg-Etonogestrel-Implantat am weitesten verbreitet ist. Es wird für 3 Jahre subdermal an der Oberarminnenseite eingebracht. Wie auch bei den POPs zählen Blutungsstörungen zu den häufigen Nebenwirkungen [20, 21]. Es gibt keine Assoziationen mit einem Knochendichteverlust [22]. In der Vergangenheit herrschte oft Unsicherheit, inwiefern die kontrazeptive Wirksamkeit bei übergewichtigen bzw. adipösen Frauen gewährleistet ist. Dieser Frage ging die prospektive Contraceptive CHOICE-Studie zur Förderung der Anwendung langwirksamer reversibler Verhütungsmethoden zur Verringerung ungewollter Schwangerschaften nach. Von den 8445 Teilnehmerinnen entschieden sich 1168 für das Implantat und 4200 für ein IUD, von denen wiederum etwa 28 % übergewichtig und 35 % adipös waren. Die kumulativen 3-Jahres-Versagensraten für Implantat- und IUD-Anwenderinnen lagen bei weniger als 1 pro 100 Frauenjahre und unterschieden sich nicht nach dem Body-Mass-Index (BMI). Die Autoren kamen zu dem Schluss, dass das Implantat allen Frauen, die eine reversible und zuverlässige Verhütungsmethode suchen, als erste Wahl angeboten werden soll [23]. Die Entfernung des Implantats bei Frauen mit einem BMI > 30 kg/m^2 ist also in der Regel nicht erforderlich [20]. Anders als bei der Hormonspirale (LNG-IUD 52 mg) ist das Implantat jedoch nicht zur Endometriumprotektion im Rahmen einer HRT zugelassen.

6.3.2.3 Depotprogestine (Dreimonatsspritze)

Die Dreimonatsspritze enthält in der Regel das Progestin Depotmedroxyprogesteronacetat (DMPA), welches intramuskulär oder subkutan appliziert wird. Die DMPA-Dosis ist im Vergleich zu den Progestindosen anderer progestin- und östrogenhaltiger Kontrazeptiva hoch. Dies führt zu einer hohen Amenorrhoerate (bis zu 75 % bei Langzeitanwendung). Aufgrund relativ hoher DMPA-Serumkonzentrationen wird die kontrazeptive Wirksamkeit nicht durch ein hohes Körpergewicht oder gleichzeitig angewandte Medikamente herabgesetzt. Allerdings gibt es nicht genügende Daten zur DMPA-Anwendung in der Perimenopause. Da DMPA mit einem erhöhten kardiovaskulären Risiko und einem geringen Verlust an Knochendichte verbunden ist, wird es nach dem 45. Lebensjahr nicht als kontrazeptive Methode der ersten Wahl empfohlen.

6.3.2.4 Intrauterine Kontrazeption mit Progestinen (Hormonspirale)

Alle Hormonspiralen enthalten das Progestin LNG. Es ist in drei verschiedenen Dosierungen erhältlich (13,5 mg, 19,5 mg und 52 mg), die alle für die Kontrazeption

6.3 Hormonale Kontrazeptiva

während der gesamten reproduktiven Phase zugelassen sind (Tab. 6.2). Allerdings ist nur das LNG-IUD Mirena® in einigen Ländern (z. B. in der Schweiz) zum Endometriumschutz bei gleichzeitiger Östrogentherapie zugelassen.

Die Anwendung des LNG-IUD 52 mg hat nur wenige Kontraindikationen (siehe Packungsbeilage) und bietet vor allem in der Perimenopause viele Vorteile neben der Kontrazeption, z. B. Zyklusregulierung [24–26] und Endometriumschutz bei gleichzeitiger Östrogentherapie [27]. Wenn das LNG-IUD 52 mg bei Frauen im Alter von mehr als 45 Jahren eingesetzt wird, kann es gemäß der UK Medical Eligibility Criteria for Contraceptive Use (UKMEC) bis zu 7 Jahre bei Frauen mit Menstruationsstörungen oder bis zur Menopause liegen bleiben, wenn sie darunter amenorrhoisch sind (Off-Label-Use). Innerhalb dieser 7 Jahre verhindert das LNG-IUD 52 mg sicher eine Schwangerschaft (die Versagensrate liegt bei typischer Anwendung bei 0,1 % pro Jahr). Das Körpergewicht steigt mit einer Hormonspirale weniger an als während einer Anwendung mit DSG-POP [28]. Der Einfluss der

Tab. 6.2 Charakteristika der Hormonspiralen; Indikationen und Zulassungen gemäß des Swissmedic und BfArM. (Gemäß Online-Suche am 24.05.2024)

	Levosert®	Mirena®	Kyleena®	Jaydess®
LNG (Gesamtgehalt)	52 mg	52 mg	19,5 mg	13,5 mg
LNG-Abgabe (mcg/Tag)	20	20	17,5	10
Liegedauer in Abhängigkeit von Indikation und Zulassung	*Deutschland*: 6 Jahre für intrauterine Kontrazeption und 3 Jahre für idiopathische Hypermenorrhoe; keine Zulassung für HRT *Schweiz*: 6 Jahre für intrauterine Kontrazeption und idiopathische Hypermenorrhoe; keine Zulassung für HRT	*Deutschland*: 8 Jahre für intrauterine Kontrazeption, 5 - (8) Jahre für idiopathische Hypermenorrhoe, keine Zulassung für HRT *Schweiz*: 6 Jahre für intrauterine Kontrazeption, 5 (–8) Jahre für idiopathische Hypermenorrhoe, 5 Jahre als Endometriumschutz im Rahmen einer HRT	5 Jahre	3 Jahre
Indikation	Intrauterine Kontrazeption, idiopathische Hypermenorrhoe	Intrauterine Kontrazeption, idiopathische Hypermenorrhoe, Schutz vor Endometriumhyperplasie während einer Estrogen-Substitutionstherapie (in einigen Ländern)	Intrauterine Kontrazeption	Intrauterine Kontrazeption

Abkürzungen: HRT = Hormonersatztherapie, LNG = Levonorgestrel

Hormonspirale auf das Brustkrebsrisiko wird kontrovers diskutiert [29]. Nach einer Brustkrebserkrankung ist die Anwendung einer Hormonspirale absolut kontraindiziert (WHO 4).

6.4 Der Moment des Abschieds (oder: Wann ist endlich Schluss mit der Kontrazeption?)

Etwa 90 % der Frauen erleben bis zum Alter von 55 Jahren die Menopause. Deswegen empfiehlt die Nordamerikanische Menopause Gesellschaft (NAMS) die Fortsetzung der Kontrazeption bis Mitte der 50er-Jahre. Diese Aussage ist für viele Frauen unbefriedigend, da sie sich zu Recht fragen, ob es nicht auch möglich sei, das Ende des Kontrazeptionsbedarfs auch an anderen Faktoren als nur dem Alter festzumachen. Vor einigen Jahren hat hierzu der Zürcher Gesprächskreis Stellung genommen (Tab. 6.3) [30].

Nun, dieses Schema ist für einige Frauen weiterhin zu starr und sie fragen nach einem Hormonstatus während der Anwendung von kombinierten hormonalen

Tab. 6.3 Empfehlung zur Beendigung der Kontrazeption. (Modifiziert nach [31])

Kontrazeptive Methode	Empfehlung zur Beendigung der Kontrazeption	
	Alter < 50 Jahre	Alter ≥ 50 Jahre
Nichthormonal	Beendigung der Kontrazeption nach 2 Jahren Amenorrhoe	Beendigung der Kontrazeption nach einem Jahr Amenorrhoe
Kombinierte hormonale Kontrazeption (COC, P, R)	Kann bis zum Alter von 50 Jahren angewendet werden	Beendigung der Anwendung mit 50 Jahren, danach Wechsel auf nichthormonale oder reine Progestin-Kontrazeptiva
POP Implantat Hormonspirale (LNG-IUD)	Kann bis zum Alter von 50 Jahren oder länger angewendet werden	*Amenorrhoe*: Wenn FSH i. S. 2× im Abstand von 6 Wochen ≥ 30 IU/l ist, Beendigung der Kontrazeption 1 Jahr später *oder* Beendigung der Kontrazeption mit 55 Jahren *Keine Amenorrhoe*: Kontrazeption auch über das Alter von 55 Jahren hinaus, bis mindestens 1 Jahr amenorrhoeisch; bei abnormer uteriner Blutung ggf. diagnostische Abklärung
Dreimonatsspritze (DMPA)	Kann bis zum Alter von 50 Jahren angewendet werden	Beendigung der Behandlung mit 50 Jahren, danach Wechsel auf nichthormonale Methode und Beendigung der Kontrazeption nach 2 Jahren Amenorrhoe oder Wechsel auf reine Progestin-Kontrazeptiva

Abkürzungen: COC = Kombinierte orale Kontrazeptiva, DMPA = Depotmedroxyprogesteronacetat, FSH = Follikel-stimulierendes Hormon, i. S. = im Serum, IUD = Intrauterine device = Spirale, LNG = Levonorgestrel, P = Verhütungspflaster, POP = Progestin-only pill, V = Vaginalring

6.4 Der Moment des Abschieds (oder: Wann ist endlich Schluss mit der Kontrazeption?)

Kontrazeptiva oder reinen Progestin-Präparaten, an dem die Notwendigkeit der Kontrazeption festgemacht werden kann. Obwohl Hormontests nicht endgültig sind, gibt es für 50- bis 55-jährige Frauen Orientierungshilfen, die FSH i. S. heranziehen:

1) Bei Frauen, die eine POP, ein Implantat oder ein LNG-IUD verwenden, kann 1× pro Jahr FSH i. S. überprüft werden. Liegt FSH i. S. ≥ 30 IU/l, kann die Methode noch 1 Jahr lang fortgesetzt und dann ohne weitere Kontrollen abgesetzt werden. Liegt FSH i. S. < 30 IU/l, sollte die Methode ein weiteres Jahr lang fortgesetzt werden, bevor FSH i. S. erneut überprüft wird [32, 33]. Diese Methoden können auch im Alter von 55 Jahren abgesetzt werden, ohne dass eine hormonelle Bewertung erfolgt [34].

2) Bei Frauen, die DMPA anwenden, wird FSH i. S. nicht immer beeinflusst. Wenn bei perimenopausalen Frauen FSH i. S. durch DMPA supprimiert wird, kehrt es im Allgemeinen vor der nächsten Injektion auf den normalen Ausgangswert zurück. Bei Frauen im Alter von 50 bis 55 Jahren kann FSH i. S. am Tag der Injektion gemessen und die Messung 13 Wochen später vor der nächsten Injektion wiederholt werden. Wenn beide Werte > 30 IE/l liegen, kann die Kontrazeption eingestellt werden [35].

3) Für Anwenderinnen von kombinierten hormonalen Kontrazeptiva ist das Szenario schwieriger, da FSH i. S. durch die Methode stärker unterdrückt wird. Wenn der nahtlose Wechsel auf nichthormonale Kontrazeptiva oder reine Progestinpräparate nicht gewünscht wird, gibt es zwei Herangehensweisen für 50- bis 55-jährige Frauen:

3a) Stopp der kombinierten hormonalen Kontrazeption und vorübergehender Wechsel auf nichthormonale Methoden. Wenn die Menstruation nach 6 Wochen nicht wieder einsetzt, kann FSH i. S. 2× im Abstand von 1 bis 2 Monaten kontrolliert werden; liegt FSH i. S. beide Male > 30 IE/l, kann die Verhütung abgesetzt werden. Tritt jedoch innerhalb von 6 Wochen eine Menstruation ein oder liegt mindestens 1× FSH i. S. > 30 IE/l, dann muss während eines Jahres nichthormonal oder mit reinen Progestinpräparaten verhütet werden, bevor FSH i. S. erneut überprüft wird [36].

3b) 2× Bestimmung von FSH i. S. am Ende der 7-Tage-Placebo-Woche im Abstand von 6 bis 8 Wochen; liegt FSH i. S. beide Male > 30 IE/l, kann die Kontrazeption abgesetzt werden. Liegt mindestens 1× FSH i. S. > 30 IE/l, dann muss während eines Jahres nichthormonal oder mit reinen Progestinpräparaten verhütet werden, bevor FSH i. S. erneut überprüft wird. Falsch-negative Ergebnisse können bereits nach 7 Tagen auftreten und erfordern unter Umständen ein 14-tägiges hormonfreies Intervall oder eine längere Zeit, um den Test zu wiederholen, wenn die Frau in der Lage ist, eine zuverlässige Ersatzmethode anzuwenden. Die NAMS gibt an, dass Frauen, die eine kombinierte hormonale Kontrazeption anwenden, diese bis zum Alter von 55 Jahren fortführen können, wenn keine Kontraindikationen vorliegen.

Literatur

1. Chandra, A., C.E. Copen, and E.H. Stephen, *Infertility and impaired fecundity in the United States, 1982–2010: data from the National Survey of Family Growth.* Natl Health Stat Report, 2013(67): p. 1–18, 1 p following 19.
2. Finer, L.B. and M.R. Zolna, *Unintended pregnancy in the United States: incidence and disparities, 2006.* Contraception, 2011. **84**(5): p. 478–85.
3. Antinori, S., et al., *Obstetric and prenatal outcome in menopausal women: a 12-year clinical study.* Reprod Biomed Online, 2003. **6**(2): p. 257–61.
4. Organization, W.H. *Medical eligibility criteria for contraceptive use.* 2015.
5. Lopez, L.M., et al., *Skin patch and vaginal ring versus combined oral contraceptives for contraception.* Cochrane Database Syst Rev, 2013. **2013**(4): p. CD003552.
6. Anderson, F.A., et al., *A population-based perspective of the hospital incidence and case-fatality rates of deep vein thrombosis and pulmonary embolism. The Worcester DVT Study.* Arch Intern Med, 1991. **151**(5): p. 933–8.
7. Sugiura, K., T. Kobayashi, and T. Ojima, *Risks of thromboembolism associated with hormonal contraceptives related to body mass index and aging in Japanese women.* Thromb Res, 2016. **137**: p. 11–16.
8. Lidegaard, Ø., et al., *Risk of venous thromboembolism from use of oral contraceptives containing different progestogens and oestrogen doses: Danish cohort study, 2001-9.* BMJ, 2011. **343**: p. d6423.
9. Weill, A., et al., *Low dose oestrogen combined oral contraception and risk of pulmonary embolism, stroke, and myocardial infarction in five million French women: cohort study.* BMJ, 2016. **353**: p. i2002.
10. Roach, R.E., et al., *Combined oral contraceptives: the risk of myocardial infarction and ischemic stroke.* Cochrane Database Syst Rev, 2015. **2015**(8): p. CD011054.
11. Dinger, J., S. Möhner, and K. Heinemann, *Combined oral contraceptives containing dienogest and estradiol valerate may carry a lower risk of venous and arterial thromboembolism compared to conventional preparations: results from the extended INAS-SCORE study.* Front Womens Health. 2020. **5**(1).
12. Bauerfeind, A., et al., *Venous Thromboembolic Risk of Estradiol Valerate-Dienogest Compared with Ethinyl Estradiol-Levonorgestrel Combined Oral Contraceptives.* Obstet Gynecol, 2024. **143**(3): p. 431–434.
13. Reed, S., et al., *Prospective controlled cohort study on the safety of a monophasic oral contraceptive containing nomegestrol acetate (2.5 mg) and 17β-oestradiol (1.5 mg) (PRO-E2 study): risk of venous and arterial thromboembolism.* Eur J Contracept Reprod Health Care, 2021. **26**(6): p. 439–446.
14. von Stockum, S., et al., *NOMAC-E2 compares to LNG combined oral contraceptives in women over forty: real-world PRO-E2 study.* Gynecol Endocrinol, 2023: p. 1–5.
15. Gemzell-Danielsson, K., et al., *Estetrol-Drospirenone combination oral contraceptive: a clinical study of contraceptive efficacy, bleeding pattern and safety in Europe and Russia.* BJOG, 2022. **129**(1): p. 63–71.
16. Nappi, C., et al., *Hormonal contraception and bone metabolism: a systematic review.* Contraception, 2012. **86**(6): p. 606–21.
17. Palacios, S., E. Colli, and P.A. Regidor, *A multicenter, double-blind, randomized trial on the bleeding profile of a drospirenone-only pill 4 mg over nine cycles in comparison with desogestrel 0.075 mg.* Arch Gynecol Obstet, 2019. **300**(6): p. 1805–1812.
18. Briggs, P., et al., *Continuation rates, bleeding profile acceptability, and satisfaction of women using an oral contraceptive pill containing estradiol valerate and dienogest versus a progestogen-only pill after switching from an ethinylestradiol-containing pill in a real-life setting: results of the CONTENT study.* Int J Womens Health, 2016. **8**: p. 477–487.
19. Chiara Del Savio, M., et al., *Drospirenone 4 mg-only pill (DOP) in 24 + 4 regimen: a new option for oral contraception.* Expert Rev Clin Pharmacol, 2020. **13**(7): p. 685–694.

20. Casey, P.M., et al., *Bleeding related to etonogestrel subdermal implant in a US population.* Contraception, 2011. **83**(5): p. 426–30.
21. Bateson, D. and K. McNamee, *Perimenopausal contraception: A practice-based approach.* Aust Fam Physician, 2017. **46**(6): p. 372–377.
22. Lopez, L.M., et al., *Steroidal contraceptives: effect on bone fractures in women.* Cochrane Database Syst Rev, 2014(6): p. CD006033.
23. Xu, H., et al., *Contraceptive failure rates of etonogestrel subdermal implants in overweight and obese women.* Obstet Gynecol, 2012. **120**(1): p. 21–6.
24. Yoo, H.J., et al., *The efficacy of the levonorgestrel-releasing intrauterine system in perimenopausal women with menorrhagia or dysmenorrhea.* Arch Gynecol Obstet, 2012. **285**(1): p. 161–6.
25. Küçük, T. and K. Ertan, *Continuous oral or intramuscular medroxyprogesterone acetate versus the levonorgestrel releasing intrauterine system in the treatment of perimenopausal menorrhagia: a randomized, prospective, controlled clinical trial in female smokers.* Clin Exp Obstet Gynecol, 2008. **35**(1): p. 57–60.
26. Kaunitz, A.M., et al., *Levonorgestrel-releasing intrauterine system and endometrial ablation in heavy menstrual bleeding: a systematic review and meta-analysis.* Obstet Gynecol, 2009. **113**(5): p. 1104–1116.
27. Depypere, H. and P. Inki, *The levonorgestrel-releasing intrauterine system for endometrial protection during estrogen replacement therapy: a clinical review.* Climacteric, 2015. **18**(4): p. 470–82.
28. Napolitano, A., et al., *Body composition and resting metabolic rate of perimenopausal women using continuous progestogen contraception.* Eur J Contracept Reprod Health Care, 2016. **21**(2): p. 168–75.
29. Zürcher, A., et al., *Influence of the levonorgestrel-releasing intrauterine system on the risk of breast cancer: a systematic review.* Arch Gynecol Obstet, 2022.
30. Birkhäuser, M., et al., *Zürcher Gesprächskreis. Kontrazeption und Knochen.* Frauenarzt, 2013. **54**(1): p. 34–41.
31. Birkhäuser, M., et al., *Zürcher Gesprächskreis. Hormonale Kontrazeption in der Perimenopause.* Frauenarzt, 2012. **53**(10): p. 974–977.
32. Inal, M.M., et al., *Effect of the subdermal contraceptive etonogestrel implant (Implanon) on biochemical and hormonal parameters (three years follow-up).* Eur J Contracept Reprod Health Care, 2008. **13**(3): p. 238–42.
33. Halmesmäki, K., et al., *A randomized controlled trial of hysterectomy or levonorgestrel-releasing intrauterine system in the treatment of menorrhagia-effect on FSH levels and menopausal symptoms.* Hum Reprod, 2004. **19**(2): p. 378–82.
34. Baldwin, M.K. and J.T. Jensen, *Contraception during the perimenopause.* Maturitas, 2013. **76**(3): p. 235–42.
35. Juliato, C.T., et al., *Usefulness of FSH measurements for determining menopause in long-term users of depot medroxyprogesterone acetate over 40 years of age.* Contraception, 2007. **76**(4): p. 282–6.
36. Unit, F.o.F.P.a.R.H.C.C.E., *FFPRHC Guidance (January 2005) contraception for women aged over 40 years.* J Fam Plann Reprod Health Care, 2005. **31**(1): p. 51–63; quiz 63–4.

Der hormonbefreite Gast – Gynäkologische Malignome

7

Inhaltsverzeichnis

7.1 Epidemiologie 223
7.2 Prävention chronischer nichtübertragbarer Erkrankungen 224
7.3 Hormonersatztherapie nach gynäkologischen Malignomen 226
7.4 Sondersituationen beim Mammakarzinom: Das AI-assoziierte
    muskuloskelettale Syndrom (AIMSS) 230
Literatur 230

Wenn Sie einen „hormonbefreiten" Gast einladen, müssen Sie besonders auf die Zusammensetzung des Menüs achten. Denn alle Zutaten mit Sexualhormonen dürfen nur in Ausnahmefällen eingesetzt werden. Und gleichzeitig möchten Sie ja, dass Ihr Gast – Ihre Patientin – satt wird. Und das ist oft eine Herausforderung der Kochkünste.

7.1 Epidemiologie

Die zehn häufigsten Malignome bei Frauen weltweit sind in absteigender Häufigkeit das Mamma-, Bronchial-, Kolon-, Cervix-, Schilddrüsen-, Endometrium-, Magen-, Ovarial- und Leberzellkarzinom, gefolgt vom Non-Hodgkin-Lymphom (Quelle: Statista 2024) [1]. Somit fallen 40 % der Malignome in „unser" Fachgebiet. Aber auch die onkologische Therapie anderer Malignome kann die ovarielle Funktion negativ beeinflussen und somit uns Gastgeber – Gynäkologen/Gynäkologinnen – auf den Plan rufen.

7.2 Prävention chronischer nichtübertragbarer Erkrankungen

Die onkologische Therapie einiger Malignome ist mit dem Verlust der Sexualhormone verbunden, z. B. durch die operative Entfernung der Ovarien, Chemotherapie oder Radiatio des kleinen Beckens. Beim Hormonrezeptor-positiven Mammakarzinom wird meist zusätzlich eine mehrjährige antiöstrogene Therapie mit z. B. Gonadotropin-Releasing-Hormon-Analoga (GnRH-A), Tamoxifen (TAM) und/oder Aromataseinhibitoren (AI) durchgeführt. Neben den typischen akuten menopausalen Beschwerden hat der Sexualsteroidmangel langfristige Folgen, das heißt, das Risiko für diverse chronische nichtübertragbare Erkrankungen (NCD) steigt an. In einer retrospektiven Kohortenstudie wurden ca. 85.000 Frauen mit neu diagnostiziertem Mammakarzinom mit über einer Million altersgleichen Kontrollen verglichen [2]. Frauen, die an Brustkrebs erkrankt waren, hatten ein signifikant erhöhtes Risiko für Leukämie, Endometriumkarzinom, Myelom, Kardiomyopathie, Osteoporose, Lungenfibrose, Hypothyreose, Typ 2 Diabetes mellitus (T2DM) und Dyslipidämie. Das Risiko blieb auch noch mehr als fünf Jahre nach der Erstdiagnose signifikant erhöht.

7.2.1 Knochengesundheit

Im Jahr 2021 wurde die Leitlinie für das Management des durch Antiöstrogene induzierten Knochenverlusts bei Frauen mit Brustkrebs im Frühstadium aktualisiert (Abb. 7.1) [3]. Da es nicht für jede onkologische Erkrankung mit funktionellem Ovarverlust eine Leitlinie zum Management der Knochengesundheit gibt, empfiehlt es sich, in solchen Situationen analog vorzugehen.

7.2.2 Herz-Kreislauf-Gesundheit

Im Jahr 2022 hat die Arbeitsgruppe Onko-Kardiologie der Europäischen Gesellschaft für Kardiologie federführend eine Leitlinie zum Management der Herzgesundheit bei Krebserkrankten publiziert [4]. Ein kardiologisches Assessment inkl. ggf. einer Therapie wird demnach bei Erstdiagnose des Malignoms, während und ein Jahr nach der onkologischen Behandlung sowie fortlaufend je nach Risikoprofil (niedrig, moderat, hoch/sehr hoch) für kardiovaskuläre Ereignisse empfohlen.

7.2.3 Kognitive Gesundheit

Kognitive Funktionsstörungen können bei verschiedenen Malignomen zum Zeitpunkt der Diagnose auftreten und reichen von bis zu 90 % bei Patienten mit einem Hirntumor über 20–30 % bei Patienten mit Leukämie bis zu 17–75 % bei Frauen mit Brustkrebs. Anders als bei den Themen Knochen- und Herz-Kreislauf-Gesundheit

7.2 Prävention chronischer nichtübertragbarer Erkrankungen

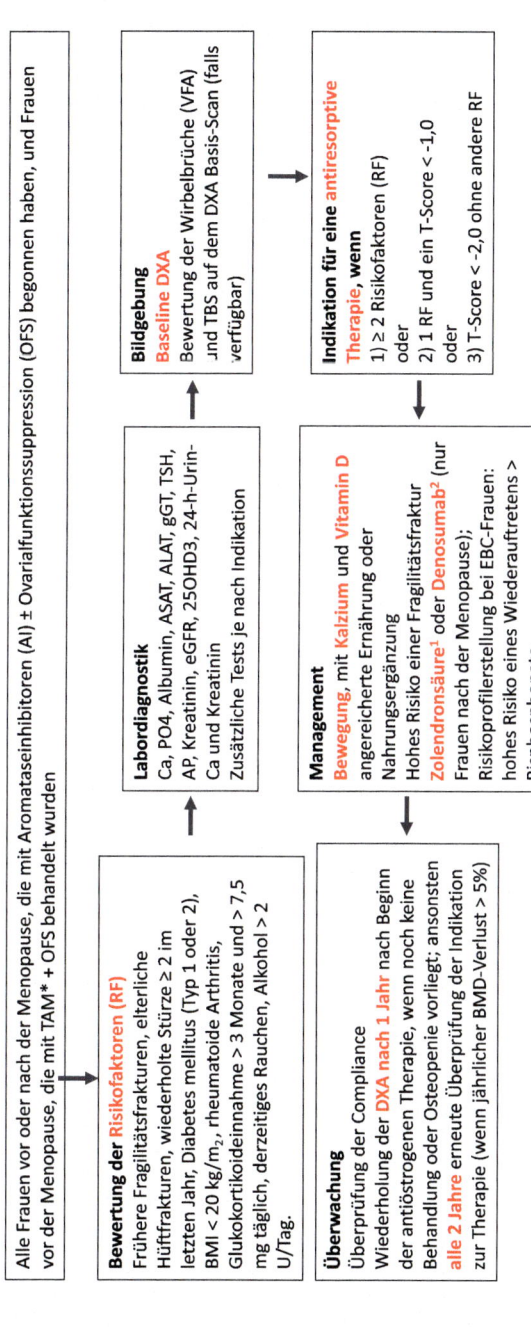

Abb. 7.1 Managementalgorithmus für Frauen mit Brustkrebs im Frühstadium unter adjuvanter endokriner Therapie [3]. Abkürzungen: AI = Aromataseinhibitor, ALAT = Alanin-Aminotransferase, AP = Alkalische Phosphatase, ASAT = Aspartat-Aminotransferase, BMD = Bone Mineral Density, BMI = Body-Mass-Index, Ca = Kalzium, Dmab = Denosumab, DXA = Dual-energy X-ray Absorptiometry, eGFR = estimated Glomerular Filtration Rate, gGT = Gammaglutamyltransferase, OFS = Unterdrückung der Eierstockfunktion, PO_4 = Phosphat, RF = Risikofaktor, TBS = Trabecular Bone Score, TSH = Thyreoidea-stimulierendes Hormon, VFA = Vertebral Fracture Assessment, ZOL = Zolendronsäure, 25OHD3 = 15-Hydroxy-Vitamin D3

gehört eine routinemäßige Beurteilung der kognitiven Funktion (entweder vor oder nach der onkologischen Behandlung) nicht zur klinischen Routine und ist Patienten/Patientinnen vorbehalten, bei denen sich die kognitive Beeinträchtigung negativ auf die Lebensqualität oder die funktionelle Leistungsfähigkeit auswirkt. Die American Cancer Society/American Society of Clinical Oncology Breast Cancer Survivorship Care Guideline empfiehlt, dass Ärzte/Ärztinnen in der Primärversorgung (a) Patientinnen fragen sollten, ob sie kognitive Schwierigkeiten haben, (b) nach reversiblen Faktoren für kognitive Beeinträchtigungen suchen und diese, wenn möglich, optimal behandeln sollten und (c) Patientinnen mit Anzeichen für kognitive Beeinträchtigungen zur neurokognitiven Beurteilung und Rehabilitation überweisen sollten. Bei Krebserkrankten, die nach Abschluss der onkologischen Therapie über anhaltende kognitive Probleme berichten, führt eine Kombination aus verhaltenstherapeutischen und pharmakologischen Behandlungen (z. B. ZNS-Stimulanzien, Antidementiva oder Antidepressiva) wahrscheinlich zu einer Verbesserung der kognitiven Funktionen und einer wahrgenommenen Verbesserung der Lebensqualität. Daneben sollte die Optimierung veränderbarer Faktoren (z. B. besserer Schlaf, regelmäßige Bewegung, gute Ernährung, Stressabbau) angestrebt werden. Psychoedukation kann dazu beitragen, den affektiven Zustand zu verbessern und Bewältigungsstrategien zu entwickeln [5].

> **Übersicht**
> Bei onkologischen Therapien an die potenziellen Langzeitfolgen eines Sexualhormonmangels denken:
>
> - Knochengesundheit: routinemäßige Zuweisung an ein Zentrum für Osteoporose
> - Herz-Kreislauf-Gesundheit: routinemäßige Zuweisung an die Onko-Kardiologie
> - Kognitive Gesundheit: Erfragen von kognitiven Symptomen und ggf. Zuweisung an die Neurologie und/oder Psychiatrie (Memory Clinic)

7.3 Hormonersatztherapie nach gynäkologischen Malignomen

Auch wenn die wissenschaftliche Datenlage zu vaginalen (lokalen) Östrogenen bei Frauen mit hormonabhängigem Tumor und Genitourinärem Menopausensyndrom (GSM) weiterhin bemängelt wird, so gilt bei unzureichender Wirksamkeit nichthormoneller vaginaler Präparate inzwischen die Gabe von ultraniedrigdosiertem vaginalen Östriol (3 × 0,03 mg/Woche) als vertretbar [6]. Im Gegensatz zu Europa ist vaginales DHEA à 6,5 mg in den USA und Kanada bei Mammakarzinom nicht kontraindiziert. In der sogenannten VIBRA-Studie wandten zehn Frauen mit Brustkrebs, die mit AI behandelt wurden, vaginales DHEA über sechs Monate an. Es zeigte sich eine signifikante Verbesserung der sexuellen Funktion inkl. Dyspareunie sowie der objektiven GSM-Kriterien, ohne dass sich die Hormonserumkonzentrationen veränderten [7]. Für Details möchte ich auf Abschn. 2.3, 3.3 und 4.8 verweisen. In diesem Kapitel steht die Frage im Vordergrund, inwiefern eine systemische HRT nach gynäkologischen Malignomen empfohlen werden kann. Für alle im Folgenden dargestellten Malignome gilt, dass die Datenlage insgesamt unzureichend ist und deswegen immer eine individuelle Entscheidung zusammen mit der Patientin, ihrem Onkologen oder ihrer Onkologin und uns Gynäkologen/Gynäkologinnen getroffen werden sollte. Dies gilt vor allem für Frauen nach Mamma- und Endometriumkarzinom, da diese gemäß internationalen Leitlinien und Packungsbeilagen von HRT-Präparaten eine absolute Kontraindikation für eine systemische HRT darstellen.

7.3.1 Mammakarzinom

Die Mehrzahl der Mammakarzinome ist HR-positiv und wird mit Antiöstrogenen (GnRH-A, TAM, AI) behandelt. Gemäß S3-Leitlinie ist eine HRT nach Mammakarzinom absolut kontraindiziert [6]. Diese Empfehlung beruht im Wesentlichen auf vier randomisierten Placebo-kontrollierten Studien (RCT), in denen Frauen mit Brustkrebs entweder eine HRT bzw. Tibolon oder Placebo erhielten [8]. Die HRT erhöhte das Risiko eines Mammakarzinom-Rezidivs im Vergleich zu Placebo signifikant. Bei der Subgruppenanalyse war das Risiko für ein Mammakarzinom-Rezidiv aber nur bei der Anwendung einer HRT bei Patientinnen mit HR-positiver Erkrankung signifikant erhöht, nicht aber bei Patientinnen mit HR-negativen Tumoren. Dies und die Tatsache, dass Beobachtungsstudien kein erhöhtes Rezidivrisiko zeigten und die Mammakarzinommortalität von einer HRT unbeeinflusst scheint [9, 10], haben dazu geführt, dass ein Konsortium aus mehreren internationalen Fachgesellschaften (erneut) eine systematische Literaturrecherche mit Metaanalyse von 12 Studien durchgeführt haben [11]. Die kombinierte Analyse von RCT, prospektiven und retrospektiven Studien ergab kein erhöhtes Rezidivrisiko (relatives Risiko 0,85, 95 % KI 0,54–1,33) oder Tod (relatives Risiko 0,91, 95 % KI 0,38–2,19). Die Verwendung einer HRT wurde daraufhin in vier Stufen eingeteilt: Kategorie 1 (keine Einschränkungen der Verwendung), Kategorie 2 (der Nutzen überwiegt die Risiken), Kategorie 3 (die Risiken überwiegen im Allgemeinen den Nutzen) und Kategorie 4 (HRT sollte nicht verwendet werden). Die Stärke der jeweiligen Empfehlungen basiert auf der Qualität der wissenschaftlichen Evidenz (A = hoch, B = mäßig, C = gering, D = sehr gering) (Tab. 7.1). Angesichts der kleinen Fallzahlen in den Subgruppen weisen die Autoren jedoch daraufhin, dass nach wie vor eine systemische HRT nur mit großer Vorsicht bei Frauen nach Mammakarzinom eingesetzt werden sollte. Ein individuelles Management wird empfohlen.

Tab. 7.1 Kriterien für die Anwendung einer HRT bei Frauen mit Brustkrebs, die unter menopausalen Beschwerden leiden [11]

	Östrogen-Progestogen-Therapie (EPT)	Östrogenmonotherapie (ET)	Tibolon
HR-positiver Tumor	3 B	3 C	4 A
HR-negativer Tumor	2 B	2 C	2 B

Abkürzungen: HR = Hormonrezeptor, Kategorie 1 (keine Einschränkungen der Verwendung), Kategorie 2 (der Nutzen überwiegt die Risiken), Kategorie 3 (die Risiken überwiegen im Allgemeinen den Nutzen) und Kategorie 4 (HRT sollte nicht verwendet werden), Evidenzlevel: A = hoch, B = mäßig, C = gering, D = sehr gering

	Ovarialkarzinom (OC)	Adenokarzinom der Cervix	Endometriumkarzinom
🔴	Low-grade seröses OC Granulosazelltumor		Fortgeschrittenes Stadium High-grade
🟡	Seröser Borderlinetumor (ohne Hochrisikofaktoren) Endometrioides OC		
🟢	Frühstadium, Grad 1-2, optimale OP: High-grade seröses OC (ohne Hormonrezeptorexpression) Klarzellkarzinom Muzinöses Karzinom Muzinöser Borderlinetumor (ohne Hochrisikofaktoren)	Frühstadium operiert	Frühstadium Low-grade Optimale OP

Abb. 7.2 Empfehlungen zur Kurzzeit-HRT bei Frauen, die nach einem hormonabhängigen gynäkologischen Malignom unter menopausalen Beschwerden leiden, die durch eine alternative nichthormonelle Therapie nicht ausreichend gelindert werden können [13]. Farben: Grün = HRT möglich, gelb = HRT mit Vorsicht, rot = Verzicht auf HRT

7.3.2 Endometriumkarzinom und Adenokarzinom der Cervix

Es werden 80 % der Endometriumkarzinome im Frühstadium diagnostiziert, deren 5-Jahres-Überlebensrate bei über 95 % liegt. Von den Cervixkarzinomen sind 80 % hormonunabhängige Plattenepithelkarzinome und 20 % sind Adenokarzinome. Letztere werden im Hinblick auf eine HRT-Anwendung wie ein Endometriumkarzinom angesehen. Gemäß S3-Leitlinie ist eine HRT nach Endometriumkarzinom absolut kontraindiziert [6]. Die bisher publizierten Studien zeigen allerdings kein erhöhtes Endometriumkarzinom-Rezidivrisiko nach Beginn einer HRT. Dies wurde durch ein systematisches Review mit Metaanalyse bestätigt. Die Subgruppenanalyse zeigte, dass die Rezidivsicherheit unter einer kombinierten HRT größer als unter einer Östrogenmonotherapie war [12]. Als Alternative zur kombinierten HRT kann Tibolon eingesetzt werden (Abb. 7.2).

7.3.3 Ovarialkarzinom

Ovarialkarzinome werden in epitheliale und nichtepitheliale Subtypen unterteilt. Mehr als 90 % der Ovarialkarzinome werden als epitheliales Karzinom (EOC) kategorisiert, wobei fünf Haupttypen unterschieden werden: hochgradiges seröses Ovarialkarzinom (HGSOC) (70 %), niedriggradiges seröses Ovarialkarzinom (LGSOC) (< 5 %), muzinöses (3 %), endometrioides (10 %) und klarzelliges Karzinom (CCC) (10 %). Somit sind etwa 10 % aller Ovarialkarzinome nichtepitheliale Ovarialkarzinome (NEOC). Die beiden am häufigsten diagnostizierten NEOC sind Keimzelltumore (GCT) und Keimstrang-Stromazelltumore (SCST). Borderline-Ovarialtumore (BOT) sind Tumore mit geringem Malignitätspotenzial, die 10–20 % aller epithelialen Tumore des Eierstocks ausmachen. Die wichtigsten histologischen BOT-Formen sind serös und muzinös. In einem Review aus dem Jahr 2024 wurde die wissenschaftliche Evidenz zum Einfluss einer HRT auf das Rezidivrisiko und Gesamtüberleben nach Ovarialkarzinom analysiert [13]. Im Allgemeinen zeigen die Ergebnisse bisheriger Studien keine negativen Auswirkungen der HRT auf das Rezidivrisiko und das Gesamtüberleben. Im Gegenteil, in einigen Studien war das Gesamtüberleben bei längerer HRT-Behandlungsdauer sogar verbessert. Im Hinblick auf die histologische Klassifizierung zeigen die meisten Metaanalysen zwar keine signifikanten Unterschiede, doch wird in den meisten vorsichtshalber von einer HRT bei LGSOC und Granulosazelltumoren (GrCT) abgeraten. Auch bei endometrioiden EOC mit positiver HR-Expression ist aus theoretischen Überlegungen heraus Vorsicht geboten. HGSOC gelten nicht als überwiegend östrogenabhängig, sodass eine HRT verabreicht werden kann, ebenso bei muzinösen und CCC-Subtypen. Die bisherigen Studien weisen eine hohe Heterogenität hinsichtlich HRT-Beginn nach Operation, -Regime und -Dauer (< bzw. ≥ 5 Jahre) auf, sodass keine allgemeingültigen Empfehlungen abgeleitet werden können. Insbesondere Daten über verschiedene histologische Subtypen, molekulare Charakterisierungen, HR-Expression und andere genetische Merkmale sind selten und uneinheitlich. Bei BOT sollten bei der Entscheidung für oder gegen eine HRT zusätzliche histologische Risikomerkmale miteinbezogen werden. Bei einem serösen BOT mit histologischen Hochrisikomerkmalen wie mikropapillären Mustern, stromaler Mikroinvasion oder Peritonealimplantaten ist das Risiko für ein hormonsensitives Rezidiv erhöht. Daher sollte nach schwerem BOT mit diesen Hochrisikofaktoren eine HRT nur nach Einzelfallentscheidung erwogen werden. Bei Frauen, die zuvor wegen muzinöser und seröser BOT ohne histologische Hochrisikokriterien behandelt wurden, kann die HRT jedoch ohne Einschränkungen verschrieben werden (Abb. 7.2).

7.3.4 Vulva- und Vaginalkarzinom sowie Plattenepithelkarzinom der Cervix

Diese Malignome sind nicht hormonabhängig. Eine systemische HRT kann gemäß den üblichen Kriterien verabreicht werden.

7.4 Sondersituationen beim Mammakarzinom: Das AI-assoziierte muskuloskelettale Syndrom (AIMSS)

Zu den Nebenwirkungen von AI zählen Arthralgien, also Gelenkschmerzen an Händen, Handgelenken, Knien, unterem Rücken, Hüften, Schultern und Füßen, wobei die Finger am häufigsten betroffen sind. Daneben können auch Morgensteifigkeit und verminderte Griffstärke auftreten. Nach Beginn der AI-Therapie dauert es im Mittel bis zum Auftreten der Symptome 1,6 Monate. Der maximale Schweregrad wird etwa nach sechs Monaten erreicht. Dieses sogenannte „Aromataseinhibitor-assoziierte muskuloskelettale Syndrom" (AIMSS) ist eine häufige Ursache für einen vorzeitigen Therapieabbruch. Neben dem Östrogenmangel wurden einige Risikofaktoren für die Entwicklung eines AIMSS identifiziert: Menopause vor ≤ 5 Jahren, Taxan-basierte Chemotherapie, Übergewicht und eine Vorgeschichte mit Arthrose oder Osteoporose. Bisher gibt es keine standardisierten Leitlinien oder allgemein anerkannten Behandlungsmethoden für das AIMSS. Folgende Therapieansätze wurden bisher erfolgreich in Studien untersucht [14]:

- Glucosaminsulfat (1500 mg/Tag) und Chondroitinsulfat (1200 mg/Tag) während 6 Monaten [15]
- Vitamin D (50.000 IE/Woche) während 2–4 Monaten (Dauer in Abhängigkeit von der 25OHD3-Serumkonzentration bei Baseline), gefolgt von Vitamin D 50.000 IE/Monat während insgesamt 6 Monaten [16]
- Sublinguales Vitamin B12 (2500 mcg/Tag) während 3 Monaten [17]
- Furosemid 20 mg und Spironolacton 50 mg alle zwei Tage während 4 Wochen [18]
- Duloxetin 30 mg/Tag während einer Woche, dann 60 mg/Tag während 11 Wochen [19]
- Prednisolon (5 mg/Tag) während einer Woche [20]
- Akupunktur [21]
- Wechsel zwischen verschiedenen AI oder Wechsel von AI auf TAM (durch die Onkologie) [22]

Literatur

1. https://de.statista.com/.
2. Kang, D., et al., *Temporal patterns of chronic disease incidence after breast cancer: a nationwide population-based cohort study.* Sci Rep, 2022. **12**(1): p. 5489.
3. Waqas, K., et al., *Updated guidance on the management of cancer treatment-induced bone loss (CTIBL) in pre- and postmenopausal women with early-stage breast cancer.* J Bone Oncol, 2021. **28**: p. 100355.
4. Lyon, A.R., et al., *2022 ESC Guidelines on cardio-oncology developed in collaboration with the European Hematology Association (EHA), the European Society for Therapeutic Radiology and Oncology (ESTRO) and the International Cardio-Oncology Society (IC-OS).* Eur Heart J, 2022. **43**(41): p 4229–4361.
5. Országhová, Z., M. Mego, and M. Chovanec, *Long-Term Cognitive Dysfunction in Cancer Survivors.* Front Mol Biosci, 2021. **8**: p. 770413.

6. Inwald, E.C., et al., *Perimenopause and Postmenopause – Diagnosis and Interventions. Guideline of the DGGG and OEGGG (S3-Level, AWMF Registry Number 015-062, September 2020).* Geburtshilfe Frauenheilkd, 2021. **81**(6): p. 612–636.
7. Mension, E., et al., *Safety of prasterone in breast cancer survivors treated with aromatase inhibitors: the VIBRA pilot study.* Climacteric, 2022. **25**(5): p. 476–482.
8. Poggio, F., et al., *Safety of systemic hormone replacement therapy in breast cancer survivors: a systematic review and meta-analysis.* Breast Cancer Res Treat, 2022. **191**(2): p. 269–275.
9. Mudhune, G.H., M. Armour, and K.A. McBride, *Safety of menopausal hormone therapy in breast cancer survivors older than fifty at diagnosis: A systematic review and meta-analysis.* Breast, 2019. **47**: p. 43–55.
10. Bluming, A.Z., *Safety of systemic hormone replacement therapy in breast cancer survivors.* Breast Cancer Res Treat, 2022. **191**(3): p. 685–686.
11. Coronado, P.J., et al., *Eligibility criteria for using menopausal hormone therapy in breast cancer survivors: a safety report based on a systematic review and meta-analysis.* Menopause, 2024. **31**(3): p. 234–242.
12. Londero, A.P., et al., *Hormone Replacement Therapy in Endometrial Cancer Survivors: A Meta-Analysis.* J Clin Med, 2021. **10**(14).
13. Villa, P., et al., *Hormone Replacement Therapy in Post-Menopause Hormone-Dependent Gynecological Cancer Patients: A Narrative Review.* J Clin Med, 2024. **13**(5).
14. Grigorian, N. and S.J. Baumrucker, *Aromatase inhibitor-associated musculoskeletal pain: An overview of pathophysiology and treatment modalities.* SAGE Open Med, 2022. **10**: p. 20503121221078722.
15. Greenlee, H., et al., *Phase II study of glucosamine with chondroitin on aromatase inhibitor-associated joint symptoms in women with breast cancer.* Support Care Cancer, 2013. **21**(4): p. 1077–87.
16. Rastelli, A.L., et al., *Vitamin D and aromatase inhibitor-induced musculoskeletal symptoms (AIMSS): a phase II, double-blind, placebo-controlled, randomized trial.* Breast Cancer Res Treat, 2011. **129**(1): p. 107–16.
17. Campbell, A., et al., *Single arm phase II study of oral vitamin B12 for the treatment of musculoskeletal symptoms associated with aromatase inhibitors in women with early stage breast cancer.* Breast J, 2018. **24**(3): p. 260–268.
18. Alhanafy, A.M., A. Labeeb, and A. Khalil, *The Role of Diuretics in Treatment of Aromatase Inhibitors Induced Musculoskeletal Symptoms in Women with Non Metastatic Breast Cancer.* Asian Pac J Cancer Prev, 2018. **19**(12): p. 3525–3531.
19. Henry, N.L., et al., *Randomized, Multicenter, Placebo-Controlled Clinical Trial of Duloxetine Versus Placebo for Aromatase Inhibitor-Associated Arthralgias in Early-Stage Breast Cancer: SWOG S1202.* J Clin Oncol, 2018. **36**(4): p. 326–332.
20. Kubo, M., et al., *Short-term and low-dose prednisolone administration reduces aromatase inhibitor-induced arthralgia in patients with breast cancer.* Anticancer Res, 2012. **32**(6): p. 2331–6.
21. Chen, L., et al., *Effect of acupuncture on aromatase inhibitor-induced arthralgia in patients with breast cancer: A meta-analysis of randomized controlled trials.* Breast, 2017. **33**: p. 132–138.
22. Marsden, J., et al., *British Menopause Society consensus statement on the management of estrogen deficiency symptoms, arthralgia and menopause diagnosis in women treated for early breast cancer.* Post Reprod Health, 2019. **25**(1): p. 21–32.

Gerichte für besondere Gäste – HRT bei Komorbiditäten

8

Inhaltsverzeichnis

8.1	Adipositas	234
8.2	Aortenaneurysma	236
8.3	Apoplex	237
8.4	Arterielle Hypertonie	238
8.5	Asthma bronchiale	240
8.6	Bronchialkarzinom	242
8.7	Chronisch-entzündliche Darmerkrankung	243
8.8	Chronische Nierenerkrankung	245
8.9	Cholelithiasis	247
8.10	Diabetes mellitus	248
8.11	Dyslipidämie (*Syn.* Hyperlipoproteinämie)	251
8.12	Fibromyalgie-Syndrom	254
8.13	Hepatitis (chronisch)	255
8.14	Kolorektales Karzinom	257
8.15	Koronare Herzkrankheit und Herzinfarkt	258
8.16	Lebertumoren (gutartig)	260
8.17	Meningeom	261
8.18	Migräne und Kopfschmerzen	262
8.19	Nichtalkoholische Fettlebererkrankung	264
8.20	Obstruktives Schlafapnoesyndrom	265
8.21	Rheumatoide Arthritis	266
8.22	Systemischer Lupus Erythematodes	267
8.23	Tiefe Venenthrombose	269
	Literatur	271

© Der/die Autor(en), exklusiv lizenziert an Springer-Verlag GmbH, DE, ein Teil von Springer Nature 2025
P. Stute, *Management der Menopause*, https://doi.org/10.1007/978-3-662-70494-3_8

Manchmal steht man als Gastgeber/-in vor echten Herausforderungen. Wenn einer oder gleich mehrere Gäste mit diversen „Zipperlein" (Komorbiditäten) erwartet werden und Sie eigentlich ein Mehrgänge-Menü mit hormonellen Zutaten geplant hatten, stellt sich die Frage, ob Sie ein neues Menü zusammenstellen müssen oder ob alle Gäste wohl mitessen dürfen.

In diesem Kapitel geht es somit ganz konkret um die Frage, ob bei der jeweiligen Vorerkrankung eine HRT möglich ist – oder nicht. Wenn immer möglich, zitiere ich ein Positionspapier internationaler Fachgesellschaften, das 2022 publiziert wurde [1]. Hierin wird die Verwendung einer HRT in vier Kategorien eingeteilt: Kategorie 1 (keine Einschränkungen der Verwendung), Kategorie 2 (der Nutzen überwiegt die Risiken), Kategorie 3 (die Risiken überwiegen im Allgemeinen den Nutzen) und Kategorie 4 (HRT sollte nicht verwendet werden). Die Stärke der jeweiligen Empfehlungen basiert auf der Qualität der wissenschaftlichen Evidenz (A = hoch, B = mäßig, C = gering, D = sehr gering). Damit Sie nicht lang im Gedächtnis nach der genauen Definition der Krankheitsbilder fahnden müssen, habe ich – „Herold Innere Medizin" [2] sei Dank – jeweils die wichtigsten Aspekte kurz zusammengefasst.

8.1 Adipositas

8.1.1 Definition

Anteil der Fettmasse am Körpergewicht bei Frauen > 30 %. Durch den Body-Mass-Index (BMI) wird die Fettmasse indirekt geschätzt (Tab. 8.1).

8.1.2 Ätiologie und Risikofaktoren

In ca. 95 % liegt eine primäre, in ca. 5 % eine sekundäre Adipositas vor. Ursachen der primären Adipositas sind vor allem Überernährung, körperliche Inaktivität, psychische und selten genetische Faktoren (ca. 5 %). Zu den Gründen einer sekundären Adipositas zählen hormonelle Erkrankungen (z. B. M. Cushing, Hypothyreose) und zentrale Ursachen (z. B. Gehirntumore inkl. deren Operation, Bestrahlung).

Tab. 8.1 Gewichtsklassifikation

Gewichtsklassifikation (Europa, USA)	BMI [kg/m^2]
Normalgewicht	18,5–24,9
Übergewicht	25,0–29,9
Adipositas Grad 1	30,0–34,9
Adipositas Grad 2	35,0–39,9
Adipositas Grad 3	≥ 40

Abkürzungen: BMI = Body-Mass-Index

8.1.3 Klinik und Komplikationen

Zu den Symptomen einer Adipositas zählen unter anderem eine verminderte körperliche Belastbarkeit, Hyperhidrosis, Arthralgien und psychische Beeinträchtigung. Die Anzahl möglicher Komplikationen ist hoch. Im Vordergrund stehen das Metabolische Syndrom (MetS), die nichtalkoholische Steatohepatitis (NASH), kardiovaskuläre Erkrankungen, Typ 2 Diabetes mellitus (T2DM), Malignome, obstruktives Schlafapnoesyndrom (OSAS) und Arthrose.

8.1.4 HRT bei Adipositas

Entgegen der häufigen Befürchtung von Frauen hat eine HRT keinen Einfluss auf das Körpergewicht bzw. den BMI [3]. Ganz im Gegenteil kann eine HRT sogar dazu beitragen, dass die sonst mit der Peri- und Postmenopause assoziierte Ansammlung von Bauchfett und Gewichtszunahme verhindert wird. Bei der Anwendung einer kombinierten bioidentischen HRT (Östradiol [E2], mikronisiertes Progesteron [MP]) bei normalgewichtigen postmenopausalen Frauen sinkt entweder das Körpergewicht oder bleibt unbeeinflusst. Bei übergewichtigen postmenopausalen Frauen ändert sich der BMI unter einer bioidentischen HRT nicht [4]. Aufgrund des erhöhten Risikos für kardiovaskuläre Erkrankungen wird bei adipösen Frauen eine transdermale Östrogentherapie empfohlen [1]. Bei Kombinationstherapien sollte ein stoffwechselneutrales Gestagen (Dydrogesteron [DYD] oder MP) bevorzugt werden [5–8] (Tab. 8.2).

Tab. 8.2 Kriterien für die Anwendung einer HRT bei Frauen mit Übergewicht und Adipositas, die unter menopausalen Beschwerden leiden [1]

	Östrogen-Progestagen-Therapie (EPT)		Östrogenmonotherapie (ET)		Tibolon	Vaginale Östrogene/ vaginales DHEA	Kommentar
	oral	transdermal	oral	transdermal			
BMI 25–30 kg/m²	2 B	1 B	2 B	1 B	NA	1 D	
BMI > 30 kg/m²	3 B	2 B	3 B	2 B	NA	1 D	Keine Daten zu Frauen mit BMI > 35.

Abkürzungen: BMI = Body-Mass-Index, DHEA = Dehydroepiandrosteron, NA = not applicable, Kategorie 1 (keine Einschränkungen der Verwendung), Kategorie 2 (der Nutzen überwiegt die Risiken), Kategorie 3 (die Risiken überwiegen im Allgemeinen den Nutzen) und Kategorie 4 (HRT sollte nicht verwendet werden), Evidenzlevel: A = hoch, B = mäßig, C = gering, D = sehr gering

8.2 Aortenaneurysma

8.2.1 Definition

Es werden im Wesentlichen ein abdominales Aortenaneurysma (Durchmesser der infrarenalen Aorta ≥ 3 cm) und ein thorakales Aortenaneurysma (Durchmesser der Aorta ascendens > 4 cm) unterschieden.

8.2.2 Ätiologie und Risikofaktoren

Meist liegt dem Aortenaneurysma eine Arteriosklerose mit entsprechenden Risikofaktoren (vor allem arterielle Hypertonie, Rauchen) zugrunde. Daneben spielt eine positive Familienanamnese eine wichtige Rolle. Ein Aortenaneurysma ist selten angeboren.

8.2.3 Klinik und Komplikationen

Ein Aortenaneurysma ist meistens asymptomatisch (Zufallsbefund). Die gefährlichste Komplikation eines Aortenaneurysmas ist seine Ruptur (hohe Mortalität). Außerdem besteht beim thorakalen Aortenaneurysma die Gefahr einer Aortenklappeninsuffizienz sowie einer akuten Dissektion mit Ischämie der distalen Organe.

Merke: Eine Untersuchung zur Früherkennung (bildgebende Verfahren) eines abdominalen Aortenaneurysmas wird 1) bei allen Frauen mit positiver Nikotinanamnese ab 65 Jahren und 2) bei allen Erwachsenen mit positiver Familienanamnese (in jedem Alter) für ein abdominales Aortenaneurysma empfohlen.

8.2.4 HRT bei Aortenaneurysma

Frauen erkranken aufgrund des protektiven Effekts der Östrogene später und seltener als Männer an einem abdominalen Aortenaneurysma. Zwei prospektive Kohortenstudien (WHI [9] und HUNT [10]) zeigten für derzeitige HRT-Anwenderinnen eine nichtsignifikante Risikoreduktion für ein abdominales Aortenaneurysma. Unter Berücksichtigung der HRT-Anwendungsdauer war eine > 5-jährige HRT sogar mit einer signifikanten Risikoreduktion verbunden [9]. Es gibt keine Studien zur HRT nach abdominalem Aortenaneurysma. Dies liegt wahrscheinlich an der niedrigen Prävalenz bei Frauen (0,9–1,5 %) und dem Häufigkeitsgipfel im höheren Alter. In dem seltenen Fall, dass eine HRT (bei Versagen oder Ablehnung von alternativen Therapieansätzen) bei Vorliegen eines abdominalen Aortenaneurysmas in Erwägung gezogen würde, wäre eine transdermale Östrogengabe (nach Rücksprache mit den behandelnden Angiologen und Kardiologen) vorzuziehen (persönliche Einschätzung).

8.3 Apoplex

8.3.1 Definition

Primär klinisch definiertes, polyätiologisches Syndrom, das durch ein plötzlich einsetzendes, fokal-neurologisches Defizit vaskulärer Ursache gekennzeichnet ist. Unterschieden werden basierend auf der Bildgebung ein ischämischer (ca. 80 %) und ein hämorrhagischer (ca. 20 %) Apoplex.

8.3.2 Ätiologie und Risikofaktoren

Zu den Risikofaktoren des ischämischen Apoplex zählen 1) Makroangiopathie, 2) Mikroangiopathie, 3) proximale Embolien (z. B. bei Vorhofflimmern) und 4) andere Ursachen (z. B. Anti-Phospholipid-Syndrom, paradoxe Embolie bei persistierendem Foramen ovale). Beim hämorrhagischen Apoplex werden eine primäre Form – Spontanruptur eines Gefäßes – und eine sekundäre Form – Folge z. B. einer vaskulären Malformation oder Gerinnungsstörung – unterschieden.

8.3.3 Klinik und Komplikationen

Die Symptomatik wird von der Gefäßverschlusslokalisation geprägt. Leitsymptome sind motorische und sensible Halbseitensymptome, motorische und sensorische Sprachstörungen sowie Gesichtsfeldausfälle. Begleitend können vegetative Symptome, Kreislauf-, Atem- und Bewusstseinsstörungen auftreten. Bei einem Apoplex kommt es nur zu einer partiellen oder fehlenden Rückbildung der neurologischen Ausfälle. Bei einer TIA (transitorische ischämische Attacke) sind die neurologischen Ausfälle innerhalb von 24 h reversibel. Dennoch ist die TIA als ischämischer Insult zu werten und muss sofort abgeklärt und behandelt werden. Zu den möglichen Komplikationen eines Apoplex zählen Atemregulationsstörung (erhöhtes Risiko für eine Aspirationspneumonie), VTE, Re-Apoplex, Epilepsie, Depression, Stürze und Demenz. Es überleben 80 % der Betroffenen den ersten Apoplex, von denen aber nur 30 % komplett wiederhergestellt werden.

8.3.4 HRT nach Apoplex

Gemäß der aktuellen S3-Leitlinie ist eine orale, nicht aber eine transdermale HRT mit einem erhöhten Risiko für einen ischämischen Apoplex verbunden [11]. Die Risikoerhöhung gilt nicht für den hämorrhagischen Apoplex. Das erhöhte Risiko für einen ischämischen Apoplex besteht nur während der oralen HRT-Anwendung und normalisiert sich nach dem Absetzen vollkommen. Da es bisher keine ausreichenden Daten zur Sicherheit einer HRT nach ischämischen Apoplex oder TIA gibt, gelten diese weiterhin als absolute Kontraindikation. Genaugenommen ist

Tab. 8.3 Kriterien für die Anwendung einer HRT bei Frauen nach Apoplex, die unter menopausalen Beschwerden leiden [13]

	Östrogen-Progestagen-Therapie (EPT)		Östrogenmono-therapie (ET)		Tibolon	Vaginale Östrogene/ vaginales DHEA	Kommentar
	oral	transdermal	oral	transdermal			
Apoplex	3 A	3 A/2 D*	3 A	3 A/2 D*	NA	1 D	*Ausnahme: junge Frauen, deren Apoplex nicht auf Arteriosklerose zurückzuführen ist, oder nach hämorrhagischen Schlaganfällen mit normaler Koronaranamnese und ohne andere assoziierte Risikofaktoren (Diabetes mellitus, Rauchen, Bluthochdruck oder Dyslipidämie). Expertenmeinung.

Abkürzungen: DHEA = Dehydroepiandrosteron, NA = not applicable, Kategorie 1 (keine Einschränkungen der Verwendung), Kategorie 2 (der Nutzen überwiegt die Risiken), Kategorie 3 (die Risiken überwiegen im Allgemeinen den Nutzen) und Kategorie 4 (HRT sollte nicht verwendet werden), Evidenzlevel: A = hoch, B = mäßig, C = gering, D = sehr gering

die einzige Studie die US-amerikanische randomisierte, Placebo-kontrollierte Studie WEST (Women's Estrogen for Stroke Trial). Hier erhielten 664 im Durchschnitt 71-jährige postmenopausale Frauen nach ischämischen Apoplex oder TIA entweder eine niedrigdosierte orale Östrogentherapie oder Placebo. Nach einem 2,8-jährigen Follow-up war das Risiko für einen Re-Apoplex oder Tod nichtsignifikant in der HRT-Gruppe erhöht [12]. Das Konsensus-Papier internationaler Fachgesellschaften hat 2022 folgende Empfehlungen zur HRT nach Apoplex abgegeben [13] (Tab. 8.3):

8.4 Arterielle Hypertonie

8.4.1 Definition

Systolischer Blutdruck > 140 mmHg und/oder diastolischer Blutdruck > 90 mmHg (European Society of Hypertension, European Society of Cardiology).

8.4.2 Ätiologie und Risikofaktoren (Tab. 8.4)

Tab. 8.4 Ätiologie und Risikofaktoren für arterielle Hypertonie

Primäre (essenzielle) Hypertonie (ca. 90 %)	Multifaktorielle, polygene Erkrankung; begünstigende Faktoren sind Lebensstil (Alkohol, Rauchen, Bewegungsmangel), Übergewicht/Adipositas, Insulinresistenz, Stress, Alter, niedriger sozioökonomischer Status, niedrige Kalium- und Kalziumzufuhr.
Sekundäre Hypertonie (ca. 10 %)	Begleitend bzw. aufgrund von: OSAS, renale Hypertonie, endokrine Hypertonie (z. B. Hyperthyreose, M. Cushing, Phäochromozytom), Aortenisthmusstenose, SLE, Vaskulitis, Medikamente (z. B. kombinierte hormonale Kontrazeptiva, Glukokortikoide, NSAR, diverse monoklonale Antikörper), genetische Faktoren.

Abkürzungen: NSAR = Nichtsteroidale Antirheumatika, OSAS = Obstruktives Schlafapnoesyndrom, SLE = Systemischer Lupus Erythematodes

8.4.3 Klinik und Komplikationen

Oft ist die arterielle Hypertonie asymptomatisch, weshalb Blutdruckkontrollen wichtig sind. Mögliche Symptome sind frühmorgendlicher (Hinter-)Kopfschmerz, Schlafstörungen, Schwindel, Ohrensausen, Nervosität, Herzklopfen, vasomotorische Labilität und Belastungsdyspnoe. Die Anzahl möglicher Komplikationen ist hoch. Im Vordergrund stehen die hypertensive Krise (kritischer Blutdruckanstieg > 180/120 mmHg ohne Symptome eines akuten Organschadens), der hypertensive Notfall (kritischer Blutdruckanstieg > 180/120 mmHg mit vitaler Gefährdung durch Organschäden), Arteriosklerose (z. B. hypertensive Retinopathie, sonografische Verdickung der Carotis-Intima-Media-Dicke (CIMT) ≥ 0,9 mm oder Nachweis arteriosklerotischer Plaques), hypertensive Herzkrankheit, Apoplex, hypertensive Nephropathie, abdominales Aortenaneurysma, Aortendissektion und maligne Hypertonie (diastolischer Blutdruck > 120–130 mmHg, aufgehobener Tag-Nacht-Rhythmus des Blutdrucks, vaskuläre Schäden, chronische Nierenerkrankung).

Merke: Ein Screening auf arterielle Hypertonie wird bei Erwachsenen ab 18 Jahren empfohlen; danach bei normalen Blutdruckwerten (systolisch 120–129 mmHg und/oder diastolisch 80–84 mmHg) alle 5 Jahre, bei hoch-normalen Blutdruckwerten (systolisch 130–139 mmHg und/oder diastolisch 85–89 mmHg) jährlich.

8.4.4 HRT bei arterieller Hypertonie

Bei Frauen verändert sich der Blutdruck in der Lebensmitte unterschiedlich, wobei etwa 35 % vor der Menopause einen niedrigen systolischen Blutdruck haben. Eine Analyse von vier Kohortenstudien, die die Verläufe des Blutdruckanstiegs bei > 32.000 Personen (54 % Frauen) über vier Jahrzehnte seriell untersuchte, zeigte, dass Frauen im Vergleich zu Männern einen steileren Anstieg der Blutdruckwerte haben, der bereits im 3. Lebensjahrzehnt beginnt und sich im weiteren Lebensverlauf fortsetzt [14]. Problematisch ist, dass bei Frauen im Vergleich zu Männern das kardiovaskuläre Risiko schon bei sehr viel niedrigeren Grenzwerten des systolischen Blutdrucks (z. B. schon bei 100 mmHg vs. 120 mmHg) erhöht ist. Somit könnte der Menopause-bedingte Anstieg des Blutdrucks mit einem höheren kardiovaskulären Risiko verbunden sein, selbst wenn er unterhalb der empfohlenen

Tab. 8.5 Kriterien für die Anwendung einer HRT bei Frauen mit arterieller Hypertonie, die unter menopausalen Beschwerden leiden [21]

	Östrogen-Progestagen-Therapie (EPT)		Östrogenmonotherapie (ET)		Tibolon	Vaginale Östrogene/ vaginales DHEA	Kommentar
	oral	transdermal	oral	transdermal			
Arterielle Hypertonie	2 B/1 A*	2 B	2 B/1 B **	2 B	2 B	1 D***	*Kombination E2 + DRSP **Kombination E2 + NET

Abkürzungen: DHEA = Dehydroepiandrosteron, DRSP = Drospirenon, E2 = Östradiol, NET = Norethisteron, Kategorie 1 (keine Einschränkungen der Verwendung), Kategorie 2 (der Nutzen überwiegt die Risiken), Kategorie 3 (die Risiken überwiegen im Allgemeinen den Nutzen) und Kategorie 4 (HRT sollte nicht verwendet werden), Evidenzlevel: A = hoch, B = mäßig, C = gering, D = sehr gering, *** = Es gibt keine qualitativ hochwertigen Studien, die sich mit der lokalen Verabreichung von Östrogenen oder DHEA und den untersuchten Komorbiditäten befassen. Somit basiert die Empfehlung auf Expertenmeinung.

Therapieschwelle liegt. Die meisten Studien berichten von einem neutralen oder senkenden Effekt einer HRT auf den Blutdruck [15, 16]. In einer Metaanalyse aus dem Jahr 2024 wurde der Einfluss verschiedener Östrogen- und Progestagentypen auf den Blutdruck untersucht [17]. Während unter einer kombinierten HRT mit konjugierten equinen Östrogenen (CEE) der Blutdruck nichtsignifikant anstieg, wurde dies nicht für die kombinierte HRT mit E2 (eher den Blutdruck senkend), E2 allein oder Tibolon beobachtet. Es gibt nur wenige Studien, die den Einfluss einer HRT auf den Blutdruck bei prävalenter arterieller Hypertonie untersucht haben. In einer Metaanalyse, die explizit verschiedene Kombinationen von oralem E2 mit Drospirenon (DRSP) bei Frauen mit prävalenter arterieller Hypertonie untersuchte, wurde eine signifikante Reduktion des systolischen und diastolischen Blutdrucks beobachtet [18]. In Bezug auf die Wahl des Progestagens deuten die meisten Daten darauf hin, dass der Blutdruck steigt, wenn synthetische Gestagene (z. B. MPA) eingesetzt werden. Dagegen scheinen MP, DYD und DRSP eine günstige oder neutrale Wirkung auf den Blutdruck zu haben [19]. Gemäß der aktuellen S3-Leitlinie sollen vaskuläre Risikofaktoren, zu denen auch die arterielle Hypertonie zählt, vor Beginn einer HRT abgeklärt und behandelt werden [20]. Das Konsensus-Papier internationaler Fachgesellschaften hat 2022 folgende Empfehlungen zur HRT bei arterieller Hypertonie abgegeben (Tab. 8.5). Wenn eine Patientin bereits Antihypertensiva anwendet und eine HRT startet, werden initiale Blutdruckkontrollen empfohlen [21].

8.5 Asthma bronchiale

8.5.1 Definition

Es gibt verschiedene Definitionen des Asthmas bronchiale. Gemäß der Deutschen Atemwegsliga ist das Asthma bronchiale durch variierende respiratorische Symptome (Luftnot, Brustenge, Giemen, Husten), Bronchialkonstriktion und/oder bronchiale Hyperreagibilität und chronische Entzündungen der Atemwege in der Regel mit strukturellen Umbauprozessen charakterisiert.

8.5.2 Ätiologie und Risikofaktoren

Es werden verschiedene ätiologische Phänotypen unterschieden. Im Vordergrund stehen das allergische (extrinsische) und das nichtallergische (intrinsische) Asthma. Das allergische Asthma wird durch allergisierende Stoffe in der Umwelt (z. B. Pollen, Tierhaare) oder in der Arbeitswelt (z. B. Mehlstaub) ausgelöst. Das nichtallergische Asthma tritt dagegen z. B. infolge von Atemwegsinfekten, gastroösophagealer Refluxkrankheit (GERD) oder Sport auf. Daneben gibt es weitere Asthma-Formen wie z. B. das Asthma bei Adipositas.

8.5.3 Klinik und Komplikationen

Leitsymptom ist eine anfallsartig auftretende Atemnot mit exspiratorischem Stridor. Daneben gibt es typische Veränderungen in der Auskultation und Perkussion, im EKG, Röntgen-Thorax, Lungenfunktionstest und Labor. Die Anzahl möglicher Komplikationen ist hoch. Im Vordergrund stehen der Status asthmaticus (β2-Adrenergika-resistenter Asthmaanfall mit vitaler Bedrohung), schweres Asthma (keine ausreichende Asthmakontrolle trotz maximaler Glukokortikoidtherapie), obstruktives Lungenemphysem, pulmonale Hypertonie mit Cor pulmonale sowie eine respiratorische Insuffizienz.

8.5.4 HRT bei Asthma bronchiale

Mit dem Beginn der Pubertät nimmt die Prävalenz des Asthma bronchiale bei Frauen zu und ist höher als bei Männern, was einen Einfluss der Sexualhormone vermuten lässt [22]. Man würde daher eine Abnahme der Asthmaprävalenz nach der Menopause erwarten. Dem widerspricht die prospektive bevölkerungsbezogene RHINE (Respiratory Health in Northern Europe)-Studie, die während eines 12-jährigen Beobachtungszeitraums für Frauen in der Peri- und Postmenopause unabhängig vom Raucherstatus ein signifikant erhöhtes Risiko für ein neu diagnostiziertes Asthma bronchiale im Vergleich zur Prämenopause gezeigt hat [23]. Für die HRT wurde in Beobachtungsstudien ebenfalls ein Anstieg der Asthmaprävalenz und der Asthmasymptome beschrieben [24]. In einer dänischen Fall-Kontroll-Registerstudie wurden > 30.000 Frauen mit und > 30.000 Frauen ohne Asthma bronchiale eingeschlossen. Das Risiko für die Erstdiagnose eines Asthmas bronchiale war bei derzeitigen HRT-Anwenderinnen signifikant erhöht. Nach Absetzen der HRT sank die Therapienotwendigkeit des Asthma bronchiale signifikant [25]. Dem steht eine prospektive Datenbankanalyse aus England gegenüber, in der der Einfluss der HRT-Anwendungsdauer bei über 30.000 peri- und postmenopausalen Asthmatikerinnen während eines 17-jährigen Beobachtungszeitraums untersucht wurde. Nur eine frühere, > 2-jährige HRT, nicht aber eine derzeitige HRT war im Vergleich zur Nichtanwendung mit einem signifikant erhöhten Risiko für eine schwere Asthma-Exazerbation assoziiert. Schlanke Frauen und Raucherinnen hatten dabei ein höheres Risiko als übergewichtige/adipöse Frauen bzw. Nichtraucherinnen [26]. Möglicherweise haben Progestagene einen protektiven Effekt, wenn sie in einer kombinierten HRT eingesetzt werden. So stieg der Bedarf an inhalativen Medikamenten bei Asthmatikerinnen unter Östrogenen an, unter der Kombination mit Progestagenen aber nicht [27]. In Anbetracht der unklaren Datenlage sollte eine an Asthma bronchiale erkrankte Frau darüber aufgeklärt werden, dass eine HRT einen ungünstigen Einfluss auf das Asthma bronchiale haben könnte.

8.6 Bronchialkarzinom

8.6.1 Definition

Das Bronchialkarzinom wird basierend auf seiner Histologie unterteilt (cave: bei jedem 3. Tumor kommen verschiedene Histologie-Anteile gleichzeitig vor): 1) Kleinzelliges Bronchialkarzinom = SCLC (small cell lung cancer) (15 %) und 2) nichtkleinzelliges Bronchialkarzinom = NSCLC (non-small cell lung cancer) (85 %) (z. B. Plattenepithelkarzinom, Adenokarzinom, großzelliges Bronchialkarzinom, sonstige Formen).

8.6.2 Ätiologie und Risikofaktoren

Die Exposition mit Karzinogenen ist der wichtigste Risikofaktor. Hierzu zählen Rauchen (pack years [PY] = Zahl der täglich gerauchten Zigarettenpackungen × Raucherjahre; 40 PY = 10-faches Krebsrisiko), berufliche Exposition (z. B. Asbest) sowie Umweltexposition (z. B. Industrie- und Verkehrsabgase, Passivrauchen). Eine genetische Disposition spielt ebenfalls eine Rolle (2- bis 3-fach erhöhtes Risiko bei erkranktem Elternteil).

8.6.3 Klinik und Komplikationen

Im Frühstadium gibt es keine typischen Symptome. Husten, Dyspnoe und Thoraxschmerzen sind unspezifische Symptome. Hämoptysen sind oft ein Spätsymptom. Asthma bronchiale und Bronchitis mit kurzer Anamnese, rezidivierende Pneumonien und sogenannte therapieresistente Erkältungskrankheiten sind bei einem Alter von über 40 Jahren immer auch karzinomverdächtig. Die 5-Jahres-Überlebensrate beträgt bei neu diagnostiziertem Bronchialkarzinom bei Frauen 21 %. Das SCLC hat die schlechteste Prognose.

Tab. 8.6 Kriterien für die Anwendung einer HRT bei Frauen nach Bronchialkarzinom, die unter menopausalen Beschwerden leiden [32]

	Östrogen-Progestagen-Therapie (EPT)		Östrogenmonotherapie (ET)		Tibolon	Vaginale Östrogene/vaginales DHEA	Kommentar
	oral	transdermal	oral	transdermal			
Bronchialkarzinom	2 C	2 C	2 C	2 C	NA	1 D	Keine Studien mit Differenzierung nach HRT-Regime.

Abkürzungen: DHEA = Dehydroepiandrosteron, NA = not applicable, Kategorie 1 (keine Einschränkungen der Verwendung), Kategorie 2 (der Nutzen überwiegt die Risiken), Kategorie 3 (die Risiken überwiegen im Allgemeinen den Nutzen) und Kategorie 4 (HRT sollte nicht verwendet werden), Evidenzlevel: A = hoch, B = mäßig, C = gering, D = sehr gering

8.6.4 HRT nach Bronchialkarzinom

Ein systematisches Review mit Metaanalyse von 13 Kohortenstudien weist auf einen schützenden Effekt einer HRT bezüglich Bronchialkarzinom hin [28]. Bezüglich Bronchialkarzinom-Mortalität gibt es jedoch unterschiedliche Angaben. So wurde einerseits ein erhöhtes Mortalitätsrisiko durch eine HRT beschrieben [29]. Dagegen kam ein anderes systematisches Review mit Metaanalyse von elf Studien zu dem Ergebnis, dass die Bronchialkarzinom-Mortalität entweder nicht beeinflusst (alle Studien ohne Berücksichtigung des Studiendesigns) oder sogar signifikant reduziert wird (nur prospektive Kohortenstudien) [30]. Der Einfluss einer HRT auf an einem Bronchialkarzinom erkrankte Frauen wurde in einem weiteren systematischen Review mit Metaanalyse von fünf retrospektiven Studien analysiert. Es konnte gezeigt werden, dass HRT-Anwenderinnen im Vergleich zu Nichtanwenderinnen eine längere 5-Jahres-Überlebensdauer haben [31]. Das Konsensus-Papier internationaler Fachgesellschaften hat 2022 folgende Empfehlungen zu HRT nach Bronchialkarzinom abgegeben [32] (Tab. 8.6).

8.7 Chronisch-entzündliche Darmerkrankung

8.7.1 Übersicht der Charakteristika der chronisch-entzündlichen Darmerkrankungen M. Crohn und Colitis ulcerosa (Tab. 8.7)

Tab. 8.7 Charakteristika der chronisch-entzündlichen Darmerkrankungen M. Crohn und Colitis ulcerosa

	M. Crohn	Colitis ulcerosa
Definition	Diskontinuierliche und segmentale transmurale Entzündung des gesamten GI-Trakts, vor allem terminales Ileum und proximales Kolon	Kontinuierliche Ausbreitung und Ulzerationen der (Sub)Mukosa des Kolons mit Blutung, Rektum immer befallen
Ätiologie/ Risikofaktoren	Unbekannt (genetische und Umweltfaktoren)	
Klinik	Meist schubartig-rezidivierender Verlauf mit Abdominalschmerzen, (meist nicht blutige) Diarrhoe, Meteorismus, leichte Temperaturerhöhung	Meist chronisch-rezidivierender Verlauf mit Abdominalschmerzen, blutig-schleimige Diarrhoe, ggf. Fieber, Anämie
Komplikationen	Extraintestinale Symptome (35–50 %) Haut (z. B. Erythema nodosum, Aphthen), Augen (z. B. Konjunktivitis), Gelenke (z. B. Arthritis), Leber (z. B. Fettleber), Fisteln (40 %), anorektale Abszesse (25 %), Malabsorption mit Gewichtsverlust, Darmstenosen, Spätkomplikationen (z. B. Kolonkarzinom)	Extraintestinale Symptome (35 %) Haut (z. B. Erythema nodosum), Augen (z. B. Konjunktivitis), Gelenke (z. B. Arthritis), Leber (z. B. primär sklerosierende Cholangitis), Gewichtsverlust, massive Blutung, toxisches Megakolon, Spätkomplikationen (z. B. Kolonkarzinom)

8.7.2 HRT bei chronisch-entzündlichen Darmerkrankungen

Bisher gibt es nur wenige Studien zum Einfluss einer HRT auf chronisch-entzündliche Darmerkrankungen (CED). In einer retrospektiven Studie wurden die Krankheitsverläufe von 20 Frauen mit Colitis ulcerosa und 45 Frauen mit M. Crohn untersucht. Die Wahrscheinlichkeit, nach der Menopause einen Schub zu bekommen, unterschied sich nicht von der vor der Menopause. Es konnte aber ein signifikant protektiver Effekt durch eine HRT auf die Krankheitsaktivität gezeigt werden, der mit zunehmender Dauer der Anwendung anstieg [33]. Vergleichsweise haben postmenopausale Frauen mit CED in einer Querschnittsstudie mehrheitlich keine Veränderung der CED-Symptomatik durch die Menopause beobachtet. Von den postmenopausalen HRT-Anwenderinnen (24 %) berichteten ca. 60 % über keinen Einfluss der CED-Symptome durch die HRT (ca. 30 % konnten die Frage nicht beantworten) [34]. Somit spricht bei einer Frau mit CED und klimakterischem Syndrom nichts gegen eine HRT. Aufgrund einer potenziellen Resorptionsstörung sollte eine non-orale Anwendungsform bevorzugt werden. Das Konsensus-Papier internationaler Fachgesellschaften hat 2022 folgende Empfehlungen zu HRT bei CED abgegeben [35] (Tab. 8.8).

Tab. 8.8 Kriterien für die Anwendung einer HRT bei Frauen mit chronisch-entzündlicher Darmerkrankung, die unter menopausalen Beschwerden leiden [35]

	Östrogen-Progestagen-Therapie (EPT)		Östrogenmono-therapie (ET)		Tibolon	Vaginale Östrogene/ vaginales DHEA	Kommentar
	oral	transdermal	oral	transdermal			
Chronisch-entzündliche Darmerkrankung	2 D	1 D	2 D	1 D	NA	1 D	Erfassen zusätzlicher VTE-Risikofaktoren empfohlen.

Abkürzungen: DHEA = Dehydroepiandrosteron, NA = not applicable, VTE = Venöse Thromboembolie, Kategorie 1 (keine Einschränkungen der Verwendung), Kategorie 2 (der Nutzen überwiegt die Risiken), Kategorie 3 (die Risiken überwiegen im Allgemeinen den Nutzen) und Kategorie 4 (HRT sollte nicht verwendet werden), Evidenzlevel: A = hoch, B = mäßig, C = gering, D = sehr gering

8.8 Chronische Nierenerkrankung

8.8.1 Definition

Über einen Zeitraum von > 3 Monaten finden sich eine Reduktion der geschätzten glomerulären Filtrationsrate (eGFR) < 60 ml/min/1,73 m² und/oder Zeichen einer Nierenschädigung (d. h. pathologische Veränderungen im Serum und/oder Urin oder in der Bildgebung oder Histologie). Die Albuminurie ist der wichtigste Risikofaktor für das kardiovaskuläre Risiko und für die Progression der chronischen Nierenerkrankung (CKD) (Tab. 8.9). (*Merke*: Der Begriff CKD hat international den Begriff der Niereninsuffizienz ersetzt.)

8.8.2 Ätiologie und Risikofaktoren

Zu den CKD-Risikofaktoren zählen Alter, genetische Faktoren, arterielle Hypertonie, Proteinurie, Übergewicht/Adipositas, MetS, Insulinresistenz, Dyslipidämie, Hyperurikämie, Rauchen, metabolische Azidose und nephrotoxische Substanzen. Die folgenden Nierenerkrankungen führen am häufigsten zur terminalen CKD: vaskuläre hypertensive Nephropathie (23 %), primäre Glomerulonephritis (19 %), diabetische Nephropathie (15 %), Systemerkrankungen (8 %) wie interstitielle Nephropathie und unbekannte Ursachen (10 %).

Tab. 8.9 Stadieneinteilung der chronischen Nierenerkrankung (CKD). Die CKD-Stadien werden mit dem Faktor Albuminurie (mg/24 h) ergänzt: A1: < 30, A2: 30–300, A3: > 300. Je niedriger die eGFR und je höher die Albuminurie, umso höher die kardiovaskuläre und Gesamtmortalität

CKD-Stadium	Bezeichnung	GFR [ml/min/1,73 m^2]
1	Nierenschädigung bei normaler Nierenfunktion	≥ 90
2	Nierenschädigung mit leicht verminderter eGFR	60–89
3a	Mittelschwere Verminderung der eGFR	45–59
3b		30–44
4	Schwere Verminderung der eGFR	15–29
5	Nierenversagen	< 15

Abkürzungen: CKD = chronische Nierenerkrankung, (e)GFR = (geschätzte) glomeruläre Filtrationsrate

8.8.3 Klinik und Komplikationen

Eine CKD ist meistens bis zu den Stadien 4 und 5 asymptomatisch und fällt häufig erstmals bei einer Routinekontrolle durch ein erhöhtes Serum-Kreatinin und eine verminderte eGFR auf. Bei fortgeschrittener CKD treten eine eingeschränkte körperliche Leistungsfähigkeit, Ödeme und Dyspnoe auf. Die Anzahl möglicher Komplikationen ist hoch. Im Vordergrund stehen eine gestörte sekretorische Nierenfunktion, Störungen im Wasser-, Elektrolyt- und Säure-Basen-Haushalt sowie Störungen der Blutdruckregulation und des Mineral- und Knochenstoffwechsels. Daneben können hämatologische (renale Anämie), kardiovaskuläre, neurologische und dermatologische Komplikationen auftreten.

8.8.4 HRT bei chronischer Nierenerkrankung

Eine längere endogene Östrogenexposition ist mit einem geringeren Risiko für die Entwicklung einer CKD verbunden [36–38]. Entsprechend konnte in einer prospektiven Kohortenstudie gezeigt werden, dass eine HRT das Risiko für eine terminale CKD um 30 % reduzierte [39]. Östrogene üben über verschiedene Mechanismen einen nephroprotektiven Effekt aus, unter anderem durch einen erhöhten NO-Stoffwechsel, verringerten oxidativen Stress, Selektivität der AT2-Rezeptor-Signalgebung und unterschiedliche RAS-Aktivierung.

Die optimale Dosis/Dauer oder das optimale Nutzen-Risiko-Verhältnis einer HRT bei vasomotorischen Symptomen bei CKD oder Nierentransplantation ist nicht bekannt. Die Wirkung einer HRT auf das Fortschreiten einer CKD wird heterogen beschrieben. So wurde einerseits eine höhere Prävalenz von Mikroalbuminurie bei postmenopausalen Frauen mit > 5-jähriger HRT als bei Nichtanwenderinnen beobachtet. Genau das Gegenteil zeigte eine andere Studie, in der postmenopausale Frauen mit > 6-jähriger HRT niedrigere Albumin-Kreatinin-Verhältnisse im Urin aufwiesen als unbehandelte Frauen. Zu einem ähnlichen Ergebnis kam eine Querschnittsstudie, die zeigte, dass Frauen mit HRT bessere eGFR-

und Blutdruckwerte aufwiesen als Nichtanwenderinnen [40]. Bei einer HRT ist zu beachten, dass die CKD die Pharmakokinetik von oralen Östrogenen verändern kann, obwohl diese überwiegend in der Leber und im Gastrointestinaltrakt metabolisiert werden. Die KDOQI-Richtlinien (Kidney Disease Outcomes Quality Initiative) empfehlen daher bei CKD (und oraler HRT), eine 50–70 % niedrigere Östrogendosis zu verwenden. Eine HRT hat keine langfristigen negativen Auswirkungen auf die Allotransplantatfunktion bei Frauen mit Nierentransplantation (NTX). Da sowohl die bei NTX eingesetzten Immunsuppressiva als auch Östrogene über das Cytochrom-P450-System metabolisiert werden, ist eine Überwachung der Leberfunktionswerte indiziert. Große klinische Studien zur Sicherheit der HRT bei Frauen mit NTX stehen jedoch noch aus [41].

8.9 Cholelithiasis

8.9.1 Definition

Es werden Cholesterin- (80 %) und Bilirubinsteine (20 %) unterschieden. Dabei haben 20 % der Betroffenen infolge entzündlicher Prozesse verkalkte Steine, 15–20 % haben gleichzeitig Steine im Ductus choledochus.

8.9.2 Ätiologie und Risikofaktoren

Die Galle besteht zu 80 % aus Wasser und enthält daneben Cholesterin, Phospholipide und Gallensäuren in einem Verhältnis von 5:25:70. Die lithogene Galle hat einen höheren Anteil an Cholesterin und/oder einen geringeren Anteil an Gallensäuren, sodass die Galle mit Cholesterin übersättigt ist. Risikofaktoren für Cholesterinsteine sind hereditäre Faktoren, weibliches Geschlecht, Medikamente (z. B. HRT, Somatostatin-Analoga), Alter, Ernährung, Adipositas und Gallensäureverlustsyndrom. *Merke*: 6F-Regel: female, fair, fat, forty, fertile, family.

8.9.3 Klinik und Komplikationen

Gallensteine sind meist asymptomatisch (75 %). Bei 25 % der Betroffenen werden sie mit einer Gallenkolik und unspezifischen Oberbauchbeschwerden symptomatisch. Die drei wichtigsten Komplikationen sind 1) eine akute Cholezystitis und Cholangitis, 2) eine chronisch rezidivierende Cholecystitis (evtl. mit der Spätfolge eines Gallenblasenkarzinoms) sowie 3) Steinwanderung (evtl. mit der Folge Cysticus-Verschluss, Choledocholithiasis). Die akute Cholezystitis und Cholangitis entsteht meist durch eine bakterielle Infektion (vor allem E. coli) auf dem Boden einer temporären Verlegung des Ductus cysticus oder des Gallenblasen-Infundibulums durch Gallensteine.

8.9.4 HRT bei Cholelithiasis

Beobachtungsstudien zeigen unter einer HRT ein erhöhtes Risiko für eine Cholelithiasis. In randomisiert-kontrollierten Studien konnte außerdem ein erhöhtes Risiko für Gallenblasenerkrankungen, die eine Operation erfordern, gezeigt werden [42]. Der ungünstige Effekt der HRT scheint aufgrund des hepatischen First-Pass-Effekts vor allem bei der oralen Anwendung zu bestehen. Östrogene erhöhen die biliäre Cholesterinsekretion und -sättigung, fördern die Ausfällung von Cholesterin in der Galle und verringern die Gallenblasenmotilität, was zu einer verstärkten Kristallisation der Galle führt. Bei der transdermalen Verabreichung wird die Leber umgangen. Entsprechend wurde in Beobachtungsstudien ein geringeres Risiko für Gallenblasenerkrankungen bei transdermaler HRT beobachtet [43]. In einer älteren RCT wurden Patienten nach vollständiger Gallensteinauflösung prospektiv bis maximal 5 Jahre auf Gallensteinrezidive untersucht. Es wurden dabei eine diätetische bzw. medikamentöse Therapie mit Ursodeoxycholsäure mit Placebo verglichen. Nur die medikamentöse Therapie konnte das Rezidivrisiko senken. Variablen wie Alter, Adipositas, Menopause, Schwangerschaft und östrogenhaltige Medikamente hatten dabei keinen Einfluss auf die Rezidivrate [44].

8.10 Diabetes mellitus

8.10.1 Definition

Gruppe heterogener Erkrankungen mit dem gemeinsamen Merkmal der Hyperglykämie, entweder aufgrund der Störung der Insulinsekretion oder der Insulinwirkung.

8.10.2 Ätiologie und Risikofaktoren

Klassifikation nach der Ätiologie:

- Diabetes mellitus Typ 1 (T1DM) (< 10 %): β-Zelldestruktion, die zum absoluten Insulinmangel führt (immunologisch oder idiopathisch bedingt).
- Diabetes mellitus Typ 2 (T2DM) (> 90 %): Kombination aus Insulinresistenz, sekretorischem Defekt der β-Zellen und α-Zellen, fortschreitender Apoptose der β-Zellen und reduzierter Inkretinsekretion und -wirkung.
- Diabetes mellitus Typ 3 (T3DM): Genetische Defekte (β-Zellfunktion, Insulinwirkung, Turner-Syndrom), Pankreaserkrankungen, Endokrinopathien (z. B. Cushing-Syndrom, Akromegalie, Hyperthyreose), Infektionen (z. B. Cytomegalievirus), Medikamente (z. B. Glukokortikoide, Schilddrüsenhormone).

Zu den Risikofaktoren des T2DM zählen MetS, Adipositas, Bewegungsmangel, Stressfaktoren (z. B. Infektionen, Traumen, Operationen, Apoplex, Herzinfarkt), genetische Faktoren, Endokrinopathien und Medikamente.

8.10.3 Klinik und Komplikationen

Der T2DM entwickelt sich meist schleichend und unbemerkt (Screening!). Zu den Symptomen zählen unspezifische Allgemeinsymptome (z. B. Müdigkeit), Polyurie, Polydipsie, nächtliche Wadenkrämpfe, Sehstörungen, Pruritus, bakterielle und mykotische Hautinfektionen, diabetische Gesichtsröte, bräunliche rote Herde vor allem an den Unterschenkeln und Amenorrhoe. Die Anzahl möglicher Komplikationen ist hoch. Im Vordergrund stehen 1) Makroangiopathie (z. B. Herzinfarkt, Apoplex), 2) Mikroangiopathie (z. B. Nephropathie, Retinopathie, Neuropathie, diabetisches Fußsyndrom), 3) diabetische Kardiomyopathie und 4) sonstiges wie Infektneigung, Dyslipidämie, Fettleber (NASH), Coma diabeticum.

8.10.4 Diagnostik

Der Nüchtern-Plasmaglukose-Wert (Nüchternblutzucker, NBZ) ist der entscheidende Test für die Diagnose eines DM und für die Therapiekontrolle. Der Wert sollte vor der Diagnosestellung durch eine Wiederholungsmessung verifiziert werden. „Nüchtern" ist definiert durch eine Periode ohne Nahrungsaufnahme von 8 h (Tab. 8.10). Ein oraler Glukosetoleranztest (OGTT) wird vor allem bei unklaren Fällen und in der Schwangerschaft zum Screening auf einen Gestationsdiabetes

Tab. 8.10 Stadien der Glukosestoffwechselstörung

Stadium	Nüchtern-Plasmaglukose venös (NBZ)	Gelegenheits-Blutzucker (BZ)	Oraler Glukose-Toleranztest (OGTT)
Diabetes mellitus (DM)	$\geq$ 126 mg/dl ($\geq$ 7,0 mmol/l)	$\geq$ 200 mg/dl ($\geq$ 11,1 mmol/l) und Symptome eines DM	2-h-Wert $\geq$ 200 mg/dl ($\geq$ 11,1 mmol/l)
Abnorme Nüchtern-Glukose (Impaired Fasting Glucose, IFG)	100–125 mg/dl (5,6–6,9 mmol/l)		Gestörte Glukosetoleranz (Impaired glucose tolerance, IGT) 2-h-Wert 140–199 mg/dl (7,8–11,0 mmol/l)
Normal	< 100 mg/dl (< 5,6 mmol/l)		2-h-Wert < 140 mg/dl (< 7,8 mmol/l)

Abkürzungen: h = Stunde

empfohlen. Die HbA1c-Serumkonzentration spiegelt die Blutzuckerstoffwechsellage der zurückliegenden 6–8 Wochen wider („Blutzuckergedächtnis") (Referenzbereich: < 5,7 % bei Nichtdiabetikern, ≥ 6,5 % bei Diabetikern). Die Berechnung des HOMA-IR zur Abschätzung der endogenen Insulinresistenz nach einer 12-stündigen Nahrungskarenz wird nicht allgemein anerkannt. Der HOMA-IR wird wie folgt berechnet:

- Nüchtern-Insulin (µU/ml) × Nüchtern-Blutzucker (mmol/l)/22,5
- Nüchtern-Insulin (µU/ml) × Nüchtern-Blutzucker (mg/dl)/405

Beurteilung: Werte < 2: normal, Werte > 2: Hinweis auf Insulinresistenz, Werte > 2,5: Insulinresistenz sehr wahrscheinlich, Werte > 5: Durchschnittswert bei T2DM.

Merke: Ein NBZ-Screening auf DM wird für alle Personen > 45 Jahre alle 3 Jahre empfohlen; bei Risikogruppen jedoch früher: Übergewicht/Adipositas, arterielle Hypertonie, Dyslipidämie, positive Familienanamnese, Geburt eines Kindes > 4500 g, anamnestisch Gestationsdiabetes und/oder gestörte Glukosetoleranz (IGT).

8.10.5 HRT bei Diabetes mellitus

Es gibt zahlreiche Hinweise darauf, dass eine HRT die Blutzuckerkontrolle und die Insulinresistenz bei postmenopausalen Frauen mit und ohne T2DM verbessert. In einer Metaanalyse von 107 Studien konnten bei Frauen ohne T2DM unter einer HRT eine 13%ige Verringerung der Insulinresistenz und ein um 30 % geringeres Risiko für einen T2DM gezeigt werden. Bei Frauen mit T2DM war die Senkung des NBZ-Spiegels und des HOMA-IR um 36 % sogar noch ausgeprägter [45]. Die positive Wirkung der HRT auf die Blutzuckerkontrolle scheint das Ergebnis einer Reihe physiologischer Mechanismen zu sein, unter anderem von Veränderungen der Körperfettverteilung mit Verbesserung der viszeralen Adipositas, der Verringerung der Insulinresistenz und der Steigerung der Insulinsekretion. Orale Östrogene scheinen einen größeren Nutzen hinsichtlich der Verbesserung der Insulinsensitivität zu haben als transdermale Östrogene. Da jedoch viele Frauen mit T2DM zusätzliche Risikofaktoren für kardiovaskuläre Erkrankungen haben, ist die transdermale Östrogengabe vorzuziehen. Bei kombinierter HRT scheinen MP, DYD und transdermales Norethisteronacetat (NETA) den geringsten Einfluss auf die Blutzuckerkontrolle zu haben [46]. Es gibt bisher keine ausreichenden Studien zum Einfluss einer HRT auf den T1DM [47]. Das Konsensus-Papier internationaler Fachgesellschaften hat 2022 folgende Empfehlungen zu HRT bei Diabetes mellitus abgegeben [48] (Tab. 8.11).

8.11 Dyslipidämie (*Syn.* Hyperlipoproteinämie)

Tab. 8.11 Kriterien für die Anwendung einer HRT bei Frauen mit Diabetes mellitus, die unter menopausalen Beschwerden leiden. (Modifiziert nach [48])

	Östrogen-Progestagen-Therapie (EPT)		Östrogenmono-therapie (ET)		Tibolon	Vaginale Östrogene/ vaginales DHEA	Kommentar
	oral	transdermal	oral	transdermal			
Diabetes mellitus (DM)	1 B	1 D	2 C	1 D	NA	1 D	Erfassen zusätzlicher kardiovaskulärer Risikofaktoren empfohlen.
DM + Dyslipidämie	1 C	1 C	1 C	1 C	NA	1 D	

Abkürzungen: DHEA = Dehydroepiandrosteron, NA = not applicable, Kategorie 1 (keine Einschränkungen der Verwendung), Kategorie 2 (der Nutzen überwiegt die Risiken), Kategorie 3 (die Risiken überwiegen im Allgemeinen den Nutzen) und Kategorie 4 (HRT sollte nicht verwendet werden), Evidenzlevel: A = hoch, B = mäßig, C = gering, D = sehr gering

8.11 Dyslipidämie (*Syn.* Hyperlipoproteinämie)

8.11.1 Definition

Die Lipoproteine (Lp) bestehen aus Lipiden (Triglyzeride, Cholesterin (CH), CH-Ester, Phospholipide) und Apolipoproteinen. Lp werden durch Ultrazentrifugierung (Dichteklasse) und Elektrophorese charakterisiert (Tab. 8.12).

Basierend auf den Lipidserumkonzentrationen lassen sich deskriptiv drei Gruppen unterscheiden (Tab. 8.13).

8.11.2 Ätiologie und Risikofaktoren

Unter ätiologischen Gesichtspunkten lassen sich drei Gruppen unterscheiden: 1) reaktiv-physiologisch (z. B. ungünstige Ernährung, Alkohol), 2) sekundäre Hypertriglyzeridämie (z. B. DM, MetS, Adipositas, Leber- und Nierenerkrankung, Medikamente (z. B. orale HRT, kombinierte hormonale Kontrazeptiva, Glukokortikoide, Betablocker) bzw. Hypercholesterinämie (z. B. Hypothyreose, Cholestase, Adipositas, DM, Medikamente [z. B. Regulator der Cholesterin-Homöostase]) und 3) primäre (hereditäre bzw. familiäre) Formen. An dieser Stelle soll nur auf die primäre Form der Lipoprotein (Lp) (a)-Erhöhung eingegangen werden: Lp(a) enthält neben LDL-CH das Apoprotein B100, ein hoch variables plasminogenähnliches Apo(a). Lp(a)-Erhöhungen führen zu atherogenen und eventuell thrombogenen

Tab. 8.12 Einteilung der Lipoproteine

Dichteklasse	% (Nüchtern-serum)	Elektrophorese	Hauptfunktion
Chylomikronen	0	Keine Wanderung im elektrischen Feld	Transportvehikel für exogene Triglyzeride (TG)
Very low density lipoproteins (VLDL)	10	Prä-β-Lipoproteine	Transportvehikel für endogene TG, Vorläufer der IDL (intermediate density lipoproteins) und LDL
Low density lipoproteins (LDL)	65	β-Lipoproteine	Endprodukt der VLDL, u. a. Transportvehikel für CH(-Ester), Regulator der CH-Homöostase
High density lipoproteins (HDL)	25	α-Lipoproteine	Transportvehikel für CH-Ester zur Leber, Regulator der CH-Homöostase, CH-Esterbildung und Lipolyse

Tab. 8.13 Einteilung der Dyslipidämien

Dyslipidämie	Gesamt-CH	Triglyzeride (TG)	LDL-CH	HDL-CH	Klassifikation nach Fredrickson
LDL-Hypercholesterinämie	↑	–	↑	–	IIa
Hypertriglyzeridämie	–/↑	↑		–/↓	I/IV/V
Gemischte Hyperlipoproteinämie	↑	↑	↑	–	IIb/III
HDL-Erniedrigung	–	–/↑	–	↓	Nicht definiert
Lp(a)-Erhöhung	Kann alleine oder zusammen mit den o. g. Dyslipidämien auftreten, meist jedoch mit Hyper-Cholesterinämien				Nicht definiert

Abkürzungen: CH = Cholesterin, HDL = high density lipoprotein, LDL = low density lipoprotein, Lp(a) = Lipoprotein a

Störungen. Lp(a)-Erhöhungen gelten als eigenständiger Risikofaktor für eine Arteriosklerose. Kardiovaskuläre Abklärungen (z. B. Messung der CIMT) werden ab ca. 70 mg/dl empfohlen. Ein Familienscreening ist bei positivem Nachweis obligat. Bei LDL-Hypercholesterinämie mit Lp(a)-Erhöhung ist eine stärkere LDL-CH-Senkung indiziert. Ernährungs- und Sporttherapie haben keinen Einfluss auf die Lp(a)-Erhöhung.

8.11.3 Klinik und Komplikationen

Die Anzahl möglicher Komplikationen ist hoch. Im Vordergrund stehen 1) Arteriosklerose mit Folgeerkrankungen (z. B. Herzinfarkt, Apoplex), 2) Pankreatitis (vor allem bei Hypertriglyzidämie), 3) Xanthome (kleine gelblich-weiße Papeln), 4) Arcus lipoides corneae und 5) Fettleber (NASH).

8.11.4 HRT bei Dyslipidämie

In den Wechseljahren verändern sich verschiedene Lipidparameter, die wiederum in Abhängigkeit vom Applikationsmodus der Östrogene modifiziert werden können (Tab. 8.14) [49]. Der Östrogeneinfluss ist darüber hinaus dosisabhängig, das heißt, niedrigere Östrogendosen schwächen den Effekt ab [50].

Transdermale Östrogene sind bei Frauen mit vorbestehender Hypertriglyzeridämie, bei kardiovaskulärem Risiko und bei Komorbiditäten wie Adipositas, arterieller Hypertonie und DM vorzuziehen. Progestagene können die Wirkung von oralem Östrogen auf HDL-CH und Triglyceride (TG) modulieren, aber MP, DYD und intrauterines Levonorgestrel (LNG) sind im Wesentlichen neutral. NETA kann den HDL-CH-Wert senken und hat gleichzeitig eine günstige Wirkung auf die TG- und LDL-CH-Konzentrationen [51]. Tibolon hat einen eher androgenen Einfluss auf die Lipoproteine, das heißt, die TG- und HDL-CH-Konzentrationen sinken [52]. Das Konsensus-Papier internationaler Fachgesellschaften hat 2022 folgende Empfehlungen zu HRT bei Dyslipidämie abgegeben [53] (Tab. 8.15).

Tab. 8.14 Einfluss der Menopause und der HRT auf Fettstoffwechselparameter

Lipoprotein	Effekt der Menopause	Effekt einer HRT
Gesamt-CH	↑	↓ (stärker mit oralen Östrogenen)
LDL-CH	↑	↓ (stärker mit oralen Östrogenen)
Triglyceride (TG)	↑	↓ oder ⟷ mit transdermalen Östrogenen ↑ mit oralen Östrogenen
HDL-CH	↓	↑ (stärker mit oralen Östrogenen)
Lp(a)	↑ oder ⟷	↓ (stärker mit oralen Östrogenen)
Apolipoprotein B	↑	⟷

Abkürzungen: CH = Cholesterin, HDL = high density lipoprotein, LDL = low density lipoprotein, Lp(a) = Lipoprotein a

Tab. 8.15 Kriterien für die Anwendung einer HRT bei Frauen mit Dyslipidämie, die unter menopausalen Beschwerden leiden [53]

	Östrogen-Progestagen-Therapie (EPT)		Östrogenmonotherapie (ET)		Tibolon	Vaginale Östrogene/ vaginales DHEA	Kommentar
	oral	transdermal	oral	transdermal			
Hypercholesterinämie	1 D	1 D	1 D	1 D	NA	1 D	

Abkürzungen: DHEA = Dehydroepiandrosteron, NA = not applicable, Kategorie 1 (keine Einschränkungen der Verwendung), Kategorie 2 (der Nutzen überwiegt die Risiken), Kategorie 3 (die Risiken überwiegen im Allgemeinen den Nutzen) und Kategorie 4 (HRT sollte nicht verwendet werden), Evidenzlevel: A = hoch, B = mäßig, C = gering, D = sehr gering

8.12 Fibromyalgie-Syndrom

8.12.1 Definition

Die Kernsymptome des Fibromyalgie-Syndroms (FMS) sind chronische Schmerzen in mehreren Körperregionen, Schlafstörungen bzw. nichterholsamer Schlaf und Müdigkeit bzw. Erschöpfungsneigung (körperlich und/oder mental). Die Ätiologie ist unbekannt.

8.12.2 Klinik und Komplikationen

Das typische Symptommuster des FMS ist:

- chronische Schmerzen (> 3 Monate) in mehreren Körperregionen

und

- weitere Symptome (> 3 Monate): Müdigkeit **und** Schlafstörungen und/oder nichterholsamer Schlaf **und** Schwellungs- und/oder Steifigkeitsgefühl in Händen und/oder Füßen und/oder Gesicht **oder** Symptomenschwerescore ≥ 5 (Summe von Müdigkeit, nichterholsamen Schlaf, kognitiven Problemen (0 = nicht vorhanden bis 3 = extrem vorhanden), Kopfschmerzen, Bauchschmerzen, Depression (0 = nicht vorhanden, 1 = vorhanden)

und

- Ausschluss einer körperlichen Erkrankung, die das Symptommuster ausreichend erklärt.

Zu den Komplikationen zählen Chronifizierung, ein hoher Leidensdruck wegen Therapieresistenz und Invalidisierung.

8.12.3 HRT beim Fibromyalgie-Syndrom

Es ist weiterhin unklar, inwiefern die Menopause und das FMS zusammenhängen [54]. Die Zunahme der FMS-Prävalenz bei Frauen in den Wechseljahren legt diesen zumindest nahe. Die Studien zum Einfluss einer HRT auf die FMS-Symptomatik zeigen heterogene Ergebnisse. Eine kleine 8-wöchige randomisiert-kontrollierte Studie ergab bei postmenopausalen Frauen mit FMS keinen Unterschied hinsichtlich der Selbsteinschätzung von Schmerzen sowie einer Reihe von quantitativen sensorischen Tests beim Vergleich von standarddosiertem transdermalen E2 und Placebo [55]. Dagegen zeigte eine andere kleine prospektive Kohortenstudie, dass eine 3-monatige Therapie mit standarddosiertem transdermalen E2 und oralem MP à 100 mg/Tag sowohl die FMS-Symptomatik als auch den Schlaf und die Lebensqualität signifikant verbesserte [56]. In einer doppelblinden Crossover-Studie wurden postmenopausale Frauen mit FMS drei Monate mit DHEA (50 mg/Tag) oder Placebo behandelt. Es wurde keine Verbesserung des Wohlbefindens, der Schmerzen, Müdigkeit, kognitiven Störungen, funktionellen Beeinträchtigungen, Depressionen oder Angstzustände und auch keine Verbesserung der objektiven ärztlichen Messungen beobachtet [57]. In einer kleinen prospektiven Kohortenstudie wurde dagegen transdermales Testosteron (0,75 g eines 1 % w/w Testosterongels mit einer erwarteten Bioverfügbarkeit von 10 %) erfolgreich gegen Muskelschmerzen und Müdigkeit bei Frauen mit FMS eingesetzt [58]. Interessanterweise konnte eine 4-monatige Placebo-kontrollierte Studie bei postmenopausalen Frauen mit FMS zeigen, dass es unter Raloxifen zu einer signifikanten Abnahme von Schmerzen und Müdigkeit kam [59].

8.13 Hepatitis (chronisch)

8.13.1 Definition

Hepatitis, die nach 6 Monaten nicht ausgeheilt ist.

8.13.2 Ätiologie und Risikofaktoren

Eine chronische Hepatitis kann als Autoimmunhepatitis (AIH) imponieren oder in Folge einer Virusinfektion (Hepatitis B, Hepatitis C, Hepatitis D) oder chronischen Erkrankung auftreten, die die Leber in Mitleidenschaft zieht (z. B. toxische Leberschäden, primär biliäre Cholangitis, hereditäre Stoffwechselerkrankungen wie Hämochromatose, M. Wilson, α1-Antitrypsinmangel).

8.13.3 Klinik und Komplikationen

Die Symptomatik wird von der Entzündungsaktivität bestimmt. Bei minimaler oder leichter Entzündungsaktivität treten meist keine Beschwerden auf, die Leber ist normal groß, eventuell treten eine Leistungsminderung und/oder unspezifische Oberbauchbeschwerden auf. Bei moderater oder starker Entzündungsaktivität dagegen treten Leistungsminderung, Müdigkeit, Appetitmangel, Druckschmerz in der Lebergegend, eventuell Arthralgien und eventuell ein Ikterus auf. Die Leber ist meist vergrößert, eventuell zeigen sich auch eine Milzvergrößerung und Leberhautzeichen. Zu den Komplikationen einer chronischen Hepatitis zählen Leberzirrhose, primäres Leberzellkarzinom und extrahepatische Manifestationen einer chronischen Hepatitis B/C-Infektion.

8.13.4 HRT bei chronischer Hepatitis B und/oder C

Bei Frauen, die an einer unbehandelten chronischen Hepatitis B leiden, haben Östrogene einen protektiven Effekt, das heißt, die Progression einer Leberfibrose wird durch die Menopause verstärkt. Ebenso verzögert die Menopause die Rückbildung einer Fibrose unter antiviraler Therapie [60]. Ähnlich ist die Situation bei Frauen mit chronischer Hepatitis C. Hier ist die Menopause mit einem erhöhten Risiko für eine Lebersteatose und schnellerem Fortschreiten der Fibrose verbunden [61, 62]. Postmenopausale Frauen mit chronischer Hepatitis C, die eine HRT erhielten, wiesen ein niedrigeres Fibrose-Stadium auf [63]. In einer 5-jährigen Vergleichsstudie wurden postmenopausale Frauen mit chronischer Virushepatitis B und/oder C mit einer transdermalen standarddosierten sequenziell-kombinierten HRT (E2 und NETA) behandelt. Die Leberenzyme veränderten sich im Laufe der Zeit bei hormonbehandelten und unbehandelten Frauen nicht signifikant. Es wurde kein signifikanter Unterschied zwischen den beiden Gruppen festgestellt [64]. Zu einem ähnlichen Ergebnis kam eine 9-monatige randomisiert-kontrollierte Studie, in der Frauen mit chronischer Hepatitis C entweder nicht (Kontrollen) oder mit einer transdermalen standarddosierten kontinuierlich-kombinierten HRT (E2 und NETA) behandelt wurden. Die Leber- und Gerinnungswerte zeigten keine signifikanten Gruppenunterschiede [65]. Interessanterweise konnte bei postmenopausalen Frauen mit chronischer Hepatitis C auch für Raloxifen eine bessere Wirksamkeit der antiviralen Therapie beobachtet werden [66]. Das Konsensus-Papier internationaler Fachgesellschaften hat 2022 folgende Empfehlungen zu HRT bei akuter Hepatitis und chronischer Hepatitis C abgegeben (Tab. 8.16). Bei Leberzirrhose ist eine HRT kontraindiziert [67].

Tab. 8.16 Kriterien für die Anwendung einer HRT bei Frauen mit Hepatitis, die unter menopausalen Beschwerden leiden [67]

	Östrogen-Progestagen-Therapie (EPT)		Östrogenmonotherapie (ET)		Tibolon	Vaginale Östrogene/vaginales DHEA	Kommentar
	oral	transdermal	oral	transdermal			
Akute Hepatitis	4/3 D*	4/3 D*	4/2 D*	4/2 D*	NA	1 D	*in Abhängigkeit vom Schweregrad.
Chronische Hepatitis C	2 C	2 C	2 C	2 C	NA	1 D	

Abkürzungen: DHEA = Dehydroepiandrosteron, NA = not applicable, Kategorie 1 (keine Einschränkungen der Verwendung), Kategorie 2 (der Nutzen überwiegt die Risiken), Kategorie 3 (die Risiken überwiegen im Allgemeinen den Nutzen) und Kategorie 4 (HRT sollte nicht verwendet werden), Evidenzlevel: A = hoch, B = mäßig, C = gering, D = sehr gering

8.14 Kolorektales Karzinom

8.14.1 Definition

Adenokarzinom. Lokalisation: Rektum (50 %), Sigma (30 %), Coecum/Colon ascendens (10 %), übriges Kolon (10 %).

8.14.2 Ätiologie und Risikofaktoren

- Genetische Faktoren: Familiäre adenomatöse Polyposis (FAP), positive Familienanamnese, Lynch-Syndrom (hereditäres, nichtpolypöses Kolonkarzinom-Syndrom [HNPCC]).
- Ernährung: Alkohol, wenig Ballaststoffe, viel (rotes) Fleisch.
- Komorbiditäten: kolorektale Adenome, chronisch-entzündliche Darmerkrankung (CED), Mamma-, Ovar-, Endometriumkarzinom.
- Sonstiges: Alter > 40 Jahre, Rauchen, Übergewicht/Adipositas.

8.14.3 Klinik und Komplikationen

Die Symptome sind oft unspezifisch, es gibt kein zuverlässiges Frühwarnsymptom, ggf. Blutbeimischung im Stuhl, Müdigkeit, Fieber, Gewichtsverlust, Schmerzen, Ileus. Die 5-Jahres-Überlebensrate hängt vom Tumorstadium und der Lokalisation ab.

Merke: Eine Screening-Koloskopie wird bei allen Personen ohne Risikofaktoren ab 50 Jahren empfohlen. Bei unauffälligem Befund und fehlenden Risikofaktoren sollte dann die Wiederholung im Abstand von 10 Jahren erfolgen. Bei Verwandten ersten Grades mit kolorektalem Karzinom sollte 10 Jahre vor dem Erkrankungsalter oder ab 40 Jahren (je nachdem, was früher eintritt) eine Koloskopie erfolgen.

8.14.4 HRT nach kolorektalem Karzinom

Eine HRT hat einen protektiven Einfluss auf das Entstehen eines kolorektalen Karzinoms [68]. Das Konsensus-Papier internationaler Fachgesellschaften hat 2022 folgende Empfehlungen zu HRT nach kolorektalem Karzinom abgegeben (Tab. 8.17) [69].

Tab. 8.17 Kriterien für die Anwendung einer HRT nach kolorektalem Karzinom, die unter menopausalen Beschwerden leiden [69]

	Östrogen-Progestagen-Therapie (EPT)		Östrogenmonotherapie (ET)		Tibolon	Vaginale Östrogene/ vaginales DHEA	Kommentar
	oral	transdermal	oral	transdermal			
Kolorektales Karzinom	1 C	1 C	1 C	1 C	NA	1 D	Keine Studien mit Differenzierung nach HRT-Regime.

Abkürzungen: DHEA = Dehydroepiandrosteron, NA = not applicable, Kategorie 1 (keine Einschränkungen der Verwendung), Kategorie 2 (der Nutzen überwiegt die Risiken), Kategorie 3 (die Risiken überwiegen im Allgemeinen den Nutzen) und Kategorie 4 (HRT sollte nicht verwendet werden), Evidenzlevel: A = hoch, B = mäßig, C = gering, D = sehr gering

8.15 Koronare Herzkrankheit und Herzinfarkt

8.15.1 Definition

Manifestation der Arteriosklerose in den Koronararterien. Durch die Koronarstenose kommt es zur Koronarinsuffizienz, der Unterversorgung des Herzmuskels mit Sauerstoff. Es gibt drei Schweregrade der Koronarstenose: Grad 1: 25–49 %, Grad 2: 50–74 % (signifikant), Grad 3: 75–99 % (kritisch). Die resultierende Myokardischämie kann sich unterschiedlich manifestieren:

- Chronisches Koronarsyndrom (stabile Angina pectoris)
- Akutes Koronarsyndrom (ACS):
  1) Instabile Angina pectoris ohne Anstieg von Troponin
  2) NSTEMI: Nicht-ST-Streckenhebungsinfarkt mit Anstieg von Troponin
  3) STEMI: ST-Streckenhebungsinfarkt mit Anstieg von Troponin und persistierender ST-Hebung > 20 min
- Herzrhythmusstörung
- Plötzlicher Herztod

Herzinfarkt (MI) bezeichnet eine ischämische Myokardnekrose, die meist infolge einer KHK mit hochgradiger Stenose oder Verschluss einer Koronararterie oder infolge eines multifaktoriell bedingten Myokardschadens ohne Plaque-Ruptur auftritt.

8.15.2 Ätiologie und Risikofaktoren

Zu den typischen kardiovaskulären Risikofaktoren zählen Alter, Rauchen, DM, Dyslipidämie, arterielle Hypertonie sowie Koronare Herzkrankheit (KHK)/Herzinfarkt (MI) bei 1°-Verwandten < 55 Jahren (Männer) bzw. < 65 Jahren (Frauen). Sonstige Risikofaktoren sind eine atherogene Ernährung, abdominale Adipositas, Bewegungsmangel, niedriger sozioökonomischer Status, Lp(a)-Erhöhung, frühe Menopause, Hyperfibrinogenämie, Feinstaubbelastung, Obstruktives Schlafapnoesyndrom (OSAS) und frühere thorakale Bestrahlung.

8.15.3 HRT bei Koronarer Herzkrankheit und nach Herzinfarkt

Der Einfluss einer HRT auf das KHK-Risiko variiert in Abhängigkeit vom Zeitpunkt der Initiierung einer HRT, dem chronologischen Alter der Patientin und der Dauer der postmenopausalen Phase. In randomisiert-kontrollierten Studien hatte eine HRT bei Frauen, die in der frühen Postmenopause mit der HRT begannen, entweder einen neutralen oder reduzierenden Effekt auf die Progression einer subklinischen Atherosklerose und Koronararterienverkalkung. Beobachtungsstudien und Metaanalysen zeigen ein geringeres KHK-Risiko bei Frauen, die eine HRT vor 60 Jahren oder innerhalb von 10 Jahren nach der Menopause beginnen. Wenn allerdings sogenannte Open-Label-Studien ausgeschlossen werden, zeigen Metaanalysen einen neutralen Einfluss einer HRT auf das KHK-Risiko. Frauen, die nach 60 Jahren oder mehr als 10–20 Jahre nach der Menopause eine HRT beginnen, haben ein höheres Risiko für eine KHK als Frauen, die eine HRT vor 60 Jahren oder innerhalb von 10 Jahren nach der Menopause beginnen. Eine HRT wird allerdings nicht zur primären oder sekundären Prävention von kardiovaskulären Erkrankungen empfohlen [70, 71]. Tibolon erhöht nicht das Risiko für einen Herzinfarkt [72]. Nach einem Herzinfarkt gilt eine HRT als kontraindiziert [70]. Das Konsensus-Papier internationaler Fachgesellschaften hat 2022 folgende Empfehlungen zu HRT bei Angina pectoris bzw. nach Herzinfarkt abgegeben (Tab. 8.18) [73].

Tab. 8.18 Kriterien für die Anwendung einer HRT bei Frauen mit Angina pectoris oder nach einem Herzinfarkt, die unter menopausalen Beschwerden leiden [73]

	Östrogen-Progestagen-Therapie (EPT)		Östrogenmono-therapie (ET)		Tibolon	Vaginale Östrogene/ vaginales DHEA	Kommentar
	oral	transdermal	oral	transdermal			
Angina pectoris	2 A/3 D*	2 A/3 D*	2 A/3 D*	2 A/3 D*	NA	1 D	*ischämische Ursache oder weitere Risikofaktoren zusätzlich (Expertenmeinung)
Herzinfarkt	3 A/2 D*	3 A/2 D*	3 A/2 C**	3 A/2 C**	NA	1 D	*keine ischämische Ursache oder andere Risikofaktoren (Expertenmeinung) **Patientinnen, die sich einer koronaren Bypass-Operation mit Saphenusvenentransplantation unterzogen haben, haben eine bessere Prognose, wenn sie zum Zeitpunkt der Revaskularisierung eine ET erhalten. Daher könnte bei diesen Patientinnen die Beibehaltung der ET empfohlen werden (Expertenmeinung).

Abkürzungen: DHEA = Dehydroepiandrosteron, NA = not applicable, Kategorie 1 (keine Einschränkungen der Verwendung), Kategorie 2 (der Nutzen überwiegt die Risiken), Kategorie 3 (die Risiken überwiegen im Allgemeinen den Nutzen) und Kategorie 4 (HRT sollte nicht verwendet werden), Evidenzlevel: A = hoch, B = mäßig, C = gering, D = sehr gering

8.16 Lebertumoren (gutartig)

8.16.1 Definition

Das Leberhämangiom ist der häufigste und die Fokale Noduläre Hyperplasie (FNH) der zweithäufigste gutartige Lebertumor. Andere Lebertumore wie das Leberzelladenom sind selten.

8.16.2 Ätiologie und Risikofaktoren

Die Risikofaktoren der FNH sind weitestgehend unbekannt, wahrscheinlich spielen kombinierte hormonale Kontrazeptiva eine Rolle.

8.16.3 Klinik und Komplikationen

Gutartige Lebertumore sind meist symptomlos (Zufallsbefund). Ein Leberzelladenom kann infarzieren (Abdominalschmerzen) und rupturieren (Blutung). Wenn beim Leberhämangiom oder der Fokalen Nodulären Hyperplasie Beschwerdefreiheit vorliegt, ist keine Therapie notwendig. Beim Leberzelladenom ist eine Gewichtsnormalisierung anzustreben, ggf. ist eine Operation notwendig. Östrogene und anabole Steroide sind kontraindiziert.

8.16.4 HRT bei gutartigen Lebertumoren

In einer prospektiven Kohortenstudie wurde der Verlauf von Frauen mit prävalenten Leberhämangiomen über 7,3 Jahre beobachtet. Je höher das Menopausenalter war, desto mehr Leberhämangiome wurden diagnostiziert. Eine HRT erhöhte signifikant das Risiko einer Hämangiom-Vergrößerung. Frauen mit hepatischen Hämangiomen, die eine HRT anwenden, sollten daher regelmäßig sonografische Verlaufskontrollen haben [74]. In zwei kleinen Studien hatte die Menopause bei Frauen mit prävalenter FNH keinen Einfluss auf deren Größe [75, 76]. Es gibt keine Studien zum Einfluss einer HRT auf den Verlauf einer FNH. Da aber ein systematisches Review keinen Einfluss einer 4-jährigen kombinierten hormonalen Kontrazeption auf die Anzahl und Größe der FNH-Läsionen gezeigt hat [77], ist eine HRT wahrscheinlich sicher. Trotzdem sollten regelmäßig sonografische Verlaufskontrollen durchgeführt werden (persönliche Einschätzung).

8.17 Meningeom

8.17.1 Definition

Das Meningeom ist der häufigste primäre Hirntumor. Diese Tumoren entstehen aus der Dura. Die WHO unterscheidet basierend auf der Morphologie drei Stadien (Tab. 8.19).

Tab. 8.19 Einteilung der Meningeome gemäß der WHO

Stadium 1 (benigne)	13 Subtypen, die keines der morphologischen und molekularen Kriterien für eine höhergradige Läsion erfüllen; Rezidivrate 7–25 %.
Stadium 2 (atypisch)	Bestimmte morphologische Subtypen, Tumore mit erhöhter mitotischer Aktivität oder Hirninvasion; Rezidivrate 30–50 %.
Stadium 3 (maligne, aber selten Fernmetastasen)	Tumore mit hoher mitotischer Aktivität, bösartige Merkmale, die einem Karzinom, Sarkom oder Melanom ähneln; Rezidivrate 50–94 %.

8.17.2 Ätiologie und Risikofaktoren

Zu den Risikofaktoren zählen (Be-)Strahlung, genetische Faktoren, hormonelle Faktoren und Adipositas.

8.17.3 Klinik und Komplikationen

Meningeome sind meist asymptomatisch (MRT-Zufallsbefund). Ansonsten werden Symptomatik und Komplikationen von der Lage und der Größe bestimmt.

8.17.4 HRT nach behandeltem Meningeom

Ein aktuelles systematisches Review mit Metaanalyse zeigt ein nichtsignifikant erhöhtes Meningeomrisiko unter HRT [78]. Die meisten Meningeome exprimieren Progesteronrezeptoren, deutlich weniger Östrogenrezeptoren, was ein Wachstum unter Progestagenen erwarten ließe. Andererseits zeigte eine große britische Datenbankanalyse mit Metaanalyse, dass nur die reine Östrogentherapie, nicht aber eine kombinierte HRT das Risiko für Meningeome signifikant erhöhte [79]. In Anbetracht der unklaren Datenlage gilt eine HRT bei Frauen mit Meningeom als kontraindiziert [80].

8.18 Migräne und Kopfschmerzen

8.18.1 Definition

Migräne ist ein starker Kopfschmerz. Es werden eine Migräne mit und ohne Aura unterschieden (Tab. 8.20) [81].
  Mögliche Aurasymptome und -charakteristika sind in der Tab. 8.21 dargestellt [81].

8.18.2 Klinik und Komplikationen

Die Migräne kann in maximal fünf Stadien unterteilt werden: fakultative Prodromalphase, ggf. Aura, Kopfschmerzen, Resolution und Erholung [82]. Die Migräne mit Aura ist mit einem erhöhten Apoplexrisiko verbunden.

Tab. 8.20 Definition der Migräne mit und ohne Aura [81]

Migräne ohne Aura (85–90 %)	**Dauer**: unbehandelt 4–72 Std. **Charakteristika** (≥ 2): einseitig (60 %), pulsierend, mittlere oder starke Schmerzintensität, Verstärkung durch/Vermeidung von körperliche(n) Routineaktivitäten **Begleitphänomene** (≥ 1): Übelkeit und/oder Erbrechen, Licht- und Geräuschempfindlichkeit **Verlauf**: ≥ 5 vorangegangene Attacken
Migräne mit Aura (10–15 %)	**Allgemein**: wiederkehrende Erkrankung mit anfallsweise auftretenden, reversiblen, fokalen neurologischen Symptomen, die sich allmählich über 5–20 min entwickeln und < 60 min anhalten; in der Regel folgen Kopfschmerzen wie bei der Migräne ohne Aura. **Verlauf**: ≥ 2 vorangegangene Attacken Ausschluss symptomatischer Ursachen

Tab. 8.21 Aurasymptome und -charakteristika [81]

Aura-Symptome (≥ 1)	Vollständig reversible visuelle Symptome mit positiven (z. B. flackernde Lichter) und/oder negativen Merkmalen (z. B. Sehverlust), vollständig reversible sensible Symptome mit positiven (z. B. Kribbelparästhesie) und/oder negativen Merkmalen (z. B. Taubheit), vollständig reversible Dysphasie; keine motorische Schwäche
Auracharakteristika (≥ 2)	Homonyme visuelle und/oder einseitige sensible Symptome, ≥ 1 Aurasymptom entwickelt sich allmählich über ≥ 5 min hinweg und/oder verschiedene Aurasymptome treten nacheinander in Abständen von ≥ 5 min auf, jedes Symptom hält ≥ 5 min und ≤ 60 min an; die Aura kann bei mehreren Aurasymptomen > 60 min dauern.

8.18.3 HRT bei Migräne und Kopfschmerzen

Eine Migräne kann in den Wechseljahren besser oder schlechter werden oder auch unverändert bleiben. Migräneattacken können durch E2-Schwankungen und/oder hohe E2-Serumkonzentrationen getriggert werden. Deswegen wird bei Frauen mit Migräne und menopausalen Beschwerden nach Beurteilung des kardiovaskulären Risikoprofils eher eine transdermale, niedrigdosierte, kontinuierlich-kombinierte HRT empfohlen [83]. In einer kleinen 6-monatigen prospektiven Studie mit postmenopausalen Frauen reduzierte Tibolon signifikant den Analgetikabedarf und die Anzahl der Stunden, in denen die Schmerzintensität tägliche Aktivitäten verhinderte. Tibolon hatte jedoch keinen Einfluss auf die Anzahl der Tage mit Migräne ohne Aura. Anders bei episodischen Kopfschmerzen vom Spannungstyp: Hier reduzierte Tibolon auch die Anzahl der Tage mit Kopfschmerzen, den Schweregrad der Kopfschmerzen und den Analgetikabedarf [84]. Das Konsensuspapier internationaler Fachgesellschaften hat 2022 folgende Empfehlungen zu HRT bei Migräne bzw. Kopfschmerzen abgegeben (Tab. 8.22) [85]:

Tab. 8.22 Kriterien für die Anwendung einer HRT bei Frauen mit Kopfschmerzen bzw. Migräne, die unter menopausalen Beschwerden leiden [85]

	Östrogen-Progestagen-Therapie (EPT)		Östrogenmonotherapie (ET)		Tibolon	Vaginale Östrogene/ vaginales DHEA	Kommentar
	oral	transdermal	oral	transdermal			
Spannungskopfschmerz	1 B	1 B	NA	NA	1	1 D	
Migräne ohne Aura	2 C*	2	2	2	NA	1 D	Eine kontinuierliche HRT kann die Östrogenentzugsmigräne verhindern.
Migräne mit Aura	3 D*	2 C (O)/3 C* (C)	3 D*	2 C (O)/3 C* (C)	2 C (O)/3 C (C)	1 D	*Die Gabe eines Thrombozytenaggregationshemmers kann in Betracht gezogen werden (Expertenmeinung). O (Beginn): Die Migräne tritt vor dem HRT-Start auf. C (continuation): Migräne tritt nach dem HRT-Start auf.

Abkürzungen: DHEA = Dehydroepiandrosteron, HRT = Hormonersatztherapie, NA = not applicable, Kategorie 1 (keine Einschränkungen der Verwendung), Kategorie 2 (der Nutzen überwiegt die Risiken), Kategorie 3 (die Risiken überwiegen im Allgemeinen den Nutzen) und Kategorie 4 (HRT sollte nicht verwendet werden), Evidenzlevel: A = hoch, B = mäßig, C = gering, D = sehr gering

8.19 Nichtalkoholische Fettlebererkrankung

8.19.1 Definition

Es werden drei Stadien der nichtalkoholischen Fettlebererkrankung (NAFLD) unterschieden (Tab. 8.23):

8.19.2 Ätiologie und Risikofaktoren

Die häufigsten Gründe für die Entwicklung einer NAFLD sind Adipositas, MetS, T2DM und Medikamente (z. B. Glukokortikoide, Tamoxifen, synthetische Östrogene). Seltenere Ursachen sind gastrointestinale Operationen, M. Crohn und Zöliakie.

Tab. 8.23 Stadien der nichtalkoholischen Fettlebererkrankung (NAFLD)

Stadium 1	Reine Fettleber (NAFL, Steatosis hepatis) mit 3 Graden in Abhängigkeit vom Ausmaß der Fetteinlagerung in Hepatozyten; günstige Prognose
Stadium 2	Nichtalkoholische Steatohepatitis (NASH): Leberzellschaden ± Fibrose; 5 % entwickeln innerhalb von 10 Jahren eine Leberzirrhose.
Stadium 3	Mikronoduläre Leberzirrhose

8.19.3 Klinik und Komplikationen

Die reine Fettleber ist meist asymptomatisch. Bei der NASH treten in 50 % unspezifische Beschwerden auf. NASH und Leberzirrhose haben ein erhöhtes Risiko für ein hepatozelluläres Karzinom.

8.19.4 HRT bei nichtalkoholischer Fettlebererkrankung

Es wird vermutet, dass Östrogene das Fortschreiten chronischer Lebererkrankungen aufgrund ihrer antiinflammatorischen und antioxidativen Effekte verlangsamen. Die Studien zum Einfluss einer HRT auf das NAFLD-Risiko zeigen jedoch sowohl günstige, neutrale, als auch ungünstige Ergebnisse, was möglicherweise auf die Anwendungsform der Östrogene zurückzuführen ist. So konnte eine Studie mit postmenopausalen Frauen zeigen, dass die Prävalenz der NAFLD während einer 12-monatigen transdermalen HRT abnahm, wohingegen sie während einer oralen HRT stieg. Die Östrogendosis und der Progestagentyp hatten keinen Einfluss. Die klinischen Merkmale und Labortests der transdermalen Gruppe veränderten sich während der HRT kaum oder gar nicht, wohingegen in der oralen HRT-Gruppe die Serumkonzentrationen von Gesamtcholesterin und LDL-Cholesterin sanken und die von Triglyceriden und HDL-Cholesterin deutlich anstiegen. Transdermales Östrogen könnte demnach für das Fortschreiten der NAFLD von Vorteil sein [86].

8.20 Obstruktives Schlafapnoesyndrom

8.20.1 Definition

Bei den schlafbezogenen Atmungsstörungen werden solche mit (> 90 %) und ohne (< 10 %) Obstruktion der oberen Atemwege unterschieden. Schlafbezogene Atmungsstörungen mit Obstruktion der oberen Atemwege werden unterteilt in 1) obstruktives Schnarchen, 2) obstruktives Schlafapnoesyndrom (OSAS) und 3) oberes Atemwegswiderstandssyndrom (UARS).

- Apnoe: Atempause während des Schlafens mit einer Dauer ≥ 10 s
- Hypopnoe: Verringerung des Atemflusses um ≥ 30 % (> 10 s) mit O_2-Entsättigung ≥ 3 % oder Arousal
- Apnoe-Hypopnoe-Index (AHI): Anzahl der Apnoen und Hypopnoen pro Stunde Schlafzeit (< 5/h normal, 5–14/h leicht, 15–29/h moderat, ≥ 30/h schwer)

8.20.2 Risikofaktoren, Klinik und Komplikationen

Zu den Risikofaktoren eines OSAS zählen Erkrankungen im Oro-/Nasopharynx (z. B. Retrognathie), Alter > 40 Jahre und Adipositas. Personen mit OSAS fallen durch lautes und unregelmäßiges Schnarchen mit Atemstillständen auf (Fremdanamnese). Damit verbunden ist eine gesteigerte Tagesschläfrigkeit mit Einschlafneigung. Daneben können Konzentrationsstörung, Depression, morgendliche Kopfschmerzen und Mundtrockenheit auftreten. Zu den Komplikationen eines OSAS zählen 1) nächtliche Hypoxie-induzierte Herzrhythmusstörungen, 2) das Auftreten bzw. die Verschlechterung einer arteriellen Hypertonie, Herzinsuffizienz sowie respiratorischen Insuffizienz und 3) ein erhöhtes Risiko für Herzinfarkt, Apoplex und vorzeitiges Versterben.

8.20.3 HRT beim obstruktiven Schlafapnoesyndrom

Östrogene und Progesteron haben günstige Einflüsse auf ein OSAS. Progesteron reduziert durch Anheben des Muskeltonus (M. genioglossus) die Kollapsneigung der oberen Atemwege. Außerdem stimuliert es den Atemantrieb über zentrale CO_2-Rezeptoren, deren Sensitivität durch Östrogene erhöht wird. Im Tiermodell konnte dementsprechend gezeigt werden, dass Progesteron die Häufigkeit der während des Schlafs aufgezeichneten Apnoen reduziert [87]. Postmenopausale Frauen mit HRT haben eine vergleichbare OSAS-Prävalenz wie prämenopausale Frauen und eine geringere OSAS-Prävalenz als postmenopausale Frauen ohne HRT [88]. Klinische Studien haben gezeigt, dass eine HRT die Apnoe-Schwelle bei postmenopausalen Frauen erhöht, wohingegen ein Östrogenmangel die positive Wirkung der nCPAP (nasal continuous positive airway pressure)-Behandlung reduziert [89]. Der positive Einfluss einer HRT auf das OSAS ist dabei unabhängig vom BMI und der Schlafphase. Allerdings wird der positive Einfluss einer HRT auf das OSAS ab 70 Jahren etwas schwächer [88].

8.21 Rheumatoide Arthritis

8.21.1 Definition

Die Rheumatoide Arthritis (RA) ist eine chronisch-entzündliche Systemerkrankung mit schubartigem und progredientem Verlauf, die durch Synovialitis zu Arthritis, Bursitis und Tendovaginitis führt. Extraartikuläre Organmanifestationen sind häufig.

8.21.2 Klinik und Komplikationen

Die RA hat viele Gesichter. Neben unspezifischen Allgemeinsymptomen (z. B. Müdigkeit, nächtliches Schwitzen, Myalgien) ist sie mit einer Polyarthritis

(Schmerzen und Schwellung der kleinen Gelenke, Karpaltunnelsyndrom, Baker-Zyste), Rheumaknoten und extraartikulären Organmanifestationen verbunden. Letztere können Herz (z. B. Perikarditis, Herzklappenveränderung), Lunge (z. B. COPD), Leber (unspezifische Leberenzymerhöhung), Nieren, Augen (z. B. sekundäres Sjögren-Syndrom) und Gefäße (z. B. Rheumatoide Vaskulitis, vorzeitige Arteriosklerose) involvieren. Die Komplikationen reichen vom Funktionsverlust und Fehlstellung von Gelenken bis zum gehäuften Auftreten von Malignomen, kardiovaskulären Komplikationen und Osteoporose.

8.21.3 HRT bei Rheumatoider Arthritis

Ein niedriger Östrogenspiegel ist mit einem Fortschreiten der RA verbunden. So ist die Funktionseinschränkung bei postmenopausalen Frauen mit RA ausgeprägter als bei prämenopausalen Betroffenen. Das Alter spielt dabei eine zusätzlich ungünstige Rolle. So ist bei höherem Alter bei Erstmanifestation die RA häufiger akut, es sind eher die großen Gelenke betroffen, und es treten häufiger zusätzliche Beschwerden auf [90]. Die Nurses' Health Study zeigte zudem, dass die Postmenopause und die frühe Menopause mit einem erhöhten Risiko für eine seronegative RA verbunden sind, aber nicht mit einer seropositiven RA [91]. Der Einfluss einer HRT wird unterschiedlich beschrieben. Eine große koreanische Querschnittsstudie zeigte für postmenopausale Frauen, die eine HRT ≥ 5 Jahre angewendet hatten, ein höheres Risiko für eine seropositive RA [92]. Zum gegenteiligen Ergebnis kam eine andere große Querschnittsstudie, die für HRT-Anwenderinnen ein signifikant reduziertes Risiko für eine seropositive RA zeigen konnte. Das geringere Risiko wurde vor allem in der Altersgruppe 50–59 Jahre, nicht aber in der Altersgruppe 60–70 Jahre beobachtet. Bei der Differenzierung nach HRT-Typen konnte der günstige Effekt nur für die kombinierte HRT, nicht aber für eine Östrogenmonotherapie nachgewiesen werden. Es wurde kein Zusammenhang zwischen einer HRT und einer seronegativen RA festgestellt [93]. In der WHI-Studie führte die HRT zu einer nichtsignifikanten Verringerung des Risikos, an RA zu erkranken. Allerdings kam es weder zu einer signifikanten Verbesserung der Gelenkschmerzen oder -schwellung, noch verhinderte die HRT neue Gelenkschmerzen bei an RA Erkrankten [94]. Möglicherweise ist der Einsatz von Androgenen eine interessante Option [95, 96].

8.22 Systemischer Lupus Erythematodes

8.22.1 Definition

Der Systemische Lupus Erythematodes (SLE) ist eine immunologische Systemerkrankung mit Beteiligung der Haut und der Gefäße zahlreicher Organe mit (Peri-)Vaskulitis der kleinen Arterien und Arteriolen, verbunden mit Ablagerungen von Immunkomplexen. Die Ätiologie ist unbekannt.

Tab. 8.24 Kriterien eines Anti-Phospholipid-Syndrom (APS)

Klinisches Kriterium	Serologisches Kriterium (Nachweis von APA)

• ≥ 1 arterielle oder venöse Thrombose
• Schwangerschaftskomplikationen:
  1) Frühabort nach 10. SSW
  2) ≥ Frühgeburt vor 34. SSW aufgrund (Prä-) Eklampsie oder Plazentainsuffizienz
  3) ≥ 3 Aborte vor 10. SSW ohne chromosomale, hormonelle, anatomische Ursachen
	• Anti-Cardiolipin-Antikörper (IgG oder IgM) > 40 GPL
	• Anti-β2-Glycoprotein 1-Antikörper (IgG oder IgM) > 40 GPL
	• Lupus anticoagulans positiv

Abkürzungen: SSW = Schwangerschaftswoche

Anti-Phospholipid-Antikörper (APA) sind bei 35 % der SLE-Patienten nachweisbar. Zu den APA zählen Anti-Cardiolipin-Antikörper, Anti-β2-Glycoprotein 1-Antikörper, Antikörper gegen Phosphatidyl-Serin (IgM, IgG) und Lupus anticoagulans.

Von einem Anti-Phospholipid-Syndrom (APS) spricht man, wenn mindestens ein klinisches Kriterium und ein serologisches Kriterium vorliegen (muss zweimal in 3 Monaten positiv sein) (Tab. 8.24).

8.22.2 Klinik und Komplikationen

- Allgemeinbeschwerden (95 %): Fieber, Schwäche, Gewichtsverlust
- Muskel-/Gelenkbeschwerden: Polyarthritis (80 %), Myositis (40 %)
- Hautveränderungen (85 %): Lichtempfindlichkeit, Raynaud-Syndrom, vernarbende Alopezie
- Organmanifestation: kardiopulmonal (60–70 %), renal (60–70 %), neurologisch (60 %) zentral/peripher, psychisch (Depression)

Die Mortalität ist bei SLE 2- bis 4-mal höher als bei Gesunden. Die häufigsten Todesursachen sind kardiovaskuläre Erkrankungen (v. a. Herzinfarkt), Infektionen, Urämie, neurologische Komplikationen und Thromboembolien.

8.22.3 HRT bei Systemischen Lupus Erythematodes

Der Einfluss der Menopause auf die Häufigkeit und Intensität von SLE-Symptomen ist variabel und reicht von „ohne Einfluss" bis zu „signifikante Verbesserung". Der Einfluss einer HRT auf den SLE-Krankheitsverlauf wurde nur in wenigen und kleinen Studien untersucht [97]. Als Endpunkt wurden meistens die sogenannte „Flares" gewählt. Hierunter versteht man zum Teil unspezifische Symptome wie anhaltendes Fieber nicht aufgrund einer Infektion, schmerzhafte, geschwollene Gelenke, Zunahme der Müdigkeit, Hautausschläge, Wunden oder Geschwüre im Mund oder in der Nase und/oder eine allgemeine Schwellung der Beine. Die Mehrheit der Studien zeigt keinen (signifikant) ungünstigen Einfluss einer HRT auf den SLE-Krankheitsverlauf. Es muss jedoch angenommen werden, dass der Krankheitsverlauf bei Frauen mit schwerem oder langjährigem SLE aufgrund der präexistenten endothelialen Dysfunktion unter einer HRT ungünstig(er) sein könnte.

Die EULAR-Empfehlungen (Expertengruppe der European League Against Rheumatism) zur Anwendung einer HRT bei SLE-Patientinnen mit klimakterischem Syndrom sind [98]:

1) Eine HRT kann zur Reduktion von schweren vasomotorischen Beschwerden bei Frauen mit inaktivem/stabilem SLE und negativem APA-Titer eingesetzt werden.
2) Die Anwendung einer HRT sollte bei Frauen mit SLE und positivem APA-Titer sorgfältig gegenüber dem erhöhten Risiko für Thromboembolien und kardiovaskuläre Erkrankungen abgewogen werden.

Einschränkend muss hinzugefügt werden, dass die meisten Studien eine orale HRT (CEE plus MPA) einsetzten, welche per se mit einem erhöhten Risiko für Thromboembolien und kardiovaskuläre Erkrankungen assoziiert ist. Eine transdermale Östrogentherapie wäre hier grundsätzlich von Vorteil. Wenn also eine HRT eingesetzt wird, dann sollte ein niedrigdosiertes transdermales Östrogen in Kombination mit MP oder DYD gewählt werden [97]. Wenn eine Östrogentherapie kontraindiziert ist, kann eine orale MP-Monotherapie erwogen werden [99]. Wenn eine HRT eingesetzt wird, sollten engmaschige Verlaufskontrollen in der Gynäkologie und Rheumatologie erfolgen.

8.23 Tiefe Venenthrombose

8.23.1 Definition

Eine Thrombose ist eine intravitale, intravasale, lokalisierte Gerinnung von Blutbestandteilen. Die tiefe Venenthrombose (TVT) ist eine Thrombose der tiefen Venen im Becken-/Beinbereich (90 %) oder im Armbereich.

8.23.2 Ätiologie und Risikofaktoren

Im Vordergrund stehen diverse internistische Risikofaktoren wie z. B. TVT oder Lungenembolie (LE) in der Anamnese (bis 30-fach), Immobilisation (bis 20-fach), Adipositas, Thrombophilie (erworbener Protein-C-Mangel, Protein-S-Mangel, AT-Mangel), Malignome, Therapie mit oralen Östrogenen oder kombinierten hormonalen Kontrazeptiva, Schwangerschaft und Wochenbett, Alter > 60 Jahre. Weitere Risikofaktoren sind Operationen, Abknicken der V. poplitea bei langem Sitzen, hereditäre Thrombophilie (APC-Resistenz/Faktor-V-Leiden-Mutation, Prothrombin-Mutation, Protein-C-Mangel, Protein-S-Mangel, AT-Mangel) und das Anti-Phospholipid-Syndrom (APS).

8.23.3 Klinik und Komplikationen

Die Treffsicherheit der klinischen Zeichen ist mit 50 % nicht verlässlich. Nur bei 30 % der LE ist eine TVT nachweisbar. Zu den wichtigsten Komplikationen zählen die LE, das postthrombotische Syndrom und das Thromboserezidiv.

8.23.4 HRT nach venöser Thromboembolie

Beobachtungsstudien zeigen, dass transdermale Östrogene im Vergleich zu oralen Östrogenen das Risiko für venöse Thromboembolien (VTE) nicht erhöhen. Die Kombination von MP oder DYD mit Östrogenen beeinflusst nicht das VTE-Risiko [100]. Tibolon erhöht nicht das VTE-Risiko [101]. Formal ist eine HRT nach VTE kontraindiziert. Dennoch hat schon die Europäische Menopause und Andropause Gesellschaft (EMAS) in ihrem Positionspapier 2011 festgehalten, dass nach entsprechender Aufklärung die transdermale Gabe von E2 nach VTE eine Therapieoption darstellt. Frauen mit intaktem Uterus sollen MP oder DYD als Progestagenkomponente erhalten [102].

Das Konsensuspapier internationaler Fachgesellschaften hat 2022 folgende Empfehlungen zu HRT nach VTE abgegeben (Tab. 8.25) [103].

Tab. 8.25 Kriterien für die Anwendung einer HRT bei Frauen nach VTE, die unter menopausalen Beschwerden leiden [103]

	Östrogen-Progestagen-Therapie (EPT)		Östrogenmonotherapie (ET)		Tibolon	Vaginale Östrogene/vaginales DHEA	Kommentar
	oral	transdermal	oral	transdermal			
TVT/LE ohne Antikoagulation	4 B	3 C	4 B	3 C	NA	1 D	
TVT/LE mit Antikoagulation		3 D*		3 D*		1 D	*Expertenmeinung
Asymptomatische Thrombophilie	4 B	2 B	3 B	2 B	NA	1 D	

Abkürzungen: DHEA = Dehydroepiandrosteron, HRT = Hormonersatztherapie, NA = not applicable, PE = Lungenembolie, TVT = Tiefe Venenthrombose, Kategorie 1 (keine Einschränkungen der Verwendung), Kategorie 2 (der Nutzen überwiegt die Risiken), Kategorie 3 (die Risiken überwiegen im Allgemeinen den Nutzen) und Kategorie 4 (HRT sollte nicht verwendet werden), Evidenzlevel: A = hoch, B = mäßig, C = gering, D = sehr gering

Literatur

1. Mendoza, N., et al., *Eligibility criteria for Menopausal Hormone Therapy (MHT): a position statement from a consortium of scientific societies for the use of MHT in women with medical conditions. MHT Eligibility Criteria Group.* Maturitas, 2022. **166**: p. 65–85.
2. Herold, G., *Innere Medizin 2022.* 1012.
3. Norman, R.J., I.H. Flight, and M.C. Rees, *Oestrogen and progestogen hormone replacement therapy for peri-menopausal and post-menopausal women: weight and body fat distribution.* Cochrane Database Syst Rev, 2000(2): p. CD001018.
4. Coquoz, A., C. Gruetter, and P. Stute, *Impact of micronized progesterone on body weight, body mass index, and glucose metabolism: a systematic review.* Climacteric, 2018: p. 1–14.
5. Canonico, M., et al., *Hormone therapy and venous thromboembolism among postmenopausal women: impact of the route of estrogen administration and progestogens: the ESTHER study.* Circulation, 2007. **115**(7): p. 840–5.
6. Vinogradova, Y., C. Coupland, and J. Hippisley-Cox, *Use of hormone replacement therapy and risk of venous thromboembolism: nested case-control studies using the QResearch and CPRD databases.* BMJ, 2019. **364**: p. k4810.
7. Kaemmle, L.M., et al., *The impact of micronized progesterone on cardiovascular events – a systematic review.* Climacteric, 2022: p. 1–10.
8. Kapoor, E., et al., *Menopausal hormone therapy in women with medical conditions.* Best Pract Res Clin Endocrinol Metab, 2021. **35**(6): p. 101578.
9. Lederle, F.A., et al., *Abdominal aortic aneurysm events in the women's health initiative: cohort study.* BMJ, 2008. **337**: p. a1724.
10. Nyrønning, L., et al., *Female sex hormones and risk of incident abdominal aortic aneurysm in Norwegian women in the HUNT study.* J Vasc Surg, 2019. **70**(5): p. 1436–1445.e2.
11. Inwald, E.C., et al., *Perimenopause and Postmenopause - Diagnosis and Interventions. Guideline of the DGGG and OEGGG (S3-Level, AWMF Registry Number 015-062, September 2020).* Geburtshilfe Frauenheilkd, 2021. **81**(6): p. 612–636.
12. Viscoli, C.M., et al., *A clinical trial of estrogen-replacement therapy after ischemic stroke.* N Engl J Med, 2001. **345**(17): p. 1243–9.
13. Mendoza, N., et al., *Eligibility criteria for Menopausal Hormone Therapy (MHT): a position statement from a consortium of scientific societies for the use of MHT in women with medical conditions. MHT Eligibility Criteria Group.* Maturitas, 2022. **166**: p. 65–85.
14. Ji, H., et al., *Sex Differences in Blood Pressure Trajectories Over the Life Course.* JAMA Cardiol, 2020. **5**(3): p. 19–26.
15. Salpeter, S.R., et al., *Meta-analysis: effect of hormone-replacement therapy on components of the metabolic syndrome in postmenopausal women.* Diabetes Obes Metab, 2006. **8**(5): p. 538–54.
16. Casanova, G., et al., *Effects of low-dose versus placebo or conventional-dose postmenopausal hormone therapy on variables related to cardiovascular risk: a systematic review and meta-analyses of randomized clinical trials.* J Clin Endocrinol Metab, 2015. **100**(3): p. 1028–37.
17. Ferreira Campos, L., et al., *Effect of hormone therapy on blood pressure and hypertension in postmenopausal women: a systematic review and meta-analysis.* Menopause, 2024.
18. Zhao, X., et al., *Effect of combined drospirenone with estradiol for hypertensive postmenopausal women: a systemic review and meta-analysis.* Gynecol Endocrinol, 2016. **32**(9): p. 685–689.
19. Kapoor, E., et al., *Menopausal hormone therapy in women with medical conditions.* Best Pract Res Clin Endocrinol Metab, 2021. **35**(6): p. 101578.
20. Inwald, E.C., et al., *Perimenopause and Postmenopause - Diagnosis and Interventions. Guideline of the DGGG and OEGGG (S3-Level, AWMF Registry Number 015-062, September 2020).* Geburtshilfe Frauenheilkd, 2021. **81**(6): p. 612–636.

21. Mendoza, N., et al., *Eligibility criteria for Menopausal Hormone Therapy (MHT): a position statement from a consortium of scientific societies for the use of MHT in women with medical conditions. MHT Eligibility Criteria Group.* Maturitas, 2022. **166**: p. 65–85.
22. Yung, J.A., H. Fuseini, and D.C. Newcomb, *Hormones, sex, and asthma.* Ann Allergy Asthma Immunol, 2018. **120**(5): p. 488–494.
23. Triebner, K., et al., *Menopause as a predictor of new-onset asthma: A longitudinal Northern European population study.* J Allergy Clin Immunol, 2016. **137**(1): p. 50–57.e6.
24. Zhang, G.Q., et al., *Menopausal hormone therapy and women's health: An umbrella review.* PLoS Med, 2021. **18**(8): p. e1003731.
25. Hansen, E.S.H., et al., *Hormone Replacement Therapy and Development of New Asthma.* Chest, 2021. **160**(1): p. 45–52.
26. Nwaru, B.I., et al., *Hormone Replacement Therapy and Risk of Severe Asthma Exacerbation in Perimenopausal and Postmenopausal Women: 17-Year National Cohort Study.* J Allergy Clin Immunol Pract, 2021. **9**(7): p. 2751–2760.e1.
27. Hansen, E.S.H., et al., *Inhaled anti-asthma therapies following hormone therapy in women: a nationwide cohort study.* ERJ Open Res, 2022. **8**(1).
28. Jin, C. and B. Lang, *Hormone replacement therapy and lung cancer risk in women: a meta-analysis of cohort studies: Hormone replacement therapy and lung cancer risk.* Medicine (Baltimore), 2019. **98**(51): p. e17532.
29. Zhang, G.Q., et al., *Menopausal hormone therapy and women's health: An umbrella review.* PLoS Med, 2021. **18**(8): p. e1003731.
30. Li, W., et al., *Hormone therapy and lung cancer mortality in women: Systematic review and meta-analysis.* Steroids, 2017. **118**: p. 47–54.
31. Li, K., et al., *Meta-analysis for the effect of hormone replacement therapy on survival rate in female with lung cancer.* Zhong Nan Da Xue Xue Bao Yi Xue Ban, 2020. **45**(4): p. 372–377.
32. Mendoza, N., et al., *Eligibility criteria for Menopausal Hormone Therapy (MHT): a position statement from a consortium of scientific societies for the use of MHT in women with medical conditions. MHT Eligibility Criteria Group.* Maturitas, 2022. **166**: p. 65–85.
33. Kane, S.V. and D. Reddy, *Hormonal replacement therapy after menopause is protective of disease activity in women with inflammatory bowel disease.* Am J Gastroenterol, 2008. **103**(5): p. 1193–6.
34. Rolston, V.S., et al., *The Influence of Hormonal Fluctuation on Inflammatory Bowel Disease Symptom Severity-A Cross-Sectional Cohort Study.* Inflamm Bowel Dis, 2018. **24**(2): p. 387–393.
35. Mendoza, N., et al., *Eligibility criteria for Menopausal Hormone Therapy (MHT): a position statement from a consortium of scientific societies for the use of MHT in women with medical conditions. MHT Eligibility Criteria Group.* Maturitas, 2022. **166**: p. 65–85.
36. Farahmand, M., et al., *Endogenous estrogen exposure and chronic kidney disease; a 15-year prospective cohort study.* BMC Endocr Disord, 2021. **21**(1): p. 155.
37. Kang, S.C., et al., *Association of Reproductive Lifespan Duration and Chronic Kidney Disease in Postmenopausal Women.* Mayo Clin Proc, 2020. **95**(12): p. 2621–2632.
38. Kattah, A.G., et al., *CKD in Patients with Bilateral Oophorectomy.* Clin J Am Soc Nephrol, 2018. **13**(11): p. 1649–1658.
39. Ahn, S.Y., et al., *The beneficial effects of menopausal hormone therapy on renal survival in postmenopausal Korean women from a nationwide health survey.* Sci Rep, 2021. **11**(1): p. 15418.
40. Park, Y.J. and J.M. Kim, *Klotho and Postmenopausal Hormone Replacement Therapy in Women with Chronic Kidney Disease.* J Menopausal Med, 2018. **24**(2): p. 75–80.
41. Vellanki, K. and S. Hou, *Menopause in CKD.* Am J Kidney Dis, 2018. **71**(5): p. 710–719.
42. Zhang, G.Q., et al., *Menopausal hormone therapy and women's health: An umbrella review.* PLoS Med, 2021. **18**(8): p. e1003731.
43. *The 2017 hormone therapy position statement of The North American Menopause Society.* Menopause, 2017. **24**(7): p. 728–753.

44. Hood, K.A., et al., *Gall stone recurrence and its prevention: the British/Belgian Gall Stone Study Group's post-dissolution trial.* Gut, 1993. **34**(9): p. 1277–88.
45. Salpeter, S.R., et al., *Meta-analysis: effect of hormone-replacement therapy on components of the metabolic syndrome in postmenopausal women.* Diabetes Obes Metab, 2006. **8**(5): p. 538–54.
46. Kapoor, E., et al., *Menopausal hormone therapy in women with medical conditions.* Best Pract Res Clin Endocrinol Metab, 2021. **35**(6): p. 101578.
47. Mackay, L., et al., *Hormone replacement therapy for women with type 1 diabetes mellitus.* Cochrane Database Syst Rev, 2013(6): p. CD008613.
48. Mendoza, N., et al., *Eligibility criteria for Menopausal Hormone Therapy (MHT): a position statement from a consortium of scientific societies for the use of MHT in women with medical conditions. MHT Eligibility Criteria Group.* Maturitas, 2022. **166**: p. 65–85.
49. Anagnostis, P., et al., *Menopause symptom management in women with dyslipidemias: An EMAS clinical guide.* Maturitas, 2020. **135**: p. 82–88.
50. Koh, K.K., et al., *Effects of conventional or lower doses of hormone replacement therapy in postmenopausal women.* Arterioscler Thromb Vasc Biol, 2004. **24**(8): p. 1516–21.
51. Kapoor, E., et al., *Menopausal hormone therapy in women with medical conditions.* Best Pract Res Clin Endocrinol Metab, 2021. **35**(6): p. 101578.
52. Kotecha, P.T., et al., *Effects of tibolone or continuous combined oestradiol and norethisterone acetate on lipids, high-density lipoprotein subfractions and apolipoproteins in postmenopausal women in a two-year, randomized, double-blind, placebo-controlled trial.* Clin Endocrinol (Oxf), 2020. **92**(4): p. 303–311.
53. Mendoza, N., et al., *Eligibility criteria for Menopausal Hormone Therapy (MHT): a position statement from a consortium of scientific societies for the use of MHT in women with medical conditions. MHT Eligibility Criteria Group.* Maturitas, 2022. **166**: p. 65–85.
54. Ozcivit, I.B., C.T. Erel, and F. Durmusoglu, *Can fibromyalgia be considered a characteristic symptom of climacterium?* Postgrad Med J, 2021.
55. Stening, K.D., et al., *Hormonal replacement therapy does not affect self-estimated pain or experimental pain responses in post-menopausal women suffering from fibromyalgia: a double-blind, randomized, placebo-controlled trial.* Rheumatology (Oxford), 2011. **50**(3): p. 544–51.
56. Dias, R.C., et al., *Fibromyalgia and menopause: an open study on postmenopausal hormone therapy.* Minerva Obstet Gynecol, 2023. **75**(5): p. 424–431.
57. Finckh, A., et al., *A randomized controlled trial of dehydroepiandrosterone in postmenopausal women with fibromyalgia.* J Rheumatol, 2005. **32**(7): p. 1336–40.
58. White, H.D., et al., *Treatment of pain in fibromyalgia patients with testosterone gel: Pharmacokinetics and clinical response.* Int Immunopharmacol, 2015. **27**(2): p. 249–56.
59. Sadreddini, S., et al., *Efficacy of Raloxifen in treatment of fibromyalgia in menopausal women.* Eur J Intern Med, 2008. **19**(5): p. 350–5.
60. Xiong, M., et al., *Influence of Gender and Reproductive Factors on Liver Fibrosis in Patients With Chronic Hepatitis B Infection.* Clin Transl Gastroenterol, 2019. **10**(10): p. e00085.
61. Bernabucci, V. and E. Villa, *The role played by gender in viral hepatitis.* Scand J Clin Lab Invest Suppl, 2014. **244**: p. 90–4.
62. Di Martino, V., et al., *Progression of liver fibrosis in women infected with hepatitis C: long-term benefit of estrogen exposure.* Hepatology, 2004. **40**(6): p. 1426–33.
63. Codes, L., et al., *Liver fibrosis in women with chronic hepatitis C: evidence for the negative role of the menopause and steatosis and the potential benefit of hormone replacement therapy.* Gut, 2007. **56**(3): p. 390–5.
64. Rinaldi, M., et al., *Neutral effect of prolonged transdermal hormone therapy on liver function of postmenopausal women with chronic active hepatitis.* Menopause, 2005. **12**(5): p. 619–22.
65. Padua, M.A., et al., *Hormone therapy in Brazilian postmenopausal women with chronic hepatitis C: a pilot study.* Climacteric, 2010. **13**(2): p. 179–86.

66. Furusyo, N., et al., *Raloxifene hydrochloride is an adjuvant antiviral treatment of postmenopausal women with chronic hepatitis C: a randomized trial.* J Hepatol, 2012. **57**(6): p. 1186–92.
67. Mendoza, N., et al., *Eligibility criteria for Menopausal Hormone Therapy (MHT): a position statement from a consortium of scientific societies for the use of MHT in women with medical conditions. MHT Eligibility Criteria Group.* Maturitas, 2022. **166**: p. 65–85.
68. Nakhostin, L., A. Stadler, and P. Stute, *Impact of menopausal hormone therapy on colorectal cancer risk-A systematic review.* Clin Endocrinol (Oxf), 2021.
69. Mendoza, N., et al., *Eligibility criteria for Menopausal Hormone Therapy (MHT): a position statement from a consortium of scientific societies for the use of MHT in women with medical conditions. MHT Eligibility Criteria Group.* Maturitas, 2022. **166**: p. 65–85.
70. Inwald, E.C., et al., *Perimenopause and Postmenopause - Diagnosis and Interventions. Guideline of the DGGG and OEGGG (S3-Level, AWMF Registry Number 015-062, September 2020).* Geburtshilfe Frauenheilkd, 2021. **81**(6): p. 612–636.
71. Panel, T.H.T.P.S.o.T.N.A.M.S.A., *The 2022 hormone therapy position statement of The North American Menopause Society.* Menopause, 2022. **29**(7): p. 767–794.
72. Formoso, G., et al., *Short-term and long-term effects of tibolone in postmenopausal women.* Cochrane Database Syst Rev, 2016. **10**: p. CD008536.
73. Mendoza, N., et al., *Eligibility criteria for Menopausal Hormone Therapy (MHT): a position statement from a consortium of scientific societies for the use of MHT in women with medical conditions. MHT Eligibility Criteria Group.* Maturitas, 2022. **166**: p. 65–85.
74. Glinkova, V., et al., *Hepatic haemangiomas: possible association with female sex hormones.* Gut, 2004. **53**(9): p. 1352–5.
75. D'halluin, V., et al., *Natural history of focal nodular hyperplasia. A retrospective study of 44 cases.* Gastroenterol Clin Biol, 2001. **25**(11): p. 1008–10.
76. Ramírez-Fuentes, C., et al., *Variations in the size of focal nodular hyperplasia on magnetic resonance imaging.* Radiologia, 2013. **55**(6): p. 499–504.
77. Kapp, N. and K.M. Curtis, *Hormonal contraceptive use among women with liver tumors: a systematic review.* Contraception, 2009. **80**(4): p. 387–90.
78. Zhang, G.Q., et al., *Menopausal hormone therapy and women's health: An umbrella review.* PLoS Med, 2021. **18**(8): p. e1003731.
79. Benson, V.S., et al., *Menopausal hormone therapy and central nervous system tumor risk: large UK prospective study and meta-analysis.* Int J Cancer, 2015. **136**(10): p. 2369–77.
80. Deli, T., M. Orosz, and A. Jakab, *Hormone Replacement Therapy in Cancer Survivors - Review of the Literature.* Pathol Oncol Res, 2020. **26**(1): p. 63–78.
81. Hufschmidt, A., S. Rauer, and F.X. Glocker, *Neurologie compact. Für Klinik und Praxis.* Vol. 9. 2022: Thieme Verlag. 1204.
82. MacGregor, E.A., *Migraine, menopause and hormone replacement therapy.* Post Reprod Health, 2018. **24**(1): p. 11–18.
83. Ornello, R., et al., *Patterns of Migraine in Postmenopausal Women: A Systematic Review.* Neuropsychiatr Dis Treat, 2021. **17**: p. 859–871.
84. Nappi, R.E., et al., *Different effects of tibolone and low-dose EPT in the management of postmenopausal women with primary headaches.* Menopause, 2006. **13**(5): p. 818–25.
85. Mendoza, N., et al., *Eligibility criteria for Menopausal Hormone Therapy (MHT): a position statement from a consortium of scientific societies for the use of MHT in women with medical conditions. MHT Eligibility Criteria Group.* Maturitas, 2022. **166**: p. 65–85.
86. Kim, S.E., et al., *Different effects of menopausal hormone therapy on non-alcoholic fatty liver disease based on the route of estrogen administration.* Sci Rep, 2023. **13**(1): p. 15461.
87. Yamazaki, H., et al., *Effects of progesterone on apneic events during behaviorally defined sleep in male rats.* Life Sci, 2005. **78**(4): p. 383–8.
88. Shahar, E., et al., *Hormone replacement therapy and sleep-disordered breathing.* Am J Respir Crit Care Med, 2003. **167**(9): p. 1186–92.
89. Zhang, L., et al., *Beneficial effects of estrogens in obstructive sleep apnea hypopnea syndrome.* Sleep Breath, 2020. **24**(1): p. 7–13.

90. Shah, L., et al., *Do Menopause and Aging Affect the Onset and Progression of Rheumatoid Arthritis and Systemic Lupus Erythematosus?* Cureus, 2020. **12**(10): p. e10944.
91. Bengtsson, C., et al., *Association Between Menopausal Factors and the Risk of Seronegative and Seropositive Rheumatoid Arthritis: Results From the Nurses' Health Studies.* Arthritis Care Res (Hoboken), 2017. **69**(11): p. 1676–1684.
92. Eun, Y., et al., *Menopausal factors and risk of seropositive rheumatoid arthritis in postmenopausal women: a nationwide cohort study of 1.36 million women.* Sci Rep, 2020. **10**(1): p. 20793.
93. Orellana, C., et al., *Postmenopausal hormone therapy and the risk of rheumatoid arthritis: results from the Swedish EIRA population-based case-control study.* Eur J Epidemiol, 2015. **30**(5): p. 449–57.
94. Walitt, B., et al., *Effects of postmenopausal hormone therapy on rheumatoid arthritis: the women's health initiative randomized controlled trials.* Arthritis Rheum, 2008. **59**(3): p. 302–10.
95. Cutolo, M., et al., *Sex hormones and rheumatoid arthritis.* Autoimmun Rev, 2002. **1**(5): p. 284–9.
96. Booji, A., et al., *Androgens as adjuvant treatment in postmenopausal female patients with rheumatoid arthritis.* Ann Rheum Dis, 1996. **55**(11): p. 811–5.
97. Gompel, A., *Systemic lupus erythematosus and menopause.* Climacteric, 2020. **23**(2): p. 109–115.
98. Andreoli, L., et al., *EULAR recommendations for women's health and the management of family planning, assisted reproduction, pregnancy and menopause in patients with systemic lupus erythematosus and/or antiphospholipid syndrome.* Ann Rheum Dis, 2017. **76**(3): p. 476–485.
99. Hitchcock, C.L. and J.C. Prior, *Oral micronized progesterone for vasomotor symptoms – a placebo-controlled randomized trial in healthy postmenopausal women.* Menopause, 2012. **19**(8): p. 886–93.
100. Kaemmle, L.M., et al., *The impact of micronized progesterone on cardiovascular events – a systematic review.* Climacteric, 2022: p. 1–10.
101. Formoso, G., et al., *Short-term and long-term effects of tibolone in postmenopausal women.* Cochrane Database Syst Rev, 2016. **10**: p. CD008536.
102. Tremollieres, F., et al., *EMAS position statement: Managing menopausal women with a personal or family history of VTE.* Maturitas, 2011. **69**(2): p. 195–8.
103. Mendoza, N., et al., *Eligibility criteria for Menopausal Hormone Therapy (MHT): a position statement from a consortium of scientific societies for the use of MHT in women with medical conditions. MHT Eligibility Criteria Group.* Maturitas, 2022. **166**: p. 65–85.

Nachwort

Liebe Kolleginnen und Kollegen, ich hoffe, dass ich Ihnen das Thema Wechseljahre und Menopause auf eine Weise näherbringen konnte, die sowohl informativ als auch ansprechend war. Mögen Sie nun gut vorbereitet und mit Freude Ihre nächsten Patientinnen in der Peri- und Postmenopause empfangen und ihnen eine exzellente Betreuung bieten. Sie werden es Ihnen tausendfach danken.

Es wäre mir zudem eine grosse Freude, wenn es mir gelungen ist, Ihnen meine Begeisterung für die gynäkologische Endokrinologie zu vermitteln. Ich hoffe, dass die Welt der Hormone für Sie keine unlösbare Rätsel mehr birgt, sondern dass Sie die Vielfalt der Möglichkeiten erkennen und schätzen gelernt haben.

Supplement 1

Name: _____ **Datum:** _____
Konsultationstyp: Erstvorstellung   Wiedervorstellung

1. **Allgemeines**
   Geburtsdatum:
   Aktueller Beruf:
   Arbeitspensum (in %):
   Zufriedenheit am Arbeitsplatz (gar nicht, mäßig, gut, sehr gut):
   Familienstand:
   E-Mail-Adresse:
2. **Lebensstil**
   Ernährung (alles, vegetarisch, vegan, sonstiges):
   Nahrungsmittelintoleranz:
   Allergie:
   Bewegung (Std. pro Woche):
   Wunschgewicht (kg):
   Rauchen (Anzahl/Tag):
   Alkohol (Gläser/Tag):
   Schlafdauer (Std.):
   Schlafqualität (schlecht, mäßig, gut, sehr gut):
   Hilfsmittel (Seh-, Hör- oder Gehhilfe):
   Hobbys:

3. **Aktuelle Medikation**

Name	Indikation	Dosierung

Anmerkungen:
Abführmittel (nie, manchmal, häufig, täglich):
Appetitzügler (nie, manchmal, häufig, täglich):
Beruhigungsmittel (nie, manchmal, häufig, täglich):
Schlaftabletten (nie, manchmal, häufig, täglich):
Schmerzmittel (nie, manchmal, häufig, täglich):
Antihistaminika (nie, manchmal, häufig, täglich):

4. **Eigen-/Familienanamnese** (Kinder, Geschwister, Eltern, Großeltern, Tanten, Onkel)

Krankheit/Organ	Nein	Ja, im Moment	Ja, früher	Kommt familiär vor
Herzkreislauf				
Hoher Blutdruck	O	O	O	O
Schlaganfall	O	O	O	O
Herzinfarkt	O	O	O	O
Thrombose	O	O	O	O
Lungenembolie	O	O	O	O
Krampfadern (Varicosis)	O	O	O	O
Asthma bronchiale	O	O	O	O
Obstruktives Schlafapnoesyndrom	O	O	O	O
Sonstiges	O	O	O	O
Bauchorgane				
Leber und Galle	O	O	O	O
Magen-Darm-Trakt	O	O	O	O
Nieren/Harnleiter	O	O	O	O
Urininkontinenz	O	O	O	O
Stuhlinkontinenz	O	O	O	O

Krankheit/Organ	Nein	Ja, im Moment	Ja, früher	Kommt familiär vor
Blähungen	O	O	O	O
Reflux	O	O	O	O
Obstipationen	O	O	O	O
Sonstiges	O	O	O	O
Stoffwechsel/veränderte Laborwerte				
Diabetes mellitus	O	O	O	O
Schilddrüse	O	O	O	O
Blutarmut/Anämie	O	O	O	O
Blutfette/Dyslipidämie	O	O	O	O
Sonstiges	O	O	O	O
Haut und Haare				
Zunahme von Körper und Gesichtsbehaarung	O	O	O	O
Haarausfall	O	O	O	O
Akne	O	O	O	O
Schuppenflechte (Psoriasis)	O	O	O	O
Neurodermitis	O	O	O	O
Sonstiges	O	O	O	O
Muskelerkrankung	O	O	O	O
Sonstiges	O	O	O	O
Krebs	O	O	O	O
Betroffenes Organ	O	O	O	O
Betroffenes Organ	O	O	O	O
Nerven und Gedächtnis				
Schwindel	O	O	O	O
Epilepsie	O	O	O	O
Kopfschmerzen/Migräne	O	O	O	O
Schlafstörungen	O	O	O	O
Depression	O	O	O	O
Psychose	O	O	O	O
Essstörung	O	O	O	O
Sonstiges	O	O	O	O
Rheumatologie				
Rheumatoide Arthritis	O	O	O	O
Arthrose	O	O	O	O
Osteoporose	O	O	O	O
Fibromyalgie	O	O	O	O
Sonstiges	O	O	O	O
Infektionen				
Häufige Erkältungen	O	O	O	O
Herpes Zoster	O	O	O	O
Herpes-Simplex-Virus (HSV) oral/genital	O	O	O	O

Krankheit/Organ	Nein	Ja, im Moment	Ja, früher	Kommt familiär vor
Ebstein-Barr-Virus (EBV)	O	O	O	O
Cytomegalie-Virus (CMV)	O	O	O	O
HIV	O	O	O	O
Hepatitis B/C	O	O	O	O
Sonstiges	O	O	O	O

Anmerkungen:

5. Operationen

Jahr	Operation

Anmerkungen:

6. „Frauensachen"
Menarche (Alter)
Reproduktives Stadium (STRAW+10)

Reproduktive Phase	
Früh	
Maximal	
Spät	
Menopausale Transition	
Früh	
Spät	
Menopause (Jahr)	
Normal (45–55 Jahre)	
Spät (> 55 Jahren)	
Früh (< 45 Jahren)	
Prämature Ovarialinsuffizienz (< 40 Jahren)	
Postmenopause	

Anmerkungen:
Datum der letzten Periode:
Blutungsprofil gemäß FIGO-System

Supplement 1

Kategorie	Normal	Pathologisch	Beurteilung
Frequenz		Amenorrhoe	
		Häufig (< 24 Tage)	
	Normal (24–38 Tage)		
		Selten (> 38 Tage)	
Dauer		Verlängert (> 8 Tage)	
	Normal (≤ 8 Tage)		
Regelmäßigkeit	Normale Variation (≤ 9 Tage)		
		Irregulär (≥ 10 Tage)	
Blutvolumen		Stark (keine Volumenangabe, aber subjektive Beeinträchtigung der bio-psycho-sozialen Lebensqualität)	
	Normal		
		Leicht	
Intermenstruelle Blutung (= Blutung zwischen 2 regulären Periodenstarts)	Nein		
		Zufällig (nicht vorhersehbar)	
		Zyklisch (vorhersehbar): früh-, mitt-, spätzyklisch	
Ungeplante Blutung während einer Hormontherapie	Nicht anwendbar, da keine Hormontherapie		
	Nein		
		Ja	

Anmerkungen:
Blutungsstörung (AUB) gemäß FIGO: P A L M – C O E I N
Dysmenorrhoe: primär/sekundär

Schweregrad	Beurteilung
Grad 0: keine Dysmenorrhoe, keine Beeinträchtigung der Tagesaktivität oder Arbeitsfähigkeit, keine vegetativen Symptome, kein Analgetikabedarf.	
Grad 1: leichte Dysmenorrhoe, selten Beeinträchtigung der Tagesaktivität oder Arbeitsfähigkeit, keine vegetativen Symptome, selten Analgetikabedarf.	
Grad 2: moderate Dysmenorrhoe, Beeinträchtigung der Tagesaktivität oder Arbeitsfähigkeit, wenig vegetative Symptome, meist Analgetikabedarf, Analgetika therapeutisch erfolgreich.	
Grad 3: starke Dysmenorrhoe, deutliche Beeinträchtigung der Tagesaktivität oder Arbeitsfähigkeit, ausgeprägte vegetative Symptome, Analgetikabedarf, Analgetika therapeutisch nicht/wenig erfolgreich.	

Anmerkungen:
Prämenstruelles Syndrom seit (Jahr):

Symptom	Start am ... Zyklustag	Dauer in Tagen

Anmerkungen:
Endometriose, wenn ja Stadium:
Schwangerschaften

Jahr	Geburt	Fehlgeburt	Abruptio

Anmerkungen:
Kontrazeption

Typ	jetzt	früher	Verträglichkeit

Anmerkungen:

7. Vorsorgeuntersuchungen

Vorsorgeuntersuchung	Datum (Jahr)
Zytologischer Abstrich der Cervix	
Humanes-Papilloma-Virus (HPV) Abstrich der Cervix	
Mammografie	
Mamma-Sonografie	
Glukose i. S.	
Lipidprofil i. S.	
Knochendichtemessung per DXA	
Augeninnendruck	
Darmkrebsvorsorge (FOBT/Koloskopie)	
Hautkrebsscreening	

Supplement 2

Modifizierter ICF-gelinkter Menopause Rating Scale (MRS, II)
Fragebogen zum Ausfüllen für Patientinnen

Name:
Chronologisches Alter:
Gefühltes Alter:
Datum der Untersuchung:

Liebe Patientin
Bitte füllen Sie diese Felder eigenständig aus.

MRS Kategorie	Symptome / ICF-Kategorie	Intensität der Symptome* (0, 1, 2, 3, 4)	Gewünschte Symptomintensität*
1. Wallungen, Schwitzen	Aufsteigende Hitze, Schweissausbrüche	☐ ☐ ☐ ☐ ☐	
2. Herzbeschwerden	Herzklopfen, Herzrasen, Herzstolpern, Herzbeklemmungen	☐ ☐ ☐ ☐ ☐	
3. Schlafstörungen	Einschlafstörungen, Durchschlafstörungen, zu frühes Aufwachen	☐ ☐ ☐ ☐ ☐	
4. Depressive Verstimmung	Mutlosigkeit, Traurigkeit, Weinerlichkeit, Antriebslosigkeit, Stimmungsschwankungen	☐ ☐ ☐ ☐ ☐	
5. Reizbarkeit	Nervosität, innere Anspannung, Aggressivität	☐ ☐ ☐ ☐ ☐	
6. Ängstlichkeit	Innere Unruhe, Panik	☐ ☐ ☐ ☐ ☐	

Seite 1/2

*(0 = keine, 1 = leicht, 2 = mittel, 3 = stark, 4 = sehr stark)

ICF: International Classification of Functioning, Disability and Health

Modifizierter ICF-gelinkter Menopause Rating Scale (MRS, II)
Fragebogen zum Ausfüllen für Patientinnen

Liebe Patientin
Bitte füllen Sie diese Felder eigenständig aus.

MRS Kategorie	Symptome / ICF-Kategorie	Intensität der Symptome* (0, 1, 2, 3, 4)	Gewünschte Symptomintensität*
7. Körperliche und geistige Erschöpfung	Allgemeine Leistungsminderung, Gedächtnisminderung, Konzentrationsschwäche, Vergesslichkeit	☐ ☐ ☐ ☐ ☐	
8. Sexualprobleme	Veränderung des sexuellen Verlangens, der sexuellen Betätigung und Befriedigung	☐ ☐ ☐ ☐ ☐	
9. Harnwegsbeschwerden	Beschwerden beim Wasserlassen, häufiger Harndrang, unwillkürlicher Harnabgang	☐ ☐ ☐ ☐ ☐	
10. Trockenheit der Scheide	Trockenheitsgefühl oder Brennen der Scheide, Beschwerden beim Geschlechtsverkehr	☐ ☐ ☐ ☐ ☐	
11. Gelenk- und Muskelbeschwerden	Schmerzen im Bereich der Gelenke, rheuma-ähnliche Beschwerden	☐ ☐ ☐ ☐ ☐	
12. Veränderungen des Gewichts**	Funktionen der Aufrechterhaltung des Körpergewichts	☐ ☐ ☐ ☐ ☐	
13. Kopfschmerzen**	Kopf- und Nackenschmerz	☐ ☐ ☐ ☐ ☐	
14. Hautveränderungen**	Schutzfunktionen der Haut, auf die Haut bezogene Empfindungen	☐ ☐ ☐ ☐ ☐	

Seite 2/2

*(0 = keine, 1 = leicht, 2 = mittel, 3 = stark, 4 = sehr stark)

**Zusätzliche Kategorien: Nicht in der offiziellen MRS Auswertung enthalten

Supplement 3

Datum:

Grösse [m]:	
Gewicht [kg]:	
BMI [kg/m2]:	
Bauchumfang [cm]:	
Blutdruck (systolisch/diastolisch) [mmHg]:	
Puls [Schläge/min]:	
Temperatur [C°]:	

Gynäkologische Untersuchung
Datum:

Lichen sclerosus	Ja/Nein
Kolpitis	Ja/Nein
Prolaps des vorderen Kompartiments – Hernie der vorderen Vaginalwand, häufig verbunden mit einem Abstieg der Blase (Zystozele)	Ja/Nein
Prolaps des hinteren Kompartiments – Hernie des hinteren Vaginalsegments, häufig verbunden mit einem Abstieg des Rektums (Rektozele)	Ja/Nein
Enterozele Hernie des Darms zur oder durch die Vaginalwand	Ja/Nein
Prolaps des apikalen Kompartiments (Uterusprolaps, Prolaps des Vaginalgewölbes) – Abstieg der Spitze der Vagina in die untere Vagina, zum Hymen oder über den vaginalen Introitus hinaus	Ja/Nein
Sonstiges (Vulva/Vagina)	
Transvaginaler Ultraschall (TVUS)	
Uterus	Anteflektiert/Gestreckt/Retroflektiert

Endometrium	Flach/Zyklusgerecht/Pathologisch
Falls pathologisch:	
Myometrium	Normal/Pathologisch
Falls pathologisch:	
Ovar rechts	Normal/PCOM/Pathologisch/Nicht darstellbar
Ovar links	Normal/PCOM/Pathologisch/Nicht darstellbar
Freie Flüssigkeit im Douglas	Ja/Nein
Mamma rechts inkl. axilläre Lymphknoten	Unauffällig/Pathologisch
Mamma links inkl. axilläre Lymphknoten	Unauffällig/Pathologisch
Sonstiges:	

Abkürzungen: PCOM = Polyzystische Ovarmorphologie.

Stichwortverzeichnis

A
Abnorme Nüchtern-Glukose 249
Acanthosis nigricans 178
Acetylcholin 50
Adenokarzinom 228
ADHS 133
Adipositas 63, 234
Adrenale Antikörper 206
Adrenalin 130
Adrenogenitales Syndrom 175
Akne 176
Akromegalie 89, 175
Akupunktur 96
Akutes Koronarsyndrom 258
Alfatradiol 188
Allopregnanolon 41
Alopezie 174
17alpha-Hydroxyprogesteron 38
Androgenetische Alopezie 177
Androgenmangelsyndrom 150
Androgentherapie 43
Angina pectoris 258
Angststörung 108
Antiandrogene 185
Anti-Cardiolipin-Antikörper 268
Antidepressivum 45
Antihistaminikum 122
Antihypertensivum 240
Antikonvulsivum 50
Antiöstrogen 224
Anti-Phospholipid-Antikörper 268
Anti-Phospholipid-Syndrom 268
Aortenaneurysma 236
Apnoe 265
Apoplex 71, 237
Applikationsform 19
Äquivalenzdosis 33
Aromatase 29

Aromataseinhibitor 136, 224
Aromatase inhibitor-induced musculoskeletal symptom 136
Arteriosklerose 252, 258
Arthralgie 129
Arthrose 134
Asthma bronchiale 240
Atrophie
vulvovaginale 139
Aufmerksamkeit 132
Aura 263
Autoimmunerkrankung 134
Autoimmunhepatitis 255
Autonomes Nervensystem 10

B
Bauchumfang 159
Beckenbodentraining 142
Behaarungszunahme 68
Betablocker 103
17beta-Östradiol 31
Bewegung 160
Bio-identisches Hormon 44
Biotransformation 20
Bioverfügbarkeit 23
Blutdruck
systolischer 239
Blutdruckwert 239
Bluthochdruck 117
Blutung
abnorme uterine 164
postmenopausale 164
vaginale 145
BMI 159
Borderline-Ovarialtumor 229
Brain Fog 123
Bremelanotid 151

Bronchialkarzinom 242
Bronchialkarzinom-Mortalität 243
Brustkrebs 8, 73
Brustkrebsrezidivrisiko 147

C
Cervixkarzinom 228
Chemotherapie 207
Chlormadinonacetat 42
Cholelithiasis 248
Chronic-Fatigue-Syndrom 124
Chronische nichtübertragbare Erkrankungen 7
Chronisch-entzündliche Darmerkrankung 244
Clonidin 94
Colitis ulcerosa 244
Computertomografie 181
Cortisol-Tagesprofil 130
Cushing-Syndrom 125
CYP2D6 26
CYP-Isoenzym 25
CYP-Polymorphismen 22
Cyproteronacetat 42
Cytochrom-P450-Enzym 21

D
Dehydroepiandrosteron 5
Demenz 71
Depotprogestine 215
Depression 109
Depressive Störung 97
(Des-)Venlafaxin 93
DHEA 43
    vaginales 66
Diabetes mellitus 70
Diabetes mellitus Typ 1 248
Diabetes mellitus Typ 2 248
Dopamin 130
Dosisanpassung 80
Dranginkontinenz 139
Drospirenon 42
DXA 207
Dydrogesteron 42
Dyspareunie 139

E
Eflornithin 188
Elimination
    präsystemische 19
Elinzanetant 51
Endometriose 149
Endometriumatrophie 167

Endometriumbiopsie 168
Endometriumdicke 170
Endometriumhyperplasie 61
Endometriumkarzinom 61
Endometriumprotektion 62
Endometriumschutz 37
Energieverbrauch 157
Entgiftungsprozess
    hepatischer 18
Erhaltungsdosis 34
Ernährung 160
(Es-)Citalopram 93
Estetrol 31
Ethinylöstradiol 32
EULAR-Empfehlung 269
Exekutivfunktion 132

F
Faktor-V-Leiden-Mutation 269
Ferriman Gallwey-Score 178
Fettleber 265
Fettmasse 156
Fezolinetant 45
Fibromyalgie 119
Fibromyalgie-Syndrom 254
Finasterid 186, 188
First-Pass-Effekt 19
Flare 268
Flushing 88
FMR1-Prämutation 204
FMS 254
Fokale Noduläre Hyperplasie 260
Follikel-stimulierendes Hormon 2
Frakturrisiko 8, 207
Freier Androgenindex 176
Frühe Menopause 208

G
$GABA_A$-Rezeptor 41
Gabapentin 50
Galenik 18
Gallenblasenerkrankung 248
Gallenstein 247
Gastroösophageale Refluxkrankheit 241
Gedächtnis 132
Gedächtnistraining 133
Gel 36
Gelenkbeschwerden 129
Gelenkschmerz 267
Genitourinäres Menopausensyndrom 37, 138
Gesamtmortalität 72
Gesamttestosteronspiegel 154

Gewichtsabnahme 160
Gewichtsverlust 129
Gewichtszunahme 156
Giftungsreaktion 22
GLP-1-Rezeptor-Agonist 162
Glucagon-like Peptide 1-Rezeptor-
  Agonist 160
Glukokortikoide 185
Glukosetoleranz 158
  gestörte 250
Gonadotropin-Releasing-Hormon-
  Analoga 224

H
Haarausfall 178
Haarzyklus 176
Halbwertzeit 24
Hamilton Depression Rating Scale 106
Hämorrhagischer Apoplex 237
HbA1c 250
Hepatitis
  chronische 255
Hepatitis C 256
Herzgesundheit 224
Herzinfarkt 258
Herz-Kreislauf-Erkrankung 8
Herz-Kreislauf-Gesundheit 226
High density lipoprotein 252
Hippocampus 131
Hirsutismus 174
Hitzewallung 86
HOMA-IR 250
Hormon 59
Hormonersatztherapie 11, 60
Hormonstatus 8
Hormontest 219
Hospital Anxiety and Depression Scale 106
HRT 34
HSDD 152
17-Hydroxy-Progesteron 180
5-Hydroxy-Tryptophan 108
Hyperandrogenismus 174
Hyperarousal 117
Hypercholesterinämie 251
Hyperglykämie 248
Hyperhidrose 87
Hyperprolaktinämie 175
Hyperthekosis ovarii 175
Hyperthyreose 89
Hypertonie
  arterielle 239
Hypertrichose 177, 184
Hypertriglyzeridämie 253
Hypnotikum 49

Hypothalamus-Hypophyse-
  Nebennierenrinde-Achse 5
Hypothalamus-Hypophyse-Ovar-Achse 4
Hysterektomie 123
Hysteroskopie 173

I
ICD-Klassifikation 110
Immunsystem 127
Indikation 77
Insomnie 115
Insulinom 89
Insulinresistenz 175, 250
Insulinsensitizer 163
Intrakrinologie 145

J
5-Jahres-Überlebensdauer 243
Johanniskraut 108

K
Karyotyp 206
Karzinoid-Syndrom 89
Katechol-O-Methyltransferase 33
Katecholöstrogen 33
7-keto-DHEA 163
KK-EPT 61
Klimakterisches Syndrom 65
KNDy-Neuron 51
Knochendichte 216
Knochengesundheit 226
Kognition 71
Kognitive Beeinträchtigung 226
Kognitive Gesundheit 226
Kognitive Verhaltenstherapie 55
Kognitive Verhaltenstherapie bei Insomnie 120
Kolorektales Karzinom 257
Kombinierte orale Kontrazeptiva 212
Komorbidität 156
kontinuierlich-kombiniert 61
Kontraindikation 66
Kontrazeption 211
Kontrazeptionsbedarf 171
Konzentrationsschwäche 113
Kopfschmerz 262
Koronare Herzerkrankung 71
Koronarstenose 258
Körperkerntemperatur 86
Körperzusammensetzung 156
Kurzzeit-HRT 80
KVT-I 120

L
Lebensqualität 117
Leberhämangiom 260
Leberzellkarzinom 255
Leberzirrhose 256
Levonorgestrel 43
Levonorgestrel-IUD 60
Libidomangel 147
Lichen sclerosus 141
Lipidserumkonzentrat 251
Lipoprotein 251
Lipoprotein a 252
Liraglutid 161
LNG-Hormonspirale 43
LNG-IUD 64
Long-COVID 128
Low density lipoprotein 252
Ludwig-Stadien 178
Lungenembolie 214
Lutealphase 122

M
M. Addison 125
Magistralrezeptur 44
Malignom 73
Mammakarzinom 146
Mammakarzinommortalität 227
Matrixpflaster 36
M. Crohn 244
Medroxyprogesteronacetat 42
Melatonin 122
Membranpflaster 36
Meningeom 261
Menopausale Transition 2
Menopause 2
    frühe 81
Menopausenalter 261
Menopause Rating Scale 5
Metabolisches Syndrom 235
Metformin 160, 188
Migräne 262
Mikrobiom
    vaginales 123
Mikronährstoff 51
Mikronisiertes Progesteron 113
Mikronisierung 34
Minoxidil 188
Müdigkeit 123
Multiple Sklerose 127
Muskelmasse 137, 156
Muskelschmerzen 129
Myalgische Enzephalomyelitis 127
Myokardinfarkt 214

N
Nebenniereninsuffizienz 135
Nebenwirkung 67
Neurokinin B 86
Neurostressprofil 9
Neurotransmitterstörung 130
Nichtalkoholische Fettlebererkrankung 264
Nichtalkoholische Steatohepatitis 265
Nierenerkrankung
    chronische 245
Nierentransplantation 246
Nikotinabusus 124
NK-(1)/3R-Antagonist 59
Nomegestrolacetat 42
Noradrenalin 130
Norethisteron(acetat) 42
Norgestrel 38
Low density lipoprotein 252
19-Nortestosteron 38
Nüchtern-Plasmaglukose-Wert 249
Nutzen-Risiko-Verhältnis 74

O
Obstruktives Schlafapnoesyndrom 89
Off-Label-Use 65
Oligoamenorrhoe 179
Omega-3-Fettsäure 108
Oraler Glukose-Toleranztest 180
Orgasmusstörung 148
Orthomolekulare Medizin 51
OSAS 266
Osteoporose 70
Östriol 31
Östrogen 31
    konjugiertes equines 31
    vaginales 66
Östrogenabfall 158
Östrogendosis 123
Östrogenfreier Ovulationshemmer 212
Östrogen-(Progestagen-)Therapie 65
Östron 31
Ovarektomie beidseits 224
Ovarialinsuffizienz
    prämature 81
Ovarialkarzinom 229
Ovulationshemmdosis 38
Oxybutynin 95

P
PALM-COEIN 167
Panikstörung 109
Paroxetin 93
Partialwirkung 38

Perimenopause 4
Phäochromozytom 89
Pharmakodynamik 18
Pharmakogenetik 25
Pharmakogenomik 25
Pharmakokinetik 18
Pharmakotherapie
 nichthormonelle 45
Phosphodiesterase-Hemmer 155
Phytoöstrogen 54
Phytopharmakon 46
Phytotherapeutikum 96
Phytotherapie 53
Placebo-Effekt 92
Plattenepithelkarzinom 228
Polyarthritis 266
Polyartikuläre Schmerzen 134
Polyglanduläres Autoimmunsyndroms 204
Polyp 167
Polysomnografie 118
Polyzystisches Ovarialsyndrom 174
Postmenopause 4
Prädiabetes 160
Prämature Ovarialinsuffizienz 203
Prämenstruelles Syndrom 60
Prävention 65
Pregabalin 50
Pregnenolon 44
Progestagen 37
Progestagen-Entzugsblutung 62
Progestagentherapie 60
Progesteron 41
Progestin 37
Progestogen 37
Prothrombin-Mutation 269
Psychiater 115
Psychopharmakon 45
Psychotherapie 113

R
Radiatio 224
Raloxifen 255
Reizblase 139
Remission 97
Reproduktive Phase
 späte 2
Resorptionsstörung 34
Restless-Legs-Syndrom 115
Retardpräparat 26
Retinoid 190
Rezidiv 105
Rezidivrisiko 227

Rheumafaktor 136
Rheumatoide Arthritis 134, 266
Risiko 68
Risikoprofil
 kardiovaskuläres 78
Rückfall 105
Ruheenergieverbrauch 157

S
S-Adenosyl-Methionin 108
Sarkopenie 137
SARS-CoV-2 132
Schilddrüsenfunktionsstörung 149
Schlafapnoesyndrom 235
Schlafbezogene Atmungsstörungen 265
Schlafstörung 49, 115
Schlaganfall 214
Schnarchen 125
Schwangerschaftsrisiko 212
Schweißausbruch 86
Seborrhoische Dermatitis 189
Selektiver Serotonin-Noradrenalin-
 Reuptake-Inhibitor 46
Selektiver Serotonin-Reuptake-Inhibitor 46
Semaglutid 160
SEQ-EPT 61
sequenziell-kombiniert 60
(S)-Equol 54
Sexualität 150
Sexualtherapie 151
Sexuelle Dysfunktion 112
Sexuelle Funktion 146
Sexuelle Funktionsstörung 149
SHBG 151
Sjögren-Syndrom 267
SNRI 46
Spannungskopfschmerz 264
Speicheldiagnostik 10
Spironolakton 184, 188
Sprachstörung 237
Spray 36
SSRI 46
Steady-State 34
Steroidbiosynthese 29
Steroidhormonrezeptor 38
STRAW+10 2
Stress 149
Suizidgedanke 101
Sympathomimetikum 50
systemisch 33
Systemischer Lupus 126
Systemischer Lupus Erythematodes 267

T
Tamoxifen 224
Targeting 29
Telogenes Effluvium 184
Testosteron 43
Testosterontherapie 9
Tetracyclin 190
Thermoregulationszentrum 51
Thrombophilie 269
Thyreoidea-stimulierendes Hormon 4
Tibolon 43
Tiefe Venenthrombose 269
Tirzepatid 161
Tranexamsäure 171
Transaminasen 135
transdermal 33
Transdermales therapeutisches System 20
Transformationsdosis 38
Transitorische ischämische Attacke 237
Transvaginaler Ultraschall 149
Traubensilberkerze 163
Trazodon 121
Triglyzerid 251
TSH 135
Turner-Syndrom 204

U
Überaktiver Blase 144
Übergewicht 63, 234
UK Medical Eligibility Criteria for
    Contraceptive Use 217
Uterus
    intakter 270

V
Vaginalcreme 143
Vaginaler Maturationsindex 141
Vaginalgel 143
Vaginal Health Index 141
Vaginallaser 142
Vaginalring 143
Vaginalsuppositorium 143
Vaginaltablette 143
Vaginosis
    bakterielle 141
Vaskulitis 267
Vasomotorische Beschwerden 86
Vellushaar 184
Venöse Thromboembolie 72
Verhütungspflaster 213
Verlaufskontrolle 80
VTE-Risiko 172

W
Wechseljahre 117
Women's Health Initiative 69

Y
Yoga 96

Z
Zolpidem 120
Zwei-Fragen-Test 100